5060 기적 홈트

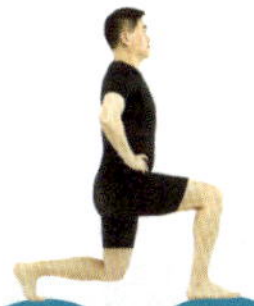

5060 기적 홈트

병원과 약의 도움 없이도
백년 가는 몸과 마음을 만드는
궁극의 방법

최원섭 지음

아침사과

프롤로그

100세 시대를 건강하게 살아가기 위한 궁극의 PT!

"여보, 이 몸으로 어떻게 살아?"

이 말은 내게 운동 지도를 받으러 오시는 회원님이 남편분에게 한 말이다. 이 말을 듣는 순간 아무런 말도 할 수 없었다. 그저 그분의 절망적인 모습만 보고 있었다. 서글픈 눈빛과 한숨 섞인 목소리 그리고 풀 죽은 듯 굽은 등.

절망적인 상황은 이분만이 아니다. 낙상으로 병원에서 넙다리뼈 경부 골절 수술과 재활 치료를 받았지만 또다시 넘어질까 봐 불안해서 집 안에서만 생활하는 어머님, 뇌졸중으로 편마비 장애가 생기면서 다니던 직장마저 잃고 외진 곳에서 홀로 걷기를 하던 아버님, 오토바이를 타다가 교통사고로 하반신이 마비되어 휠체어를 타고 아버지 손에 이끌려 온 스무 살 청년. 이

분들의 상황은 그저 남의 이야기가 아니다. 바로 자기 자신일 수도 있다. 또는 가족, 친구, 직장 동료일 수도 있다. 이러한 문제는 이전에도 있었지만, 앞으로는 더 많은 사람이 겪게 될 것이다. 아파지고 나서 건강해지기란 너무나도 힘들다. 조금이라도 건강할 때 건강 관리를 시작하자.

지금은 100세 시대라는 말이 유행어처럼 사용되고 있다. 우리나라는 이미 2017년에 고령 사회(전체 인구 대비 만65세 이상의 비율이 14%가 넘는 사회)가 되었다. 2025년이 되면 초고령 사회(전체 인구 대비 만65세 이상의 비율이 20%를 넘는 사회)로 진입할 것으로 전문가들은 예측한다. 경제적 발전과 의료 기술의 발달로 기대 수명은 지속해서 늘어나고 있다. 하지만 건강 수명은 그렇지 못하다. 아무리 오래 산들 건강하지 못한 채 고통 속에서 하루하루를 살아야 한다면 얼마나 비참할까? 중장년 시니어들이 10년에서 20년 후 직면할 문제이다. 이를 개선하려면 건강을 해치는 술, 담배, 과식, 스트레스 등을 조절해야 한다. 그러나 무엇보다도 더 중요한 일은 지금 당장 운동을 시작할 것과 건강에 유익한 음식을 섭취하는 것이다.

앞만 보고 열심히 살아온 시니어 여러분. 건강하십니까? 가정을 위해, 조직을 위해 헌신하느라 자신의 건강은 돌보지 못하고 있지는 않습니까? 이곳저곳 아픈 곳이 생기고 아침에 일어날 때면 천근만근 무거운 몸을 일으키느라 힘들지 않습니까? 그냥 대수롭지 않게 넘기지만, 마음 한쪽에는 찜찜한 생각이 들기 마련이다. 그렇다고 아무런 노력을 하지 않은 것도 아니다. 나름대로 술도 덜 마시고 동네를 한 바퀴씩 걷기도 하고 이따금 헬스클럽에 등록해서 덤벨도 들어 보고 불룩 솟은 배를 부여잡고 윗몸 일으키기를 해 보곤 한다. 그러나 막상 운동하려고 하면 운동 정보가 부족하여 어떤 운동을 얼마만큼 해야 할지 그리고 무엇을 먼저 해야 할지 답답할 때가 많다. 그렇다고 일일이 트레이너에게 물어보기도 불편하다. 그래도 용기를 내어 PT라도 받을까 해서 가격을 알아보니 선뜻 선택하기가 쉽지 않다. 그러다가 이런저런 이유로 차일피일 운동을 미루다 보면 어느새 한 해가 다 지나간다. 그 마음 충분히 이해한다. 레슨비 부담 없이 할 수 있는 운동은 없을까? 꾸준히 따라 하기만 해도 효과를 볼 수 있는 운동은 없을까? 이것이 열심히 앞만 보고 살아온 시니어들을 위해 「5060 기적 홈트」를 저술하게 된 배경이다.

필자는 29년 차 퍼스널 트레이너다. 지금까지 수없이 많은 분의 운동 목적을 달성하기 위해 노력해 왔다. 국가대표 운동선수, 프로 운동선수, 발레리노, 편마비 장애, 하반신 장애, 우울증, 거식증, 폭식증, 고도 비만 등 초등학생부터 92세 어르신에 이르기까지 참 많은 분의 건강과 체력을 증진해 왔다. 지금까지 공부한 지식과 운동 지도를 통해 배운 경험 그리고 운동 노하우를 고스란히 이 책에 담았다.

이 책은 중장년 시니어의 전반적인 체력과 건강 상태 그리고 심리적인 부분을 고려해 쓰였다. 신체만 좋아졌다고 건강한 것일까? 마음 또한 건강해야 한다. 몸이 힘들 때는 마음이 돕고, 마음이 힘들 때는 몸이 도와야 한다. 심신이 조화롭게 건강해야 처음 접하는 운동 또한 잘 극복할 수 있다. 그리고 운동을 처음 하는 분들도 쉽게 따라 할 수 있도록 쉬운 동작부터 단계별로 구성하였다. 아기는 태어나서 구르고 기면서 여기저기 돌아다니다가 마침내 일어서서 걸어 다닌다. 마찬가지로 성인에게서도 인간의 발달 과정을 기준으로 부족한 부분을 강화한다면 일상생활이 더 향상되는 것을 느낄 수 있다. 이 운동을 충실히 따라 하면 만성피로, 근골격계 통증, 보행 불균형 등 평소에 느끼던 불편한 요인들을 완화하는 데 도움이 된다. 그러나 현재 몸 상태는 이전과 매우 다를 것이다. 운동을 조금만 해도 빨리 피로해지고 근육통이나 피로 해소는 더디게 진행된다. 또한, 일상생활의 나쁜 습관들로 몸의 균형이 많이 깨져 있을 것이다. 이러한 상태에서 급한 마음에 무리하게 운동한다면 득보다 실이 많을 것이다. 이 점을 고려하여 점진적으로 조금씩 운동량을 늘려야 한다.

여러분이 이 책을 선택한 것은 29년 차 퍼스널 트레이너를 고용한 것과 같다. 책 속에 있는 운동 정보들은 나에게 고가의 PT 비용을 내면서 관리를 받는 회원님들의 운동 프로그램을 그대로 적용한 것들이다. 신체적으로나 정신적으로 건강한 삶을 살아가기 위해 퍼스널 트레이너를 고용한 것이다. 이번 기회에 운동을 제대로 한 번 해 보겠다는 마음으로 이 책을 선택했다면 남은 인생을 위해 정말 잘한 선택이다.

아무리 좋은 보약도 먹지 않으면 쓸모없고, 아무리 좋은 운동도 하지 않으면 효과가 없다. 100세 시대를 건강하게 살아가기 위한 운동을 더는 내일로 미루지 않기를 바란다. 아무것도 하지 않으면 아무 일도 일어나지 않는다. 순간순간이 모여 하루가 되고 하루하루가 모여 인생이 된다. 매일 실천한 운동이 오늘뿐만 아니라 10년 후 20년 후 건강한 삶을 살아 낼 수 있는 훌륭한 열매로 돌아올 것이다. 혹시나 오늘 못 했다고 실망하지 마시라. 작심삼일도 일곱 번이면 습관이 된다고 한다. 운동 시간을 최우선 과제로 선택하고, 습관이 들 때까지 꾸준히 하기 바란다. 시니어 여러분들의 행복한 미소와 활기찬 걸음을 기대하며, 「5060 기적 홈트」는 여러분의 목마름을 적셔 줄 한 바가지의 마중물이 될 것이다. 다시 한 번 여러분의 실천을 응원한다. 파이팅!

건강 마중물 **최원섭**

차례

2 나만의 적합한 운동법을 찾아야 산다!

3 마음의 고삐를 꽉 틀어쥐어라!

4 약봉지를 줄여 주는 건강식!

5 10년은 젊게 만드는 '궁극의 PT'

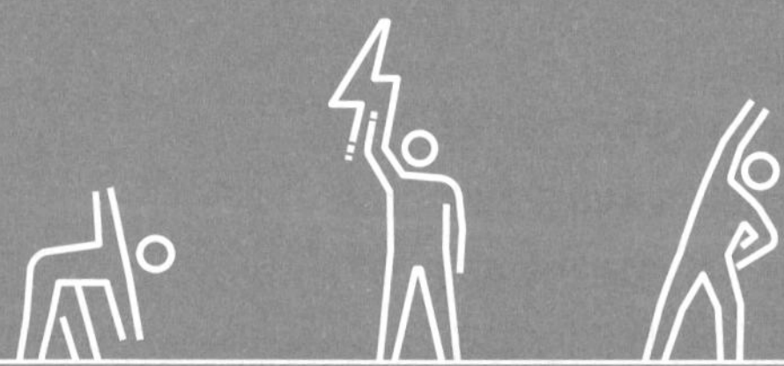

1

5060이 모르는 100세 시대 건강!

8

5060 90%가 모르는 고통의 20년!

> " 몸을 잘 돌보고 조심해서 다뤄라. 사람의 몸에는 여분이 없다. 그러니 평소 부지런히 운동도 하고 잘 먹어 두어야 한다. "
>
> — 앤드루 매튜스

내가 100살까지 살다니!

현대인은 경제 발전과 의료 혜택으로 자의 반 타의 반 100세 시대를 살아가야 하는 사회에서 살고 있다. 인간의 욕망 중 하나인 100세 장수의 시대를 살아가고 있다. 내가 100살까지 살다니 얼마나 큰 행운인가? 나의 할아버지 세대에서는 상상이나 할 수 있었을까? 그렇다고 마냥 기쁘기만 할까? 건강하지 못하다면 과연 100세 시대를 행운이라고 할 수 있을까? 이 책을 손에 든 여러분은 100세 시대를 어떻게 생각하는가? 100세 시대를 살아가기 위해서 어떠한 노력을 기울이고 있는가?

앞으로 100세 시대를 살아가기 위해서는 돈을 버는 것도 중요하지만 자신의 건강을 먼저 챙길 필요가 있다. 돈만 가지고는 행복한 삶을 살아가기 힘들다. 부자지만 수십 가지 약을 먹으면서 이곳저곳 아프지 않은 곳이 없고 매일 힘들어 죽겠다는 말을 습관처럼 내뱉는 사람도 있다. 노후를 위해서 돈을 버는 것은 정말 중요한 일이다. 하지만 돈에만 집중하지 말고 건강도 관리하면서 돈을 벌어야 한다. 암이나 뇌졸중 등 큰 병이라도 걸리면 힘들게 벌어 놓은 돈은 밑 빠진 독에 물 붓기처럼 의료비로 빠져나가기 십상이다. 하던 일도 중단해야 하고 가고 싶은 여행도 마음껏 가기 힘들어진다. 중장년이 되면 한두 가지 약을 먹는 사람이 서서히 늘어난다. 나이를 먹으면 먹을수록 질병에 걸릴 확률이 높아진다. 조금이라도 건강할 때 자신의 건강에 관심을 가져 보자.

자신의 건강은 몇 번째인가?

많은 사람이 불안한 노후를 대비해서 열심히 보험을 들고 저축도 한다. 혹시 모를 불행한 일이 생겼을 때를 가정하여 미리미리 준비해 두는 것이다. 참 잘하는 일이다. 하지만 보험은 실제로 아팠을 때 사용하는 것이다. 실제로 큰 병이 생기고 나서 치료비를 보상받으면 경제적으로 도움이 된다. 하지만 이미 병든 몸이 보험으로 회복될 수 있을까? 이후에도 지속적인 의료비가 지출되며 나빠진 건강으로 더 큰 기회 비용이 발생할 것이다.

그러므로 정말 중요한 것을 놓쳐서는 안 된다. 자신의 건강을 위해서 영양가 있는 음식을 먹고, 신체를 단련하며 건강한 정신을 갖는 일이다. 여러분은 자신의 건강을 위해서 얼마만큼 노력을 기울이고 있는가? 건강을 잃고 질병을 얻는다면 가장의 역할을 충실히 할 수 있을까? 주변을 둘러보면 질병으로 모아 놓은 돈을 의료비로 사용하고 경제적 어려움을 겪는 사람들을 볼 수 있다. 또한, 후유증으로 직장을 잃고 경제 활동을 못 하는 사람들이 점점 많아지고 있다. 아픈 몸으로 100세 시대를 살아가야 하는 삶이 얼마나 고통스럽겠는가? 이러한 환경에 놓여 있는 사람들을 주변에서 너무 쉽게 발견할 수 있는 상황이 되었다. 자신의 건강을 삶의 1순위에 올려놓자.

건강과 운동

어떻게 해야 건강한 삶을 살아갈 수 있을까? 건강 관리에는 여러 가지 요소가 있다. 대표적으로 영양소가 풍부한 음식을 먹고, 적절한 운동을 하며, 과도한 스트레스를 받지 않도록 잘 관리하는 것이 있다. 그리고 과식, 과음, 흡연 등 몸에 해로운 것을 하지 않는 것이다. 즉, 질병에 걸리지 않고 건강하게 살기 위해서는 바람직한 생활 습관을 실천하고 해로운 습관을 배제하는 것이 중요하다. 아무리 좋은 음식을 먹고 운동을 한다고 해도 과도한 스트레스를 받거나, 과음한다면 건강이 나빠질 수 있기 때문이다.

건강 관리를 위해서 적극적으로 권하고 싶은 것이 있다. 그것은 신체 단련이다. 즉 운동을 생활화하는 것이다. 운동의 효과는 일일이 열거하기 어려울 정도로 많다. 운동은 체력을 증진하고, 고혈압 및 당뇨 등 기저 질환을 예방하거나 조절하는 데 큰 효과가 있다. 또한, 중년기부터 서서히 나타나는 근골격계 통증 및 스트레스를 완화하고 심리적으로 안정감과 행복감을 제공한다. 그리고 무엇보다도 가장 중요한 뇌 건강에 큰 도움을 준다. 운동은 기억력, 집중력 등 인지 능력이 떨어져도 뇌를 최적화시키고 기분을 좋게 하며 뇌 기능을 건강하게 회복할 수 있는 가장 좋은 치료제이다.

길을 물으려거든 가 본 사람에게 물어라

나는 오랜 시간 수많은 고객을 만났다. 그중에서 20여 년 이상 인연을 맺어 오는 분들도 있다. 특히 중장년 시절에 운동을 시작하여 80대의 나이임에도 특별히 크게 아픈 곳 없이 건강하고 활기차게 일상을 지휘하며 살아가는 분들이 많다. 그분들이야말로 살아 있는 증거다. 같은 운동 센터를 다녔어도 꾸준히 운동을 한 사람과 그렇지 못한 사람의 차이는 명백하다. 꾸준히 운동을 한 사람은 실제 나이에 비해서 10년은 젊어 보이고 걸음걸이도 씩씩하다. 허리는 꼿꼿하게 펴져 있고 얼굴에는 미소와 여유가 있다. 그러나 같은 공간을 이용하면서도 운동을 하지 않은 사람은 등이 굽고 과체중인 경우가 많다. 그리고 얼굴에는 수심이 가득하고 허리며 무릎이며 아픈 곳이 많다. 또한, 고혈압, 당뇨병 등 오랜 지병이 있으며 걸음걸이에는 힘이 없고 불안하다.

하루를 지배하는 사람과 지배당하는 사람의 모습은 삶의 질이 너무나도 다르다. 건강한 사람은 목소리가 낭랑하고 행복해 보인다. 그렇지 못한 사람은 고통의 늪에서 빠져나오지 못하고 허우적거리는 모습 같다. 어떤 사

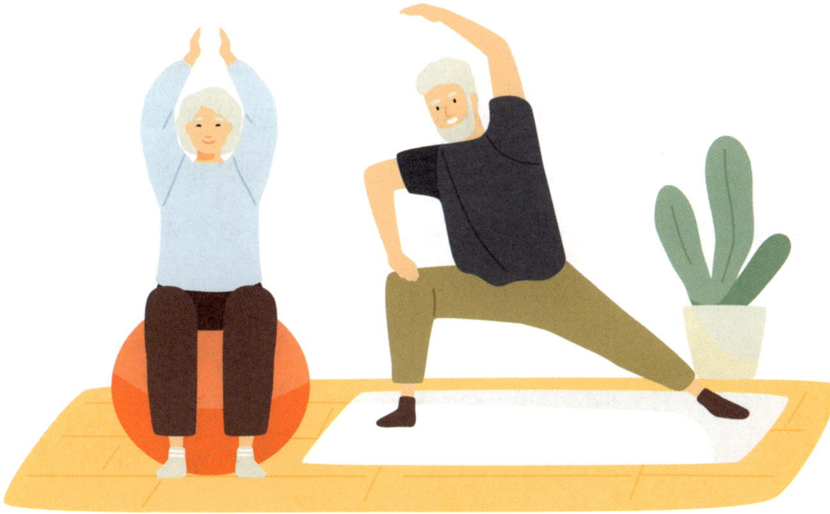

람은 부러움의 대상이 되고 어떤 사람은 안타깝기만 하다. 이 두 사람은 모두 양질의 음식을 섭취했지만, 운동이 습관화되어 있느냐에 큰 차이가 있었다. 건강한 사람은 자신의 건강 관리를 위해서 운동을 최우선으로 선택한 것이다. 건강한 삶을 살고 싶다면 건강한 사람의 행동을 모방할 필요가 있다.

여러분은 100세 시대를 건강하게 살아 낼 자신이 있는가? 지금 자신이 선택한 결정이 앞으로 10년, 20년 후의 삶의 질을 결정할 것이다. 자신의 선택에 따라 행복한 삶을 추구하며 살아가기도 하고, 질병의 고통 속에서 살아가기도 한다. 누구도 피해 갈 수 없는 100세 시대에 자신의 건강한 삶을 위해서 운동을 시작하자. 어느 것과도 비교할 수 없는 탁월한 선택이다.

미국 의사인 엘리엇 P. 조슬린 박사는 "운동은 하루를 짧게 하지만 인생은 길게 한다"라고 말하였다. 단순히 인생만 길게 하는 것이 아니라 건강한 삶을 기반으로 살아야 한다. 100세 시대가 고통이 아닌 행복으로 이어지기 위해서는 반드시 운동을 시작해야 한다. 점이 모이면 선이 되고 선이 모이면 면이 된다. 하루하루 쌓인 운동이 남은 생애에 행복한 웃음과 건강한 발걸음을 선물할 것이다. 지금 선택한 운동이 하루를 짧게 하지만 남은 생애에는 건강한 삶으로 보상할 것이다.

8

노화를 알면 20년이 편하다

젊을 때는 건강의 중요성을 깊이 생각하지 않는 경향이 있다. 밤새 술을 마셔도 잠깐 눈을 붙이고는 출근을 한다. 피곤하지만 오후쯤 되면 언제 술을 마셨냐는 듯 생기가 돈다. 퇴근 무렵에는 오늘은 또 어딜 가서 마실까? 술친구들에게 연락을 주고받는다. 우스갯소리로 1년 366일 술을 마신다는 친구도 있었다. 이제는 다 옛날이야기다. 지금도 그렇게 마셨다가는 제 명대로 살지 못할 것이다. 쉰 살을 넘어서면 삶의 방식도 공격형에서 수비형으로 체제를 정비해야 한다. 열정만 갖고 열심히 달리다가는 머지않아 탈진하고 만다. 이제는 건강한 삶을 위해서 삶의 방식을 진지하게 고민해야 한다.

노화는 누구도 피해 갈 수 없다. 30대 중반을 정점으로 누구나 노화가 진행된다. 누구도 거스를 수 없는 자연 법칙이다. '나도 늙는구나' 하는 생각이 조금씩 들 때쯤 되면 인생의 반환점을 도는 시기이다. 평소와 다름없이 일했는데도 다음 날 아침이면 일어나기가 점점 힘들어진다. 허리며 어깨며 아픈 곳이 하나둘 생기고 눈도 침침해져서 눈을 찡그리며 신문을 보게 된다. 조금 전에 들었던 것도 돌아서면 잊어먹기 일쑤다. 점점 난감해진다.

하지만 노화의 진행 속도는 모두가 똑같지만은 않다. 유전적 차이를 제외하고 평소에 어떻게 건강 관리를 하는지에 따라서 천차만별이다. 30여 년 트레이너 생활을 하면서 많은 분을 지켜보았다. 그중에는 20년 전이나 별반 차이 없이 건강하게 생활하고 있는 분들도 있다. 분명한 점은 꾸준히 운동을 한 사람은 그렇지 못한 사람에 비해서 건강 수준이 확연히 높다는 것이다.

나이를 먹는다는 것은 다른 말로 노화가 진행되고 있다는 의미이다. 노화 과정에서 특이한 점은 통증 발생은 점차 높아지지만, 통증의 회복 속도는 점차 느려진다는 것이다. 예전에는 하루만 쉬어도 낫던 감기가 며칠씩 약을 먹고 쉬는데도 빨리 낫지 않는다. 길을 걷다가 발목을 삐는 경우도 일주일 정도 지나면 회복되던 것이 한 달이 지나도 잘 낫지 않는다. 물리 치료를 받아도 별로 차도를 못 느끼며 치료 기간도 점점 길어진다.

노화가 진행되면서 몸으로 느끼는 대표적인 변화를 살펴보자.

첫째, 만성 피로다. 아침에 일어날 때마다 가장 크게 느낄 수 있다. 삭신이 쑤시고 천근만근 무거운 몸을 일으키기가 힘들어진다. 피로할 때면 간 때문에 그런가 하고 간장약을 찾게 된다.

둘째, 체력이다. 체력이 좋을 때는 하루를 거뜬히 이겨 내지만 그렇지 못하면 피로감이 빨리 온다. 피로 회복력도 체력과 연관성이 있다. 체력이 좋으면 피로 회복력도 높아진다.

셋째, 통증이다. 근육량의 감소와 근력이 떨어지면서 근골격계의 약화 현상이 진행된다. 특히 목, 허리, 무릎 등 체중을 지지하는 관절이나 손가락, 팔꿈치 등을 과사용한 탓으로 해당 부위에 통증이 자주 발생한다.

넷째, 질병이다. 면역력이 떨어지면서 바이러스, 세균, 곰팡이, 기생충 등에 의한 감염성 질환이나 고혈압, 당뇨와 같은 생활 습관에 의한 비감염성 질환의 발병률이 높아진다.

몸의 변화뿐만 아니라 마음의 변화도 생긴다.

첫째, 불안이다. 불확실한 미래나 언제 닥쳐올지 모르는 위험에 대해 걱정이 많아지면서 짜증이나 화가 늘어난다. 구조 조정이나 은퇴 후 경제적 불안과 건강에 대한 염려 등으로 불안이 더욱 가중된다.

둘째, 우울증이다. 지금까지 살아온 삶을 무가치하게 느끼며 자기 불신이나 상실감이 커지면서 기분이 지나치게 우울해지는 병이다. 가장 흔한 정신 질환 중의 하나이며, 자살과 가장 관련이 깊다.

셋째, 수면 장애이다. 대표적인 것으로 잠을 잘 자지 못하는 불면증이 있다. 잠들기 어렵거나 수면의 질이 떨어져 깊은 잠을 못 자는 질환이다. 주로 우울증이나, 지속적인 스트레스 등 여러 가지 요인에 의해 생길 수 있다.

넷째, 알코올 의존증이다. 매일 술을 마시는 병이며 오랫동안 마실 때 술에 내성이 생기고 술을 끊으면 금단 증상이 생기는 병이다. 주로 불안, 우울, 분노 등을 조절하는 힘이 약하거나 자기 파괴적 성향이 강한 특성이 있다.

다섯째, 치매(인지증)이다. 시간, 장소, 사람을 인식하는 인지 기능이 떨어지며, 지남력, 기억력, 판단력, 지적 능력 등에 장애가 발생하는 질환이다.

특히 고령층에서 발병하는 알츠하이머 치매 외에도 젊은 층에서 많이 발병하는 알코올 유도성 치매 등이 있다.

나이를 먹으면서 몸과 마음은 점점 약해진다. 젊을 때와는 다르게 질병의 발병률은 높아지고 회복력은 현저히 떨어진다. 이때 적극적인 건강 관리가 필요하다. 그러려면 적절한 운동과 절제된 식습관, 심리적 안정이 필요하다. 건강 관리를 위해서 너무 복잡하게 접근하기보다는 단순하게 접근해야 효율적이다.

첫째, 적절히 움직여야 한다. 사람은 움직여야 인체의 모든 기능이 활성화된다. 정상적인 체온을 유지해야 하고, 혈액이 원활하게 순환되어야 하며, 신진대사 기능이 정상적으로 유지되어야 생명을 유지할 수 있다. 정상적인 항상성이 유지되려면 활동을 해야 한다. 그러나 물질문명의 발달로 활동량이 부족한 시대를 살아가기에 의도적으로 활동량을 높이려고 노력해야 한다. 활동량은 일상생활을 위한 활동과 몸을 단련하거나 건강을 위하여 움직이는 운동이 있다. 평소에 가까운 거리는 걸어 다니고 식사 후에 동네 한 바퀴 산책하는 등 틈틈이 운동하는 것도 건강을 위해 유익한 방법이다. 특히 체중 조절이나 혈압, 당뇨 등 기저성 질환을 관리하기 위해서는 필수적인 활동이 되어야 한다.

둘째, 절제된 식습관을 가져야 한다. 현대인의 생활습관병은 활동량이 부족한 것도 원인이지만, 무엇보다도 잘못된 식습관에서 기인한다. 음식을 섭취하는 데 있어서 음식량, 열량, 영양소, 첨가물, 조리 과정, 섭취 시간 등 음식의 질을 좌우하는 요소가 많다. 그중에서 음식량과 열량 그리고 섭취 시간이 만병의 근원인 비만을 일으키는 데 크게 일조하고 있다. 과식은 위의 크기를 늘리고 더 많은 음식을 섭취해야만 포만감을 느끼게 하므로 체중을 줄이려면 7부 정도의 음식만 섭취하거나 같은 음식이라도 열량이 낮은 음식을 먹어야 한다. 또한, 직접 음식점에 가지 않고 집에서 전화나 배달 앱을 이용해 음식을 시켜 먹을 수 있는 환경 때문에 늦은 밤 야식을 먹고 소화가 되기도 전에 취침하는 식습관이 건강을 해칠 수 있다. 그리고 식욕을 자극하는 매스컴 광고가 무의식중에도 노출되기에 식욕을 억제하기 쉽지 않다. 깨어 있지 않으면 먹히기 쉬운 세상이다.

셋째, 정서적 안정이다. 현대 사회는 물질문명으로 풍요해졌지만, 인간의 마음은 빈곤한 사회에 살고 있다. 경쟁 사회에서 살아남기 위해 늘 불안감을 안고 살아가며, 타인과 비교로 자존감이 흔들리고, 자신과 다른 사람과의 관계 속에서 상처를 받으며 살아가고 있다. 오랜 세월 누적된 마음의 상처는 점점 더 헤져서 찢어지기 일보 직전이다. 덩치는 크지만, 툭 건드리면

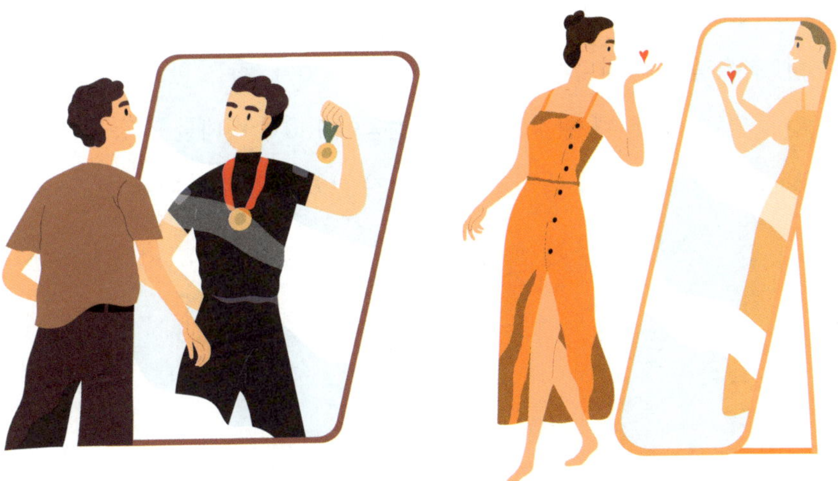

금방 울음을 터트릴 듯한 눈이 큰 아이 같다. 마음의 근육을 단련해야 한다. 누군가의 인정이나 위로보다 자기 자신을 인정하고 사랑하고 위로하자. 남이 해 주길 기다리면 언제 해 줄지 모른다. 안 해 준다고 섭섭해하지 말고 나를 가장 잘 이해하는 내가 나를 먼저 사랑하자. 나는 나를 사랑해. 나는 정말 행복해. 나는 행운아야. 나는 할 수 있어. 감사합니다. 미안합니다. 사랑합니다.

세월은 참으로 빠르다. 파릇하던 시절이 언제 어떻게 지나갔는지도 모르게 지나가고 어느덧 긴 잠에서 깨어나니 무거운 가죽만 덜렁 남은 것 같다. 지난 세월을 되돌아 보아 그나마 남은 것은 몸이건만 이 몸도 점점 힘이 빠진다. 그렇다고 튜브에 바람 넣듯 몇 번의 동작으로 왕성한 체력이 생기지 않으니 엄두가 나질 않는다. 하지만 현재 몸 상태를 기준으로 조금 더 움직이고 조금 덜 먹고 조금 더 내려놓고 살아 보자. 첫술에 배부르지 않다. 한 걸음만 더 내딛다 보면 어느새 동네 한 바퀴를 도는 힘이 생긴다. 그러다 보면 다리에 힘도 생기고 배 속도 가볍고 마음도 한결 편안해질 것이다. 작은 움직임 하나가 삶의 질을 바꿀 수 있다. 작은 한 걸음이 인생을 즐겁게 할 수 있다. 한 발짝 내디딘 첫걸음이 100세 시대를 웃고 걸으며 살아갈 힘을 만들 것이다. 다시 시작하자. 지금이 가장 빠를 때다.

8

삶의 질을 좌우하는 건강

'올해 나이가 어떻게 되십니까?'라고 누군가가 물으면 한 번쯤 생각하고 대답한다. 단순히 나이를 말하지만, 만감이 교차하듯 여러 가지 생각이 점철된다. 벌써 이 나이를 먹다니? 세월 참 빠르다. 지나온 삶이 이렇게 빠른데 나머지 인생도 얼마나 빠르게 전개될까? 100세를 기준으로 이제 반환점을 돌아 도착점을 향해 가고 있는 여러분은 나머지 삶이 어떻게 펼쳐지기를 희망하는가?

비가 오면 꽃이 떨어지듯 나이를 먹으면서 조금씩 위축되는 것 같다. 점점 나머지 삶을 생각하는 시간이 많아진다. 지금까지의 삶을 되돌아보면 만만한 삶은 아닌 듯해 막연히 희망만 품기에는 부담스럽다. 그렇다고 초월한 사람처럼 유유자적 내려놓고 살기에는 아직 젊다. 어떠한 삶을 사느냐에 따라 지금의 나이는 오히려 새로운 기회이고 가장 성숙한 시기일 수 있다.

50대 초반의 지인이 들려준 말이 생각난다. 대학생 딸이 머지않아 결혼을 해서 손자를 얻는다면 '나는 어떤 할아버지가 될까?' 하는 고민을 했다고 한다. 앞으로의 삶을 진지하게 고민한 끝에 '멋진 할아버지'가 되는 것으로 정했다고 한다. 그러기 위해서 몇 가지 갖추어야 할 것이 있는데, 첫 번째로 손자와 함께 놀아 줄 수 있는 체력, 두 번째는 가족의 소소한 행복을 즐길 수 있는 재력, 세 번째는 나이가 들어도 활동할 수 있는 장(場), 현재의 업業 관리와 강화이다. 이러한 생각을 관철하기 위해서 주말이면 한강 변을 걷거나 자전거를 타면서 건강을 관리하고 있다. 그리고 현재 하는 일에 전문성을 더한 다양한 시도를 하면서 실천에 옮기고 있다. 우리도 한 번쯤은 나머지 인생이 어떻게 익어 갈지, 어떠한 준비가 필요한지 생각해 볼 필요가 있다.

그냥 늙어 가면 노인이다. 생각 없이 하루를 무료하게 보내고 한 해를 보낸다면 자신의 삶을 대하는 예의가 아니다. 생을 마감하기 전까지 자신의 삶을 주도적으로 이끌어 갈 필요가 있다. '옛날에 나는, 나 때는 말이야.' 하면서 과거의 향수에 젖어서 자기 연민에 빠지는 경우가 있다. 현실을 부정하고 싶지만, 현재는 내가 선택한 결과이다. 아프지만 현실을 수용하고 새로운 내일을 만들 필요가 있다. 오랫동안 지속할 수 있는 일이나 놀이 또는 삶을 풍요롭게 할 수 있는 버킷 리스트를 만들어서 하나씩 성취해 가는 즐거움을 맛보면서 살아 보자. 큰 목표가 있어야 하는 것은 아니다. 많은 사람이 삶의 목표나 의미를 너무 크게 잡기에 시도조차 하지 않는다. 목표를 달성해야만 의미가 있는 것은 아니다. 그 과정 또한 아름다운 것이다. 무언가를 한다는 것, 그 과정에 숨어 있는 삶의 가치를 발견하는 즐거움도 있는 것이다. 젊어서는 목표가 중요하지만, 지금은 목표를 달성하는 과정도 중요하다. 목표는 달성할 수도 있고 그렇지 않을 수도 있다. 목표의 달성 여부로만 판단하면 삶이 힘들어진다. 그러나 그 과정은 즐거움과 가치를 내포하고 있기에 소중하다.

달리기를 처음 시작할 때는 달리는 속도가 늦고 걷는 시간이 많다 보니 주변의 풍경이 눈에 많이 들어온다. 길가의 꽃이나 풍경이 눈에 들어오고 시원한 바람을 맞으면 한껏 힘이 나서 달리는 즐거움이 배가된다. 그러다가 점차 체력이 증진되어서 하프나 풀코스쯤 달리면 주변을 보면서 달리는 즐거움은 줄어들고 자신의 최고 기록을 경신하거나 풀코스를 완주한 횟수에 더 많은 관심을 두게 된다. 그런 과정 중에 기록 단축을 위한 훈련 시간이 늘어나고 다른 사람의 완주 횟수에 경쟁 심리가 발동하게 된다. 그러다 보면 크고 작은 부상이 발생하고 때에 따라서는 의욕이 상실되면서 처음에 가졌던 달리는 즐거움마저 잊고 달리기와 결별하는 경우가 생기곤 한다. 주변 지인 중에 마라톤 풀코스 100회 완주를 목표로 전국의 마라톤 대회마다 찾아다니며 달리다가 급기야 무릎에 퇴행성관절염이 생겨 더는 달리기를 할 수 없어졌다. 꿈은 사라지고 달리는 즐거움마저 잃었다. 목표도 중요하지만, 완급을 조절하면서 걷는 즐거움과 주변의 풍경까지도 볼 수 있는 여유도 함께했으면 하는 아쉬움이 들었던 일이다.

기억에 남는 회원 한 분이 있다. 이분은 90세가 넘은 분이었다. 흰색 반소매에 반바지 차림의 운동복을 입은 채 매일 오전 10시가 되면 가장 먼저 사무실에 들르셨다. 그런 뒤 밝게 인사한 후 운동을 하신다. 규칙적으로 같은 시간에 공원 산책을 즐겼던 철학자 임마누엘 칸트처럼 이분은 운동하기 위해 센터를 찾으셨다. 맨손체조를 시작으로 걷기와 근력 운동을 자신이 정한 만큼만 하고 귀가하셨다. 그런데 매일 오던 분이 일주일을 넘게 오지 않으셨다. 궁금해서 집으로 전화를 드렸더니 며칠 전에 돌아가셨지 뭔가! 열이 나서 병원에 갔다가 며칠간 입원했는데 그만 돌아가셨다고 한다. 이분의 소식을 들은 후 나는 어떻게 사는 것이 어떻게 죽는 것과 연관성이 있음을 조금은 알게 되었다. 오래 살기 위해서 운동을 하는 것이 아니라 건강하게 살기 위해서 운동을 선택한 것이다. 건강하게 살기 위해서 한 운동이 장수에도 한몫했지만, 고령임에도 청년처럼 건강하게 사는 모습에서 더 많은 교훈을 얻을 수 있었다. 인간에게는 자유 의지가 있다. 주어진 삶을 어떻게 살아갈지는 전적으로 자신의 의지에 달렸다. 삶이 아름다우려면 건강해야 하고 건강하려면 노력해야 한다. 그래야 삶이 풍요로워질 수 있다.

100세 시대에는 질병을 갖고 오래 사는 것보다 '건강하게 나이 들기'에 대한 관심이 높아지고 있다. 어떻게 해야 삶의 질을 높이는 건강을 갖게 될까? 얼마 전 아주대의료원 예방의학교실 이윤환 교수팀이 '노쇠 예방 7대 수칙'을 발표했다. 일명 '건강 가화만사성'으로도 불리는 7가지 노쇠 예방 수칙을 잘 지키면 노쇠 속도를 늦추고, 건강한 노년을 보낼 수 있다고 한다. 첫째, 건강하게 마음 다스리기. 둘째, 강한 치아 만들기. 셋째, 가려 먹지 말고 충분히 식사하기. 넷째, 화를 높이는 담배를 멀리하기. 다섯째, 만성 질환 관리하기. 여섯째, 사람들과 자주 어울리기. 일곱째, 성실하게 운동하기.

그리고 평소에 힘이 없거나 쉽게 지치는 경우, 걷는 게 힘들게 느껴지고 외부 활동량이 줄어드는 경우, 물건을 쥐는 손의 힘이 약해지는 경우, 이유 없이 체중이 줄어드는 경우 등의 증상이 있으면 노쇠를 의심할 수 있다. 노쇠는 낙상과 골절의 위험을 높인다. 일상생활을 저해하는 신체 장애 발생률은 쇠약한 노인이 건강한 노인에 비해 2~4배 높으며, 치매 발생률은 2배나 높다고 한다. 이윤환 교수는 "나이가 든다고 다 노쇠해지는 것이 아니다. 노화는 피할 수 없지만, 노쇠는 예방할 수 있다. 젊은 시절부터 건강한 생활 습관을 유지하고, 만성 질환을 잘 관리하면 충분히 예방할 수 있다."라고 말한다.

삶의 질을 높이는 데 많은 돈이 필요한 것도 아니다. 많은 시간이 필요하지도 않다. 주어진 여건에서 건강하게 살려는 마음가짐과 노력만 있으면 된다. 삶의 반환점을 돌아서 마지막 질주를 하는 시점에 건강한 삶이 나에게 어떠한 의미가 있는지 되새겨 보기를 바란다. 어떻게 완주할지 어떻게 삶을 가꾸어 가고 마무리할지 한 번쯤 생각해 보자. 마음의 정리가 되면 시원한 바람을 맞으며 걸어 보자. 바람이 손을 들어 당신을 응원할 것이다.

8

더 이상 미룰 수 없는 건강 관리

코로나바이러스감염증-19COVID-19는 과거 외환 위기 때보다 더 혹독한 경제적 고통을 줄 것이라고 전문가들은 예견한다. 연일 매스컴에서는 건강한 흑자 기업도 코로나 발생 3개월 만에 희망 퇴직을 받는다는 소식이 전해지고 있다. 연쇄적으로 경제적 압박이 심해지고 있다. 점점 조여 오는 심리적 스트레스는 무방비 상태인 신체적 건강을 무참히 짓밟고 열심히 살아온 삶을 송두리째 망가뜨릴 수 있다. 열심히 노력한 결과 사회적 지위와 경제적 안정을 찾고 자신을 돌보아야 할 시기에 경제적 쓰나미는 또 다른 고민을 하게 한다. 여간 만만한 상황이 아니다. 이러한 위기를 마냥 손 놓고 바라만 볼 수 없는 상황이다.

「성공한 사람들의 7가지 습관」의 역자 김경섭 박사는 "바람의 방향은 바꿀 수 없지만, 돛의 방향은 바꿀 수 있다"라고 했다. 세상의 큰 변화를 피할 수는 없지만, 그 변화를 대비해서 자신이 할 수 있는 것에 집중해야 한다. 경제적인 활동뿐만 아니라 어려운 시기를 이겨 낼 수 있는 건강을 잘 관리해야 한다. 새로운 기회가 왔을 때 그 기회를 잡을 수 있는 것도 건강해야 가능하다. 그래야 앞으로 남은 인생도 건강해야 잘 살아갈 수 있기 때문이다.

피할 수 없는 노화

사람은 보통 35세까지 성장한다. 이 시기를 정점으로 노화가 서서히 진행된다. 그러다가 45세쯤 되면 근력이 약해지거나 숨이 차는 등 이전과 다른 몸 상태를 감지하게 된다. 이 시기가 바로 100세 시대를 향한 반환점이다. 이때의 건강 상태 및 관리 여부에 따라 건강하게 살다가 가느냐 아니면 질병의 고통으로 와병하며 사느냐 하는 선택의 갈림길에 선다.

노화와 노쇠는 다르다. 노화는 스스로 선택할 수 없다. 나이를 먹으면서 늙어 가는 것은 자연의 이치다. 불변의 법칙이다. 노화 과정에서 흔히 나타나는 현상에는 근력, 평형감각, 시력, 청력, 미각 등의 감소가 있다. 이러한 현상으로 관절이나 근육이 아파지고 체력이 급격히 나빠져 금방 피곤해지기도 한다. 특히 시력이나 청력이 나빠지면서 움직임이 둔해지고 어딘지 모르게 불안한 느낌이 든다. 어떻게 관리하느냐에 노화를 늦출 수 있다.

얼마 전 세계보건기구에서 유럽을 예로 들며 코로나19로 인한 사망자의

95%가 60세 이상의 고령층이라고 발표하였다. 하지만 놀랍게도 100세 이상의 초고령자가 바이러스 감염병을 극복하고 퇴원했다는 소식도 들린다. 이는 단순히 운이 좋았거나 의료 기술이 좋아서만은 아니다. 초고령이지만 그만큼 건강한 몸을 유지했기 때문이다. 단순히 나이가 많다고 노인이 되는 것이 아니다. 젊어도 건강하지 못하면 노인이다. 이곳저곳 아픈 곳이 있지만 일상생활을 거뜬히 해 내는 젊은 노화도 있다.

피할 수 있는 노쇠

노화는 피할 수 없지만, 노쇠는 피할 수 있다. 노화는 증상이지만, 노쇠는 질병이다. 노쇠는 자신의 건강 관리를 소홀히 한 증거이다. 그러나 노쇠한 몸이라도 자신의 노력에 따라 건강을 회복할 수 있다. 즉, 선택의 문제이다. 같은 나이라도 크게 아픈 데 없이 활동적으로 살아가는 사람이 많다. 주변을 살펴보면 90대에도 건강하게 살아가는 노인이 있다. 건강하게 살고 싶으면 건강한 사람의 생각과 행동을 따라 하면 된다. 건강한 사람은 삶의 주인공으로 살아간다. 자신의 삶을 주도적으로 만들어 간다. 자신이 좋아하는 활동에 적극적으로 참여하고 좋아하는 친구들이 있으며 어린아이처럼 호기심도 많다. 뭐든 배우려고 하고 적극적이고 스스로 하려고 노력한다.

하지만 노쇠한 사람은 이곳저곳 아픈 곳이 많다. 만날 힘들다, 아프다, 죽겠다는 소리를 입에 달고 산다. 자기 연민에 빠져서 헤어 나지 못한다. 나이를 먹고 안 아픈 사람이 어디 있겠는가? 그러나 노쇠한 사람은 이미 몸도 마음도 만신창이가 된 느낌이다. 늪에 빠졌으면서도 빠진 줄도 모르고 알면서도 빠져나오려고도 하지 않는다. 그나마 자신의 상황을 알아차리고 빠져나오려고 노력하는 사람도 있다. 하지만 금방 힘에 부치고 만다.

어떻게 해야 노쇠한 몸을 회복할 수 있을까? 나는 이 문제를 오랜 시간 고민했고 많은 사람에게 적용했다. 그 결과를 간략히 소개하면 다음과 같다.

첫 번째는 영양이다. 우리 몸은 무턱대고 많이 먹는 것이 아니라 양질의 영양소가 풍부한 음식을 먹어야 한다. 우리가 먹는 음식은 근육과 뼈뿐만 아니라 각종 호르몬을 만들고 생명을 유지하기 위해 항상성을 조절하는 데 가장 핵심적인 역할을 한다. 우리가 먹는 음식은 육체뿐 아니라 정신 건강에도 큰 영향을 미친다. 무엇을 먹느냐에 따라서 그 사람의 몸과 마음을 변화시킬 수 있다.

두 번째는 운동이다. 아무리 잘 먹어도 사용하지 않으면 영양의 가치를 다하지 못한다. 우리 몸이 움직일 때 비로소 활동 에너지가 되고 근육과 뼈를 발달시키는 성장 요소가 된다. 특히 일상생활을 잘하려면 기초 체력이 중요하다. 넘어지지 않고 걸을 수 있도록 두 다리를 튼튼히 하고 뻣뻣하게 굳어 가는 몸을 유연하게 해야 한다. 그래야 심폐 기능이 회복되고, 근육통도 완화할 수 있다.

세 번째는 정신이다. 나이를 먹으면서 마음 상태는 더더욱 중요하다. 이곳저곳 아픈 곳은 점점 많아진다. 그리고 가까운 지인이 하나둘씩 먼저 이별을 알린다. 그럴 때마다 태연한 척하지만 미세하게 흔들리는 마음은 어찌할 수 없다. 그렇다고 자신의 남은 생을 누가 대신해 주지도 않는다. 스

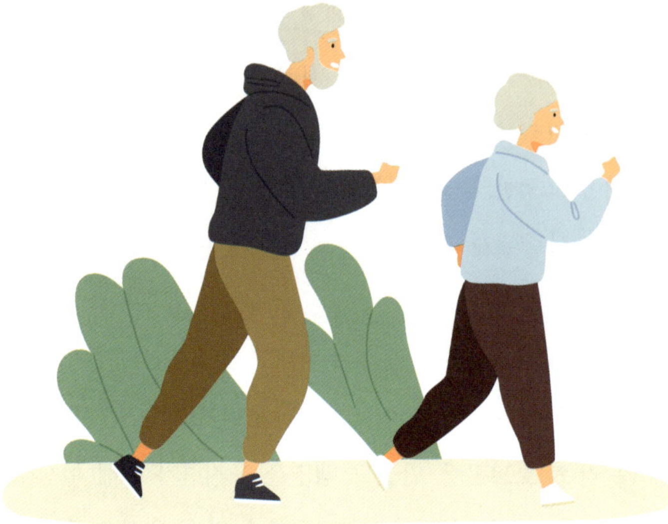

스로 마음을 다잡고 건강하고 행복하게 살아가려면 노력해야 한다.

세상이 더는 만만하지 않다. 조직도 국가도 큰 어려움에 봉착할 수 있다. 그렇다면 최소한 자신의 건강은 스스로 책임져야 한다. 머지않아 퇴직을 해야 하는 사람이든 이미 은퇴를 한 사람이든 자신의 건강을 돌보기 위해서 결단해야 한다. 지금까지 한 번도 운동해 보지 않은 사람도 걱정할 필요 없다. 「5060 기적 홈트」는 이미 현장에서 검증을 거친 결과물이다. 누구든지 할 수 있는 쉬운 운동법이다. 이 책에서 말하는 운동 목적은 시니어들의 건강한 삶이다. 영양, 운동, 정신 이 세 가지를 효과적으로 잘 관리하는 건강법이 이 책의 핵심 요소이다.

다시 한 번 강조한다. 남은 인생을 건강하게 살아가려면 지금부터라도 건강 관리를 시작해야 한다. 더 이상 미룰 수 없다. 5060의 나이는 건강 관리를 위해 무언가 할 수 있는 마지막 마지노선이다. 양질의 음식을 섭취하고, 매일 조금씩 적절한 운동을 하며, 긍정적인 생각으로 하루하루를 만들어 가야 한다. 지금 쌓는 벽돌 한 장은 아무런 형태도 만들지 못하지만, 한 장씩 쌓인 벽돌은 어느 날 견고하고 아름다운 집으로 변해 있을 것이다.

8

기회의 신 카이로스, 그를 웃게 하는 체력

코로나19로 경제 시계가 5년은 앞당겨졌다고 한다. 지금까지 한 번도 겪어 보지 못한 경험을 할 것이라고도 한다. 특히 사회적 거리 두기social distancing를 시작으로 비대면 또는 비접촉 문화가 확산하면서 산업 구도도 바꾸어 놓고 있다. 사실 이러한 변화는 이미 진행되고는 있었지만 코로나19는 그 예상보다 더 빠른 속도로 세상을 변화시키고 있다. 예를 들면 현재 교육부에서 시행하는 비대면 원격 화상 교육과 한시적으로 시행하는 원격 의료 서비스가 있다. 교사와 학생 의사와 환자가 직접 접촉하지 않고 정보를 전달하거나 진료를 할 수 있는 시대가 도래하고 있다. 또한, 감염을 걱정한 나머지 지폐를 전자레인지에 넣었다가 태워 먹는 사례까지 발생하고 있다. 머지않아 디지털 화폐를 사용할 날이 오겠다는 생각도 해 본다. 이렇게 급변하는 사회에서 우리는 어떻게 대처해야 할까? '위기가 곧 기회다'라는 말이 있듯이 어떻게 해야 기회를 잡을 수 있을까?

그리스의 시라쿠사 거리에 가면 이상한 모양을 한 아주 유명한 동상이 있다. 실오라기 하나 걸치지 않은 벌거벗은 남자인데, 앞머리는 숱이 많지만, 뒷머리는 대머리이다. 양쪽 발꿈치에는 날개가 달려 있고 한 손에는 저울을, 다른 한 손에는 칼을 들고 있는 모양을 하고 있다. 동상 아래에는 다음과 같은 글귀가 있다.

> 내가 벌거벗은 이유는 쉽게 눈에 띄기 위함이다. 나의 앞머리가 무성한 이유는 내가 나타났을 때 사람들이 나를 쉽게 붙잡을 수 있게 하기 위함이며, 내 뒷머리가 대머리인 이유는 내가 지나가고 나면 다시는 나를 잡을 수 없게 하기 위함이다. 왼손에 저울이 있는 것은 일의 옳고 그름을 정확히 판단하라는 의미이며, 오른손에 칼이 주어진 것은 칼날로 자르듯이 빠른 결단을 내리라는 뜻이다. 등과 발에 날개가 달린 이유는 최대한 빨리 사라지기 위함이다. 내 이름은 '기회*opportunity*'이다.

기회는 준비된 자에게 온다. 기회를 잡기 위해 내가 할 수 있는 것을 미리 준비해야 한다. 쏜살같이 날아가는 기회의 앞머리를 낚아채야 한다. 그 기회를 잡기 위해 준비해야 할 것은 여러 가지가 있을 수 있다. 그중에서 자신에게 다가온 기회를 잡아채서 재빠르게 달릴 수 있는 건강과 체력을 강화해야 한다. 그래야 지치지 않고 이겨 낼 수 있다.

위기를 기회로

1997년 IMF 외환 위기 때를 기억하는가? 대한민국이 발칵 뒤집힌 그날! 경제 규모가 열 손가락 안에 드는 대기업은 물론이고 견실하게 운영되던 중소기업들마저 도미노처럼 줄줄이 도산하던 그날. 구조 조정으로 하루아침에 일자리를 잃고 망연자실한 모습으로 눈물을 훔치던 직장인들. 하늘이 무너지는 상황 속에서도 우리는 금 모으기 운동 등을 전개해 전 세계에서 유래를 찾기 힘들 정도로 빠르게 외환 위기에서 탈출하였다. 그런 가운데 정부에서는 IT 산업을 집중적으로 육성하여 대한민국을 IT 강국으로 만들었다. 위기를 기회로 바꾸는 한국인의 근성은 타의 추종을 불허한다.

또 하나 눈여겨볼 것이 있다. 이 시기에 대한민국은 몸짱 열풍이 불었다. 피트니스 센터가 동네 교회 못지않게 생길 정도였다. 왜 이런 현상이 일어났을까? 위기 상황에서 내 몸이라도 건강해야 한다는 것을 본능적으로 인지하지 않았을까? 당시 IMF 외환 위기는 수많은 사람을 실직자로 내몰았고 소박하게 살아가던 가정도 한순간에 파탄 냈다. 이곳저곳에서 목숨을 끊는 사람들의 사연이 뉴스 1면을 장식했다. 아마도 많은 사람이 이 상황을 손 놓고 쳐다보기만 하다가는 머지않아 나도 같은 처지가 되겠다는 생각을 했을 것이다. 이후 부동산, 주식 등 경제 분야의 자기계발서 등이 붐을 이루었고 건강해야 새로운 기회를 잡을 수 있다는 믿음으로 운동을 시작하는 사람들이 많아졌다. 이후 10년간은 피트니스 센터의 전성기였다.

동물적 육감

오래전 미국 뉴욕에 있는 한 금융 회사에서 신임 CEO를 채용했다. 당시 그의 이력이 화제가 되었다. 금융 회사에서 CEO를 채용한다면 보통은 금융 관련 전문가를 채용하리라 생각한다. 그러나 그 회사는 올림픽 메달리스트를 채용했다고 한다. 금융 지식은 일정 기간 공부를 하면 되지만, 엄청난 규모의 투자를 해야 하는 결정적인 순간에 최선의 판단을 내려야 하는 CEO에게는 동물적 육감이 필요하다는 이유였다. 오랜 선수 생활을 하는 동안 얻은 동물적 육감은 하루아침에 만들어지지 않는다는 것이다.

그렇다. 건강한 사람은 판단력이나 인지 능력이 높다. 그런 사람이 경제적으로 성공할 확률이 높다. 건강 관리를 잘해야 결정적인 순간에 합리적인 판단을 내릴 수 있고 성공의 기회를 잡을 수도 있다. 여유가 있으니 건강 관리를 하는 것이 아니라, 건강 관리를 하는 과정 중에 성공의 기회 또한 많아진다. 건강 관리를 위해 열심히 운동하는 사람들을 보았을 것이다. 한강 변이나 동네 운동장에서 열심히 달리기하는 사람, 헬스클럽에서 멋진 복근을 만들기 위해 복부 운동을 하는 사람, 무거운 바벨을 들면서 근력을 키우는 사람들을 보았을 것이다. 자신의 건강을 위해서 소중한 시간을 사용하는 것이다.

땀을 함께 흘리다 보면 우애가 돈독해진다. 운동하면서 좋은 관계도 만들고 더 나은 삶을 지향하는 사람들을 통해 더 큰 에너지를 받는다. 삶에 에너지가 넘치는 사람이 되기도 하고 에너지를 나누는 사람이 되기도 한다. 활력이 넘치는 사람을 누가 싫다고 하겠는가? 건강한 사람의 눈에는 건강한 사람이 들어오기 마련이다. 기력 하나 없이 우울한 모습으로 새로운 기회를 잡을 수 있을까? 아서라. 건강한 사람에게 더 많은 기회가 주어질 것이다.

국민 강사 김미경은 그의 신간 「김미경의 리부트」에서 코로나 이후의 세상을 살아가는 해답을 찾기 위해 생태학자 최재천 교수를 만났다. 그는 "코로나 바이러스는 조금 사그라들 뿐 결코 종식되지 않아요. 사람들은 종식이라는 말을 듣고 싶어 하지만, 바이러스가 어떻게 완전히 종식되겠어요?"라고 조언하였다. 이제는 코로나 이전의 세상은 기대하기 어렵게 되었다. 지금부터는 코로나 이전BC; Before corona의 세상으로 돌아가려고 노력하기보다는 코로나 이후AC; After corona의 새로운 세상을 준비해야 한다. 지금까지 살아온 방식과 태도를 점검하고 경쟁력 있는 나로 다시 세워야 한다.

지금은 우리가 생각하는 것보다 더 길어진 인생을 살아야 한다. 때로는 새로운 일자리를 찾아야 하고 새로운 사업을 구상해야 하며 남은 생을 건강하게 살아 내야 한다. 건강 관리는 누구도 대신할 수 없다. 오직 그대 스스로만 가능한 일이다. 건강해야 성공의 기회를 잡을 수 있다. 재력도 체력이 있어야 만들 수 있는 것이다.

8

건강이라 쓰고 운동이라 읽는다

"건강은 진정으로 모든 행복과 활력의 뿌리이다."

— 벤저민 디즈렐리

건강의 중요성은 누구나 알고 있다. 건강을 잃으면 모든 것을 잃는다는 말처럼 인간의 삶에 있어 가장 중요한 역할을 한다. 그렇다면 건강이란 무엇인지 잠깐 살펴보자. 세계보건기구WHO, World Health Organization에서는 건강을 다음과 같이 정의하고 있다. '건강이란 질병이 없거나 허약하지 않을 뿐만 아니라 육체적, 정신적, 사회적 및 영적 안녕이 역동적으로 완전한 상태'라고 정의하였다. 여기서 주목할 것은 과거에는 육체적, 정신적 건강을 의미했지만, 지금은 사회적, 영적이라는 더 넓은 의미로 확장되었다. 육체적, 정신적으로 건강하지 못하면 직업적으로나 사회적 관계에서 어려움이 많이 생긴다. 이는 또 다른 삶의 불균형을 초래한다. 이 외에도 여러 학자가 건강이란 '외부 환경이 변화해도 내부 환경의 항상성homeostasis이 잘 유지되는 상태'

또는 '각 개인이 사회적인 역할과 임무를 효과적으로 수행할 수 있는 최적의 상태'라고 정의하였다. 과거 '건강한 정신은 건강한 신체에서'와 같이 심신 건강 개념에서 사회적, 영적인 생활 개념의 건강으로 확장되었다. 건강한 사람은 자신에게 주어진 적절한 사회 활동, 직업, 일, 역할과 임무를 잘 수행하는 사람을 말한다.

풍요 속의 빈곤

지금은 과거 어느 때보다 풍요로운 삶을 살아간다. 경제적 발전과 의료기술의 발달로 기대 수명이 길어지고 있다. 그렇다고 마냥 행복할 수만은 없는 냉정한 현실이 눈앞에 놓여 있다. 오래 산다는 것 자체가 좋은 것만은 아닐 수 있다. 경제적으로 여유가 있고 건강하다면 천수를 누려도 좋으련만 그렇지 못한 상황이라면 삶이 고통일 수 있기 때문이다.

이 글을 읽고 있을 5060 시니어들은 이미 퇴직을 했거나 머지않아 퇴직을 고려하고 있을 것이다. 퇴직 후 나머지 인생을 살아가기 위해 경제적으로 준비가 잘돼 있으면 좋겠지만 그렇지 못한 경우도 많을 것이다. 그럴 경우 퇴직 후에 구직이나 창업을 해서 10년에서 20년 정도는 일하며 살아야 하는 것이 현실이다. 이때 건강이 허락한다면 충분히 일을 할 수 있는 기회를 잡을 수 있다. 특별히 크게 아프지 않고 업무를 수행할 수 있는 체력이 있다면 충분히 새로운 일을 개척할 수 있으니 말이다. 지금까지 경험하고 쌓아 온 경륜을 바탕으로 더욱더 지혜롭게 일할 수 있다. 적절히 시간과 체력을 안배하여 이전보다 더 효율적인 일을 만들어 낼 수 있다.

또한, 건강해야 풍요로운 삶을 살아갈 수 있다. 건강이 허락하지 않는다면 의료비 부담은 물론이고 사회적 활동에 제약이 따르기 마련이다. 세상은 풍요롭게 발전하지만 건강하지 못하다면 그 풍요는 남의 이야기가 되고 만다.

호강하는 뱃살

자, 그렇다면 여러분은 지금까지 건강 관리를 위해서 무엇을 해 왔는가? 일반적으로 가장 먼저 선택하는 것이 몸에 좋다는 음식을 챙겨 먹는 것이다. 각종 보약과 영양제 그리고 소문난 맛집의 음식들. 맛있는 음식을 먹는다는 것은 살면서 큰 즐거움이 아닐 수 없다. 대인 관계에서도 먹는 걸 빼놓고 이야기하기 어렵다. 요즘은 영상 매체에서도 온통 먹방이 대세다. 전국 맛집부터 해외 맛집까지 먹방 전성시대다.

맛깔 나는 음식이 우리의 오감을 마비시킨다. 입이 즐겁고 눈이 호강한다. 그러나 우리 몸은 먹는 만큼 건강한가? 기대 수명에 따라서 건강 수명 또한 늘어났을까? 아쉽게도 그렇지 못하다. 잘 먹는 만큼 건강하지 못하다. 오히려 비만, 당뇨, 고혈압, 고지혈증 등 생활습관병이 더 늘어나는 추세다. 잘 먹으면 건강해야 하는데 더 많은 환자가 생겨나니 안타까울 뿐이다. 어찌 되었든 덜 먹어야만 건강하게 살아갈 수 있다면 스스로 절제할 수밖에 없다.

체력은 운동으로

건강해야 100세 시대를 잘 살아 낼 수 있을 텐데. 이제는 맛있는 음식보다는 몸에 좋은 음식을 먹으면서 운동을 하면 어떨까? 체력은 운동해야만 좋아질 수 있다. 일상생활에서 필요한 근력 이상을 운동해야 체력을 증진할 수 있다. 적절히 움직여야 건강해질 수 있고, 잘 움직일 수 있게 하는 것이 운동이다. 우리 몸은 적절한 저항을 줘야 더 강해질 수 있다. 활력이 넘치는 일상생활을 영위하고 싶다면 운동이 답이다.

살아오면서 허리, 무릎, 목, 어깨 등 근골격계의 통증 때문에 한 번쯤은 병원을 찾은 적이 있을 것이다. 나이가 들면서 확연히 약해진 것을 느낄 것이다. 이러한 통증은 노화로 자연히 발생하기도 하지만 지나치게 과사용했거나 활동이 부족해서 생기기도 한다. 우리 몸은 기계가 아니다. 우리 몸은 100년을 살 수 있도록 만들어졌다. 하지만 건강을 과신하다가 건강을 상하는 경우가 허다하다. 100년 동안 내 몸을 건강하게 잘 사용하려면 중용의 지혜를 발휘해야 한다.

한 번쯤 자신이 좋아하는 스포츠에 빠져 본 적이 있는가? 건강을 위해서 하는 운동은 격렬한 스포츠와는 다르다. 재미를 위해서 하는 운동이 때로는 건강을 해치는 경우가 많다. 스포츠 활동이 늘어나면서 정형외과와 재활의학과는 환자들로 문전성시를 이룬다. 왜 이런 현상이 발생할까? 몸은 적절히 사용해야 하는데 지나치게 과사용해서 다치는 것이다. 일반인들이 국가 대표나 프로 선수의 운동을 따라 하면 부상의 위험이 더욱 커진다. 한 번 입은 부상은 수술이나 재활을 한다 해도 정상으로 되돌리기 어렵다.

안 다치고 적절히 하는 것이 무엇보다 중요하다. 적절한 운동으로 100년을 쓸 수 있는 몸을 만드는 것이 무엇보다 중요하다.

건강은 그냥 주어지지 않는다. 서던 메디컬 저널 SOUTHERN MEDIAL JOURNAL (2011)의 연구에 따르면 식후 걷기는 대장암, 과민대장 증후군, 위·식도 역류 질환의 증상을 개선하는 데 긍정적인 영향을 미치는 것으로 나타났다. 혈당을 낮추고 체중을 감량하는 데도 효과가 있다. 몸에 좋은 건강식을 가볍게 먹고 적절한 운동을 병행하면 건강해질 수 있다. 활력이 넘치는 몸을 원한다면 운동을 한 번 해 보자. 이곳저곳 아픈 통증도 이겨 내고 주어진 일도 거뜬히 잘해 낼 수 있는 체력을 만들어 보자. 건강 관리를 잘하는 사람에게는 분명히 풍요로운 삶이 선물로 주어질 것이다.

그러나 건강 관리는 마음만 가지고 되지 않는다. 건강식을 먹는 것도 매일같이 시간을 내어 운동하는 것도 오직 실천해야만 가능한 일이다. 실천하지 않으면 단 1%의 변화도 이룰 수 없다. 실천만이 몸의 변화를 만들어 낼 수 있다. 건강을 위해서 매일 30분을 걷겠다. 하프 스쿼트를 30번씩 하겠다. 이렇게 운동이 일상생활의 루틴이 될 수 있도록 매일 일과의 우선순위에 올려놓자. 오로지 자신을 건강을 위해서 운동을 하자.

8

건강한 삶으로 리부팅하자!

> "행복의 90%는 오직 건강에 달려 있다.
> 따라서 수입, 지식, 명예, 승진 등 다른 것을 위해
> 건강을 희생하는 것은 가장 바보스러운 짓이다.
> 이 모든 것은 항상 건강 뒤에 놓여야 한다."
>
> — *쇼펜하우어*

컴퓨터를 사용하다 보면 오류가 자주 발생하거나 작동이 멈출 때가 있다. 그럴 때면 리부팅rebooting 버튼을 눌러서 시스템을 다시 시작한다. 우리의 삶에도 리부팅이 필요할 때가 있다. 코로나 이후 새로운 환경에 적응하기 위해서는 살아온 날을 복기하고 계획해야 한다. 자신의 강점을 파악하고 새로운 환경에 필요한 역량이 무엇인지 고민해야 한다. 새로운 환경에 적응하는 것을 넘어서 살아남기 위해 자신을 새롭게 리포지셔닝repositioning 해야 한다.

나는 48살에 재활 치료를 공부하기 위해 대학에 다시 들어갔다. 질병이

나 장애에 대한 단편적인 지식에서 인간에 대한 전체적인 이해가 더 갈급했다. 그리고 나이를 먹어서도 지속해서 발전시키며 잘할 수 있는 일을 고민했다. 젊고 멋진 몸을 자랑하는 후배 트레이너들에게 밀려서 쓸쓸하게 퇴장하고 싶지 않았다. 오히려 전문성을 극대화하고 차별화시켜서 대체할 수 없는 트레이너로 당당히 살아가고 싶었다. 현재의 경제적 손실을 감수하고라도 나 자신에게 당당한 인간이 되고 싶었다.

그 결과 시니어를 대상으로 하는 메디 피트 트레이너로 리포지셔닝했다. 시니어들의 신체적, 심리적 상황을 고려하여 운동뿐만 아니라 멘탈 코칭도 하고 있다. 현재의 나는 시니어들의 건강한 삶을 디자인하는 라이프 밸런스 코치이다.

궁하면 변하라

어떤 일을 하든지 길이 막히면 어떻게 해야 좋을지 잘 모를 때가 있다. 그렇다고 마냥 손 놓고 이 시간이 지나가길 바랄 수만은 없다. 나는 평소에 하는 일이 막히거나 새로운 길을 모색해야 할 때면 항상 이 문장을 떠올리며 답을 찾는다. 중국 4대 고서 중 하나인 「주역」의 핵심 철학인 '궁즉변窮則變, 변즉통變則通, 통즉구通則久'를 곱씹으며 깊은 생각에 잠기곤 한다. 궁하면 변하고, 변하면 통하고, 통하면 오래 간다는 뜻이다. 스스로 변하고자 하는 마음이 든다면 우선 자신에게 정직해야 한다. 솔직해야 한다. 자신이 살아온 길을 되짚어 보고 잘한 일과 잘하지 못한 일 그리고 자신이 가장 많이 투자한 것이 무엇인지 정리할 필요가 있다. 그 속에는 자신이 잘해 온 일과 좋아하는 일이 있다. 그 일에 차별성과 전문성을 더하여 자기만의 온리 원 only one을 만들어야 한다.

세상을 변화시키고 싶다면 자신이 먼저 변해야 한다는 말이 있다. 세상이 나를 알아보지 못한다거나 내가 만든 제품이 최고의 제품인데 소비자들이 너무 몰라준다고 한탄만 하기에는 시간이 아깝다. 현재 나에게 닥친 문제를 누군가가 대신 해결해 주거나 시간이 해결해 주지 않는다. 오로지 나 스스로 해결하겠다는 의지가 필요하다. 모르는 것이 있으면 관련 서적을 찾아서 공부하고 역량을 강화하기 위해 전문 교육 기관에 가서 배워야 한다. 또는 그 분야의 전문가를 찾아가서 자문하는 방법도 있다. 이런 과정을 통해서 자신에게 주어진 문제를 해결하고 한 단계 성장해 가는 자신을 발견하게 될 것이다.

먼저 자신의 건강부터 관리하자

자신의 삶을 리포지셔닝려고 변화를 선택했다면 무엇보다도 먼저 고려해야 할 사항이 있다. 그것은 삶의 균형이다. 우리의 인체도 균형 감각이 둔해지면 잘 넘어진다. 우리의 삶을 균형 있게 하는 데는 몇 가지 중요한 요소가 있다. 리더십의 대가 스티븐 코비 박사는 「성공하는 사람들의 7가지 습관」에서 효율적인 삶을 영위하려면 신체적, 정신적, 사회적, 영적으로 끊임없이 쇄신해야 한다고 말한다. 그중에서도 특히 신체적인 쇄신을 꾸준히 할 것을 강조한다. 그러려면 운동과 영양 그리고 휴식을 적절히 잘 관리해야 한다. 건강이 무너지면 나머지 삶의 균형도 따라서 흐트러지기 마련이다. 우리의 정신을 담을 건강한 그릇을 잘 관리해야 한다. 앞으로 건강한 인생을 위해서 건강을 관리하는 것은 무엇보다 중요한 일이기 때문이다.

몇 년 전 나는 걷잡을 수 없는 슬럼프를 겪었다. 하는 일마다 막히고 계획대로 되지 않는 일이 자주 발생했다. 여러 가지 방법을 강구하고 변화를 주었지만, 마냥 제자리걸음이었다. 그러다 보니 우울한 감정은 극에 달했고 머리는 우주인처럼 커져서 터질 것만 같았다. 마침내 자포자기 심정으로 하는 일을 내려놓고 방황했다. 당시 내가 살아오면서 가장 행복하고 자신감이 넘쳤던 시절이 문득 생각났다. 하루 만 원의 돈으로 유럽 여러 도시를 발바닥에 굳은살이 생길 정도로 종횡무진 다녔던 때가 기억났다. 그래, 가진 건 없어도 배짱 하나로 유럽을 누비던 나에게는 건강한 체력이 있었다. 여행을 통해서 만났던 여러 친구가 나의 체력을 얼마나 부러워했던가? 그래, 걷기부터 건강과 체력을 회복하자. 이렇게 나를 다시 일으켜 세울 수 있었던 것은 운동이었다. 걷기부터 시작했다.

우리는 살아가면서 크고 작은 스트레스로 자꾸만 드러눕고 싶을 때가 있다. 휴식이 필요할 때는 충분히 쉬어 줘야 한다. 그러나 단순한 휴식을 넘어서 삶의 의지를 놓으면 마음뿐만 아니라 몸의 자세가 틀어지고 활력도 잃게 된다. 그럴 때면 스스로 긴급 처방을 내린다. 동네에 조성된 둘레길을 산책하면서 머리를 식히곤 한다. 또한, 마음이 요동칠 때는 지척에 있는 천마산에 오르기도 한다. 산에 오를 때면 평소에 운동을 좀 해 둘 걸 하는 후회가 앞서지만, 땀을 뻘뻘 흘리고 나면 내 몸속에 오랫동안 묵혀 두었던 노폐물이 다 빠져나가고 조금은 싱싱해진 느낌이 든다. 운동하면 뇌가 맑아진다. 기분도 상쾌해지고 뻣뻣하던 몸도 훨씬 부드러워진다. 혈액 순환이 잘되니 답답하던 마음이 한결 편안해지고 행복감도 더 많이 차오른다. 여러분도 이렇게 기분이 좋았던 경험이 있지 않은가?

100세 시대는 우리에게 행운일까, 고통일까? 그것은 오로지 자신의 선택에 달려 있다. 코로나로 세상이 급변하고 더 큰 파도가 몰려온다 해도 오직 내가 어떻게 선택하느냐에 따라 방향은 달라진다. 바람의 방향은 바꿀 수 없지만, 돛의 방향은 바꿀 수 있다. 건강할 때 건강 관리를 해야 한다. 건강이 좋지 못하다면 지금이라도 개선해야 한다. 가벼운 스트레칭부터 동네 한 바퀴 걷는 것이 자신의 남은 인생을 행복하게 하는 초석이 될 것이다. 몸과 마음을 건강하게 하고 나아가 사회성까지 좋은 전인적 인간이 되는 것이다.

자. 이제부터는 자신을 위해서 운동을 해 보자. 몸에 좋은 음식과 한층 강화된 정신으로 새로운 내일을 맞이하자. 지금까지 가족의 행복을 위해서 얼마나 많이 노력하며 살아왔는가? 이제는 자신을 위해서 운동화 끈을 동여매자. 온전히 나를 위해서. 내가 건강해야 가족의 건강을 지킬 수 있고 내가 건강해야 나머지 인생을 행복하게 살아갈 수 있다. 살아갈 인생 아직 멀었다. 나를 위해서 뜨거운 열정에 불을 지펴 보자.

2

나만의 적합한 운동법을 찾아야 산다!

8

삶에 활력을 불어넣는 운동

살아 움직이는 힘 또는 활동하는 힘을 활력活力, activity이라고 한다. 또 다른 의미로 목표를 달성해 내는 역동적인 힘을 말하기도 한다. 활력은 한 개인의 삶뿐만 아니라 기업이나 국가의 건강 상태를 직간접적으로 파악할 수 있는 바로미터이기도 하다. 활력이 넘치는 사람과 그렇지 못한 사람은 삶의 질뿐만 아니라 의미도 다를 것이다. 그렇다면 활력이 넘치는 사람은 어떤 모습일까?

우선 몸의 자세가 반듯하다. 가슴을 쫙 펴고 있으며 걸음걸이가 씩씩하다. 콧노래가 절로 날 정도로 얼굴빛이 밝고 몸에는 적당한 힘이 있으며 자신감이 가득하다. 그리고 몸짓이 빠르다. 매사에 적극적이고 판단이 빠르다. 동작이 크고 목소리에 힘이 있다. 머뭇거리기보다는 몸이 먼저 앞선다. 그리고 눈빛이 맑다. 눈에는 힘이 있고 미소가 있다. 긍정적인 언어를 많이 사용하고 칭찬을 잘하며 장단을 잘 맞춘다. 솔선수범하고 배려하는 마음이 넉넉하다.

표면적으로 드러나는 활력이 넘치는 사람의 모습을 살펴보았다. 무슨 생각이 드는가? 혹시 자신의 옛 모습을 보는 것 같지 않은가? 바로 여러분의 젊은 시절 모습이지 않은가? 야성이 살아 있는 젊은 시절의 모습이다. 젊은 시절은 그 자체가 활력이다. 펄떡이는 물고기처럼 살아 움직인다. 그러던 활력이 쉰을 넘으며 확연히 줄어든다. 빵빵하던 풍선이 바람 빠진 듯 쪼그라들어 있다. 몸과 마음이 함께 줄어든다.

활력은 에너지다. 활력이 있는 사람은 그 에너지가 가족에게 긍정적으로 전해질 것이고 그 가족은 활력이 넘치는 가정을 이룰 것이다. 반면에 활력을 잃고 삶의 의미마저 놓아 버린 채 하루하루를 살아간다면 자신뿐만 아니라 가족에게도 고통일 것이다. 비록 힘든 일일지라도 그 일을 대하는 사람의 태도는 그 사람의 신체적, 정신적 에너지에 따라서 달리 보일 것이다. 그 결과 또한 달라짐은 불 보듯 뻔하다.

운동을 생활화하면 여러 가지로 삶에 긍정적인 효과가 있다. 신체적으로는 활동력이 강해지고, 업무 추진력이 높아진다. 심리적으로는 자신감과 자존감이 높아지고 사회적으로는 조직의 활력소 역할과 원만한 대인 관계를 갖는 데 도움이 된다. 건강과 활력을 충전하는 데는 운동이 가장 중요한 역할을 한다. 무엇보다도 운동은 노화를 늦추는 데 중요한 기능을 한다. 「노화의 종말」을 쓴 하버드 의대 유전학 교수이자 노화와 장수 분야 최고의 권위자인 데이비드 A. 싱클레어와 매슈 D. 러플랜트는 운동을 하지 않는 사람에 비해서 운동을 더 많이 한 사람의 혈구에 있는 텔로미어가 더 길다고 한다. 텔로미어telomere는 세포핵 속 염색체 말단부에 붙어서 염색체가 짧아지지 않도록 보호하는 DNA들을 말하는데, 운동을 꾸준히 하면 노화를 늦추는 텔로미어를 보호할 수 있다는 것이다. 일주일에 5일 이상 30분씩 달리기를 한 사람은 좌식 생활을 하는 사람에 비해서 10년은 젊은 텔로미어를 지녔다고 한다. 노화를 늦춘다는 것은 그만큼 젊음을 오래 유지하고 활력을 갖는 데 유리하다.

규칙적인 운동은 뇌의 구조를 개선하고 만성 스트레스나 우울증 등을 예방한다. 학업이나 직무의 효율성과 창조적 역량을 높여 주고 인지 능력이 향상되며 치매를 예방하는 효과가 있다. 운동의 효과는 이루 말할 수 없을 정도로 많다. 기초 체력을 증진할 뿐 아니라 뇌와 유전자에 영향을 미친다는 연구도 있다. 그래서 운동과 통증의 상관관계와 관련한 다양한 연구와 접근이 이루어지고 있다. 진화생물학 이론에 따르면 뇌는 운동을 위해 생겨났고 운동을 더 잘하기 위해 발달해 왔다고 한다. 뇌는 몸의 움직임을 통해서 발달한다. 몸을 쓸수록 뇌는 발달하고 내적 감정을 충만하게 하며 창의적이고 생산적인 활동을 촉진할 수 있다. 건강한 뇌가 활력이 넘치는 움직임을 유도한다.

어떻게 해야 건강하고 활력이 넘치는 삶을 살아갈 수 있을까? 가장 먼저 활력이 넘치는 삶을 선택해야 한다. 건강한 모습으로 살아가기로 마음먹어야 한다. 누구도 대신할 수 없는 선택이다. 오로지 자신만이 선택할 수 있다. 활력이 넘치는 사람의 모습을 상상해 보자. 그 사람의 눈빛과 표정 그리고 몸짓과 자세가 어떠한지 상상해 보자. 아울러 그의 목소리와 표현이 어떠한지 따라 해 보자. 그 사람의 내면은 어떠한 에너지로 채워져 있는지 느껴 보자. 생각만으로도 힘이 생길 것이다. 맛을 모르고는 맛을 표현하기 어렵다. 그러나 활력이 넘치는 모습은 이미 경험해 보았기에 얼마든지 상상으로 표현할 수 있다. 콧노래를 부르며 즐겁게 걸어가는 모습을 생각해 보자. 선명한 이미지가 그려져야 그 모습을 현실에 적용할 수 있다. 노랗게 잘 익은 레몬을 잘라서 한 입 깨어 무는 상상을 해 보자. 입 안에 침이 고이는 것은 이전에 레몬을 먹어 봤기 때문이다. 레몬의 신맛이 침샘을 자극해서 침이 고이고 레몬 향이 입 안에 가득할 것이다.

두 번째는 몸을 사용하는 것이다. 느릿느릿 천천히 걷는 사람에게서 활력을 느낄 수 있는가? 활력을 느끼고 싶으면 걸음걸이부터 바꿔야 한다. 평소 걷는 걸음보다 10cm 더 넓은 보폭으로, 조금 빠르게 걸어 보자. 걸음만 바꿔도 기분이 달라진다. 뇌의 각성도 더 높아져서 더 민첩한 걸음을 지원할 것이다. 땀을 흘리면서 우울한 감정과 몸의 노폐물을 빼면 몸과 마음이 한결 가벼워지는 것을 느낄 수 있다. 빠져나간 자리에 맑은 물과 산소를 채워 보자. 힘차게 펌프질을 하는 심장 박동 소리가 나를 응원하는 북소리로 들릴 것이다. 운동을 잠시 멈추고 건강하게 두드리는 심장의 울림을 들어 보자. 살아 있음을 느끼게 해 줄 것이다.

세 번째는 앉을 때나 서 있을 때 허리를 편 자세를 유지하자. 활력이 넘치는 사람은 등이 곧다. 등이 구부정한 사람치고 활력이 넘치는 사람은 극히 드물다. 자세는 그 사람의 마음을 지배한다. 자세를 보면 약해진 몸과 마음을 유추할 수 있다. 가슴을 펴면 우울한 감정은 사라지고 자신감이 생길 것이다.

끝으로 음식의 양을 70%로 줄이자. 배가 부르면 활동하기가 힘들어진다. 몸이 무거워서 앉고 싶고 눕고 싶은 마음이 더 커진다. 음식을 소화하는 데 사용되는 소화 에너지도 다이어트에 활용하기도 하지만, 오히려 음식을 적게 먹고 소화 에너지를 줄여서 활동 에너지로 사용하는 것이 더 유익하다. 배가 부르면 소화를 시키느라 피곤해진다. 소화를 시키기 위해서 뇌와 근육의 혈액이 장기로 집중되면서 졸음이 몰려온다. 가볍게 먹으면 나른함보다 가벼운 활동을 하기에 더 유리해진다. 위의 크기가 줄어드는 3개월 동안은 배가 고프고 힘이 빠져서 힘이 조금 들 수도 있다. 그러나 금방 회복할 것이다. 위의 크기가 줄어들면서 훨씬 가벼운 몸을 갖게 될 것이다. 가벼워진 몸은 걷는 것을 더 가볍게 한다. 다리에는 힘이 생기고 몸은 가벼워지고 훨씬 더 날렵한 몸놀림이 생긴다.

우리의 삶이 싱싱한 활어처럼 건강하게 펼쳐졌으면 하는 바람이 크다. 인생의 반환점을 돌아서 결승점을 향해 갈 때 이미 몸과 마음은 꽤 무거워졌다. 20대 청년처럼 팔팔하게 살자는 말이 아니다. 건강한 삶, 활력이 넘치는 삶을 위해 버릴 건 버리고 비울 건 비워서 가벼워진 몸과 마음으로 지혜롭게 살아가자. 버려야 채워지듯 앞으로 나아가려면 악습을 버리고 선습을 강화해야 한다. 건강하게 결승점을 통과해 보자. 강물을 거슬러 오르는 저 힘찬 연어들처럼.

8

일상의 여유를 만드는 운동

사람이 살아가려면 다양한 활동을 수행하는 능력이 있어야 한다. 먹기, 목욕하기, 개인 위생 관리, 용변 처리, 옷 입기, 계단 오르기 등 기본적으로 자신의 신체를 관리할 수 있어야 한다. 나아가서 건강 관리, 종교 의식, 쇼핑하기, 컴퓨터 사용, 전화기 사용, 교육 등 환경(집과 지역 사회)과 상호 작용하는 활동도 할 수 있어야 한다. 건강할 때는 문제 될 것 없이 완수할 수 있는 활동들이지만, 신체적·정신적 장애나 손상이 발병하면 일상생활에서 어려움을 겪고 삶의 질이 떨어지기도 한다. 이러한 기본적이고 수단적인 일상생활 활동을 잘하려면 인체의 통합적인 움직임이 잘 이루어져야 한다. 그러나 오랫동안 나쁜 자세로 일을 하거나 스포츠 활동을 하다가 상해를 입거나 집안일을 하다가 다치면 움직임의 제한이 일어나고 정확히 수행하기 어려워진다. 예를 들어, 길을 걷다가 발목을 삐어서 발에 깁스를 하면 쇼핑이나 장보기 등 걷는 것에 많은 제한이 발생한다. 또한, 과도한 작업으로 오랜 기간 양손을 많이 사용하다가 병뚜껑을 따지 못할 정도로 손목이나 팔꿈치 통증이 심해진 경우 팔을 사용하기 어려워진다. 건강할 때는 생각하지도 않던 것들이 여러 가지 이유로 통증을 유발하면 일상생활에서 불편함이 커진다.

인체의 움직임은 고도로 발달한 뇌가 훌륭한 조력자인 운동 감각 신경을 적절히 조절하기에 가능해진다. 양파를 일정한 간격으로 단숨에 칼질하는 요리사, 경쾌한 리듬에 맞춰서 손과 발을 동시에 사용하여 신나는 곡을 연주하는 드러머, 물속에서 팔과 다리를 자유롭게 움직여서 물을 가르는 수영 선수처럼 각기 다른 몸의 부분들이 조화로운 방식으로 협력해서 움직임을 만들어 내는 것이다. 이러한 움직임movement은 어떤 목적을 가지고 고정된 자세에서 변화된 자세로 바꾸는 동작을 말하는데 움직임의 변화를 자연스럽게 만들기 위해서는 협응이 중요한 역할을 한다.

협응coordination은 정확하고 조절된 움직임을 만들어 내는 능력이며, 신체의 신경 기관, 운동 기관, 근육이 서로 호응하여 조화롭게 움직일 수 있는 것을 말한다. 수저를 사용하여 음식을 입에 넣는 동작이나 버스를 타기 위해 정류장까지 걸어가는 동작은 운동 감각 신경의 조화로운 움직임 덕분에 가능하다. 협응에 문제가 생기면 음식을 흘리고 옷에 묻히는 일이 빈번할 것이다. 버스 정류장까지 가기 위해서 여러 번 넘어지고 다치고 위험에 놓일 수도 있는 것이다. 이러한 문제는 가볍게는 타박상이나 염좌 정도이지만 심각한 경우는 뇌의 중추신경계 손상으로 뇌졸중, 소뇌 장애, 파킨슨병 등에 의해 발생한다. 하지만 대부분은 근육 또는 관절이 약화 되거나 통증 등으로 인해 움직임이 둔해지는 경우가 많다. 스포츠 선수의 경우에는 종목에 따라서 빈번히 발생하는 부상이나 약화가 움직임의 제한을 만들어 낸다. 일반인의 경우는 주로 과사용하는 신체 부위나 나쁜 자세가 움직임의 제한을 일으킨다. 시니어의 경우는 노화와 맞물리면서 신경이나 근조직의 탄성, 중력에 대항하는 근력 등 인체의 해부학적 구조와 생리학적 기능의 변형과 약화가 병리학적 움직임의 제한을 가중한다.

인체의 자연스러운 움직임을 제한하는 데는 통증이 크게 좌우한다. 통증은 뇌의 복잡한 활동으로 만들어지는 의식적 경험이다. 뇌의 활동 패턴은 움직임, 느낌, 생각을 결정하고 통증의 느낌을 만들기도 한다. 일반적으로 통증은 신체 조직의 손상에서 오는 유해 자극(통각nociception)으로 발생한다. 걷거나 달리기를 하다가 돌부리에 걸리면서 발목을 삐면 관절과 인대 등 주변 연부 조직이 손상을 받아 통증을 느끼게 된다. 통증이 만들어지는 과정은 다음과 같다. 손상 부위의 고유 수용기(통증 수용기)가 손상을 감지하여 위험 신호를 뇌에 전달한다. 뇌는 그 신호를 읽고 보호 반응의 필요성을 인지한 후 통증을 만드는 방식으로 반응을 한다. 통증의 목적은 보호 기능이다. 걷기를 하다가 무릎이 아프면 걷기를 멈추게 된다. 통증을 무시하고 지속해서 걸으면 악화될 수 있고 멈추면 쉬는 가운데 회복해 간다. 또한, 우리의 뇌는 신체 조직을 보호하는 수준에 따라 통증을 다르게 나타낸다. 과거에 다치면서 느꼈던 통증의 경험이 현재는 정상임에도 같은 동작을 할 때 통증을 느끼게 하기도 한다. 이 말은 신체 손상의 수준에 따라서 통증을 느낄 뿐 아니라, 뇌가 신체 조직을 보호하는 수준에 따라 통증을 다르게 보내기도 한다는 뜻이다. 따라서 통증은 생각과 밀접한 관련이 있고,

통증의 감각 수준을 의식적으로 완화할 필요가 있다.

운동은 통증을 완화하고 움직임을 개선하는 데 효과가 크다. 스트레칭이나 적절한 근력 운동은 통증을 완화하고 운동 기능을 향상할 수 있다. 운동을 하면 통증이 완화되고 통증이 찾아오는 주기도 길어진다. 통증이 개선되면 관절의 가동 범위를 넓힐 수 있고 협응력과 기민성을 높여 인체의 움직임을 조화롭게 할 수 있게 된다. 운동을 꾸준하게 하면 몸의 균형을 빠르게 회복할 수 있다. 결과적으로 운동을 통해 인체의 움직임이 향상되면 기본적으로 수행해야 하는 일상의 활동을 훨씬 수월하게 완수할 수 있다.

움직임을 개선하는 데는 여러 가지 방법이 있다. 요가, 필라테스, 태극권, 웨이트 트레이닝, PNF고유수용성신경근촉진법, CLTCoordinative Locomotion Training 등등. 이러한 운동은 각각 장단이 있으며, 자신의 취향이나 목적에 따라 선택하면 된다.

운동하는 목적이 '건강이나 체력을 증진하기 위해서' 또는 '취미나 여가 선용을 위해서'라도 몸의 움직임은 중요하게 작용한다. 동서양을 막론하고 어떤 운동이든 인체는 서로 연결성을 갖고 통합적으로 움직인다. 또한, 인체의 움직임에는 공통적인 패턴이 있는데 이를 알고 운동을 하면 자신이 하는 운동에 대한 이해와 재미가 한층 더 커질 것이다.

인체의 움직임을 단순하게 표현하면 다리는 의자에 앉았다가 일어서서 걸어가는 동작처럼 굽힘Flexion과 폄Extension을 반복하고, 팔은 문을 여닫는 동작처럼 수평면에서의 밀기push와 당기기pull 그리고 선반에 물건을 올리고 내리는 동작처럼 수직면에서의 밀기push와 당기기pull를 하며, 몸통은 인체를 안정화하는 중심Core 역할을 한다. 몸통의 안정성이 높아야 사지의 움직임을 조화롭고 부드럽게 잘할 수 있게 된다. 우리 인체가 통증이나 약화로 굽히고 펴고, 밀고 당기는 동작이 자연스럽지 못하면 일상생활의 활동에 제한이 생길 수 있다. 무릎이 관절염으로 아프면 앉고 일어서기가 불편할 것이고, 팔꿈치가 테니스(골프) 엘보로 통증이 있으면 테니스나 골프를 하기 힘들다. 마찬가지로 어깨의 회전근개 파열로 어깨가 아프면 옷을 입고 벗는 것뿐만 아니라 일상생활에 많은 제한이 생긴다. 이렇듯 주요 관절의 통증은 인체의 움직임을 제한하고 일상생활을 수행하는 데 많은 불편을 초래한다.

운동은 건강과 체력을 증진하고 여가 선용의 좋은 기회를 제공한다. 또한, 일상생활의 중요한 목적을 완수할 수 있도록 돕는다. 일상생활의 제한은 삶의 질과 밀접한 관련이 있다. 기본적인 활동을 하지 못할 정도로 몸 상태가 안 좋다면 자신뿐만 아니라 대인 관계에서도 어려움을 야기한다. 하루하루 적절한 운동은 움직임을 개선하고 통증을 완화하며 일상생활의 활력을 촉진한다. 운동을 더는 내일로 미루지 말자. 밥을 먹고 물을 마시듯 가벼운 운동을 추가해 보자. 머지않아 웃게 될 것이다.

8

만성 질환을 개선하는 운동

나이가 들면서 가장 무서워해야 하는 것은 돈도 명예도 아닌 두 다리로 걸어 다니지 못하는 것이다. 걷지를 못하면 여러모로 일상생활이 불편해진다. 걷기가 불편해져서 평소에 즐겨 다니던 음식점을 가지 못하거나 오랫동안 함께한 지인들을 만나지 못한다면 삶이 얼마나 힘들겠는가? 이뿐만 아니라 병상에 누워서 스스로 걸어 다니지 못하는 상황이라면 삶은 더욱 심각해진다. 일상의 소소한 즐거움을 누리지 못하는 것은 차치하더라도 자신의 존재감마저 뒤흔들어 놓을 수 있다. 자신의 신체를 관리하는 일상의 활동 중에서 대소변을 스스로 관리하지 못한다면 어떻겠는가? 아니 좀 더 구체적으로 말해서 화장실을 혼자서 이용하지 못하고 가족이나 요양사의 도움을 받아야 하는 상황이 된다면 어떤 마음이 들까? 아마도 공고히 쌓아온 자존감이 한순간에 무너지고 말할 수 없이 깊은 상처를 받게 될 것이다.

지금까지 살아오면서 누렸던 삶의 질 또한 저 깊은 나락으로 떨어지게 될 것이다.

어떻게 해야 이러한 상황을 미리 예방할 수 있을까? 일본 체육 협회 공인 스포츠 의사이자 「죽기 전까지 걷고 싶다면 스쿼트를 하라」의 저자 고바야시 히로유키는 운동 부족으로 걷지 못하는 이들에게 더 늦기 전에 '지금부터 스쿼트를 하세요'라고 강조한다. 왜 스쿼트를 해야 할까? 스쿼트 운동은 일상생활을 하는 데 아주 중요한 역할을 하는 걷기에 필수적인 넙다리네갈래근과 엉덩이, 종아리 근육을 강화하고, 장의 연동 운동을 촉진하여 변을 밀어 내는 장 근육, 변이 새는 것을 막아 주는 항문조임근 그리고 방광과 자궁을 안정되게 받쳐 주면서 소변이 새는 것을 막아 주는 골반저근육 등을 발달시키기에 가장 좋은 운동이기 때문이다. 고바야시 교수는 허벅지가 가늘수록 누워 사는 노년이 길어지므로 매일 스쿼트 운동을 꾸준히 실천하여 건강하게 삶을 변화시켜야 한다고 말한다.

한때 육체적, 정신적으로 건강의 조화를 통해서 행복하고 아름다운 삶을 추구하는 웰빙Well-being 열풍이 불었던 적이 있었다. 그러나 지금은 뇌를 돌본다는 개념의 웰싱킹Well-thinking 시대가 되었다. 특히 고령화 사회가 되면서 신체적인 건강 못지 않게 정신적인 건강에도 많은 관심을 두게 되었다. 뇌에 좋은 영양제나 두뇌 트레이닝 나아가서 뇌의 뼈와 근막을 교정하는 치료법 등 뇌 건강을 위한 다양한 방법들이 소개되고 있다. 그러나 가장 손쉽게 뇌를 건강하게 할 수 있는 것은 운동이다. 운동은 뇌의 중추신경계뿐만 아니라 손끝 발끝의 말초신경계까지 자극을 주고 활성화할 수 있기 때문이다.

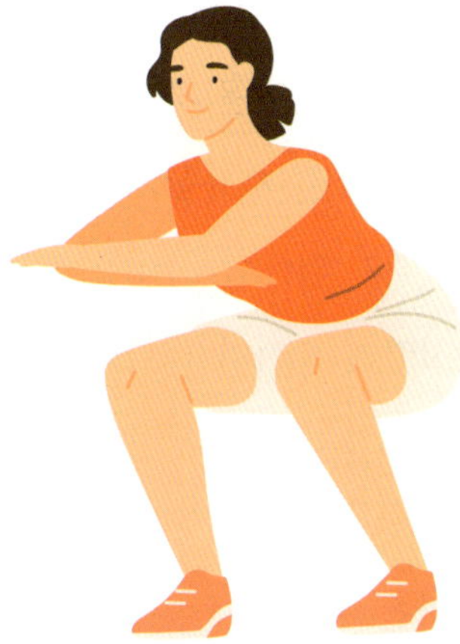

누구나 쉽게 참여할 수 있는 걷기 운동은 심폐 지구력을 강화하고 성인병을 예방하며 체중을 감량하는 효과뿐만 아니라 뇌 기능도 증진한다. 뇌 과학자이며 의학박사인 오시마 기요시는 「뇌가 젊어지는 걷기의 힘」에서 걷기 운동이 집중력이나 창의적 사고력을 15%나 증가시키며, 노인에게는 치매를 예방하는 효과가 있고, 아동의 학습 능력 또한 평균 이상으로 향상되었다고 말한다. 또한, 스트레스를 해소하고 자율신경계의 조화를 촉진하고, 림프구의 활동을 강화해 면역력을 높인다고 한다. 그뿐만 아니라 혈액 순환이 좋아지고 피부의 탄력이 향상되며 심장병, 치매, 뇌 질환을 예방하는 효과가 있다고 말한다. 걷는 운동만으로도 신체적, 정신적 건강을 한 번에 잡을 수 있다니 얼마나 다행인가?

운동을 하면 마음마저 넉넉해진다. 기분이 상쾌해지고 훨씬 더 긍정적인 사고를 하게 된다. 마음의 건강까지 개선할 수 있는 것이다. 특히 우울증이나 불안 등 심리적으로 위축되거나 스트레스를 과도하게 받으면 가벼운 운동만으로도 심리적 안정을 얻을 수 있다. 여러 사람이 모여 있는 실내 공간에서 운동하기가 부담된다면 가까운 공원이나 출퇴근 시간을 활용해 걸어 보자. 타인의 시선에서 조금은 자유롭기에 편안한 마음으로 운동에 전념할 수 있는 장점이 있다. 걷기 외에도 근력이 향상되는 웨이트 트레이닝이나 신체를 부드럽게 발달시키는 요가나 태극권은 어떨까? 부드러운 호흡과 신체의 움직임을 통해서 정신적 안정까지 얻을 수 있으니 일거양득이 따로 없다.

시니어는 근력과 평형감각을 증진하는 운동을 꼭 해야 한다. 다리에 힘이 빠지고 걷는 것이 느려지면 근력이 많이 떨어졌다는 증거이다. 30세를 정점으로 80세가 되면 근육량이 50%나 감소한다. 근력이 부족해지면 일상생활의 불편함과 낙상은 물론이고, 골밀도가 낮아져 골절의 위험이 커진다. 근력 운동을 꾸준히 하는 것만으로도 골밀도의 감소를 완화하고 낙상으로 인한 골절의 위험을 줄일 수 있다.

노화로 늘어나는 것은 관절의 마디마다 쑤시는 통증이다. 인체의 관절은 체중을 지지하거나 충격을 흡수하는 역할을 하는데 근육량이 줄어들면서 관절에 가해지는 체중 부하가 커지게 되어 통증이 발생한다. 근력 운동은 근육의 힘과 탄성을 유지하여 인체의 크고 작은 여러 통증을 완화하는 데 효과가 높나.

나이가 들면서 함께 늘어나는 것은 약이다. 특히 개인의 건강과 직접적인 연관이 있는 고혈압, 당뇨병, 심장 질환 등 대사증후군metabolic syndrome은 너무나 친근한 질병이다. 운동은 대사증후군의 유병률을 낮추는 데 효과가 높다. 서울대병원 가정의학과 박민선 교수는 운동을 통해서 체중을 5%만

감량해도 혈압, 당 수치, 콜레스테롤이 감소하고, 체중을 10kg 줄이면 수축기 혈압이 20mmHg, 걷기 운동만 매일 해도 4~9mmHg 감소한다고 말한다. 당뇨병이 있는 경우 저·중등 강도에서 30분 정도 식후에 운동하면 혈당을 낮추고 체중을 감량하는 데 효과가 있다.

한국인의 사망 원인 1위는 암이다. 암은 나이가 들수록 발병률이 증가하는 특징이 있다. 2016년 통계청 자료에 의하면 암에 걸릴 확률이 35.5%라고 한다. 즉, 한국인 3명 중 1명이 암에 걸리는 셈이다. 남성에게 많이 나타나는 암은 위암, 폐암, 대장암이고, 여성은 갑상샘암, 유방암, 대장암 순이다. 하지만 암의 발병률만큼 5년 생존율이 70.3%로 증가하는 추세이다. 암은 이제 만성 질환과 비슷한 개념이 되었다. 관리만 잘하면 생존율뿐만 아니라 삶의 질도 높일 수 있다. 암에 걸렸어도 치료와 영양 그리고 심리적 안정과 적절한 운동으로 건강하게 살아갈 수 있다는 의미이다. 무병단명無病短命, 유병장수有病長壽 한다는 옛말이 있지 않던가?

질병을 개선하려면 무엇보다도 질병을 완치할 수 있다는 믿음부터 가져야 한다. 「유태우의 질병 완치」의 저자 유태우 교수는 '질병 대응력을 키워 질병을 완치하라'고 말한다. 그는 오랜 기간 환자를 치료하면서 누구나 질병에 대응하는 능력이 있고, 이것이 약해졌을 때 질병이 발생한다는 사실을 깨달았다. 질병 대응력을 키우는 방법은 다음과 같다. 첫째, 병에 대한 두려움을 없앨 것. 둘째, 삶에 대한 긍정적인 태도를 가질 것. 셋째, 소모된 자신의 몸과 마음을 회복시켜 질병에 대한 저항력을 높일 것. 넷째, 비만과 나쁜 생활 습관에서 벗어날 것.

인간이 태어나서 죽기까지 평생 거치는 네 가지 큰 고통苦痛을 일컬어서 생로병사生老炳死라고 한다. 즉, 태어나고, 늙고, 병들고, 죽는 일이다. 태어나는 일은 스스로 선택할 수 없지만, 나머지 세 가지는 어떻게 관리하느냐에 따라서 일정 부분 조절하거나 완화할 수 있다.

인생의 주인은 자신이다. 건강한 삶은 건강한 삶을 선택하고 실천해야만 주어진다. 절대 공짜는 없다. 어떠한 삶을 원하는지, 어떻게 해야 내가 원하는 삶을 만들 수 있는지 알아야 한다. 이제부터는 내가 할 수 있는 것에 집중하고 노력해야 한다. 건강하고 에너지가 충만한 삶을 위해서 내가 할 수 있는 운동에 집중해 보자. 가벼운 스트레칭도, 제자리에서 앉았다가 일어서는 스쿼트도, 시원한 바람을 맞으며 힘차게 걷는 파워 워킹도, 하하하 큰 소리로 웃으면서 빠른 속도로 손뼉을 치는 것도 좋다. 웃으면서 운동을 즐겨 보자. 건강하고 행복한 삶이라는 큰 선물로 돌아올 것이다.

8

에너지를 갉아먹는 통증 완화 운동

> “ 통증은 선택이다. ”
>
> — **라마찬드란** *V.S. Ramachandran*

가장 쉽게 느낄 수 있는 노화 신호는 이곳저곳 온몸에 생기는 통증이다. 예전에는 쉽게 지나가던 통증들이 40대를 지나면서 일상생활에 불편함을 초래할 정도로 심해진다. 그리고 예전처럼 빨리 낫지도 않는다. 그렇게 며칠간 참다가 병원을 방문하게 되고 의사의 처방에 따라 물리 치료를 받거나 약을 먹는다. 그러고는 한동안 잊고 살다가 또 다른 곳이 아파 병원을 방문하는 횟수가 점차 늘어난다. 뭐 때문에 몸이 아픈지 원인은 찾지 않고 그저 잠을 못 자서, 피곤해서, 좀 쉬면 낫겠지 하면서 일상의 습관으로 돌아간다.

이렇게 통증이 잦아지는 원인은 무엇일까? 대부분 특별한 질병이나 상해가 아닌 경우에는 퇴행으로 일어난다. 먼저 현대 문명의 편리함으로 최소한의 움직임 정도만 몸을 사용하는 경우이다. 또 하루의 일과 중에서 훈련에 많은 시간을 투자하는 운동선수나 특정 작업을 과도하게 반복하는 직업군에서도 많이 발생한다. 이 외에도 누구도 피해 갈 수 없는 노화로 통증이 발생할 수 있다. 특히 노화가 진행되는 과정 중에 근육량이 줄어들고 근섬유의 탄력성이 떨어지면서 통증이 나타난다. 이러한 통증을 개선하려면 적절한 운동이 중요하다.

통증, 너 누구니?

통증은 단순히 아프기만 한 것이 아니다. 삶의 에너지를 갉아먹는 통증은 심혈관계 합병증을 증가시키고, 일상생활 기능을 떨어뜨리기도 한다. 평소에 피로감을 크게 느끼고 오랜 통증으로 신경이 예민해지기도 한다. 우울한 감정 때문에 대인 관계에 부정적인 영향을 미치기도 한다. 그렇다면 과연 통증이란 무엇일까?

통증Pain이란, 실제 또는 잠재적인 신체 손상과 관련된 불쾌한 감각이나 감정적 경험을 의미한다. 뇌의 복잡한 활동으로 만들어지는 의식적 경험이다. 만성 통증을 제외한 일반적인 통증은 그 자체로 질병이 아니라 하나의 증상이다.

통증을 느끼는 방식을 예로 들어 보겠다. 길을 걷다가 각목에 꽂혀 있던 못을 밟으면 발바닥에 있는 감각 수용기에서 손상을 감지하고 그 위험 신호를 뇌로 전달한다. 그 자극을 전달받은 뇌는 적절한 보호 반응을 명령하는데 이때 통증이라는 방식으로 회피한다. 즉, 통증의 목적은 몸을 보호하는 데 있다.

5단계 통증 억제 시스템

일반적으로 통증이 발생했을 때 어떤 과정으로 통증을 치료하는지 알아보자. 통증을 억제하는 기전에는 5단계의 과정이 있다.

5단계 통증 억제 시스템

1. **1단계:** 말초신경계에서 감각을 교란해서 통증을 완화하는 방식으로 비마약성 진통제나 캡사이신, 멘톨 성분이 들어 있는 파스 등이 있다. 평소에 근육통이 생기면 통증 부위에 파스를 붙이거나 멘소래담으로 통증 부위를 마사지해 주면 후끈거리고 시원한 느낌에 잠시나마 통증을 잊어 본 경험이 있을 것이다.
2. **2단계:** 물리 치료실에 가면 치료사가 아픈 부위에 냉온 찜질팩이나 고주파, 저강도의 전기 자극TENS 등 물리 치료 기구를 이용해서 통증을 치료해 준다. 희열감이나 행복감을 느끼게 하는 엔케팔린enkephalins이나 고통을 덜어 주는 디노르핀dynorphins을 분비하여 통증을 완화하는 방식이다.
3. **3단계:** 스트레칭이다. 뇌의 가장 아랫부분에는 중뇌, 교뇌, 연수라는 뇌간이 있는데 그중에서 중뇌의 수도관 주변에 있는 회색질은 근육의 통증 민감도를 낮추는 역할을 한다. 운동 전후 스트레칭을 하면 통증이 완화되고 시원한 느낌이 나고, 한결 몸이 가벼워진다.
4. **4단계:** 항염증 및 항통증에 효과적인 스테로이드 호르몬을 처방하는 것이다.
5. **5단계:** 말기 암을 앓고 있거나 극심한 통증을 호소하는 환자에게 마약성 제재인 환각제를 투여하는 단계이다.

정리하자면 통증을 억제하는 5단계 과정 중에서 의료적인 도움 없이 스스로 할 수 있는 것은 파스나 냉온 찜질, 스트레칭이다. 그중에서 스트레칭이 제일 높은 단계에 있음을 인지하고 스트레칭 또는 근력 운동으로 통증을 이겨내 보자. 통증도 마음먹기에 달렸다. 통증을 어떻게 생각하느냐에 따라서 가볍게 느낄 수도 있기 때문이다.

통증 잡는 운동

스포츠 재활 전문가이자 「통증 잡는 스트레칭」의 저자 문훈기 박사는 수술을 받을 정도는 아니지만, 통증을 호소하거나 허리나 무릎 등 수술 후에도 지속하는 통증이나 재발을 예방하기 위해서 근육 운동이 더없이 효과적이라고 한다.

상해나 질병으로 발생한 통증은 당연히 의료적 도움을 받아야 한다. 하지만 노화로 생긴 통증은 체력을 증진하여 이겨 내야 한다. 앞서 이야기했듯이 근골격계 통증의 원인은 체력이 떨어지면서 더 크게 나타난다. 통증은 몸이 보내는 경고 신호이기에 이대로 방치하면 단순한 통증이 더 큰 질병을 불러올 수 있다. 더는 약에만 의존하지 말고 체력을 증진해서 이겨내 보자.

자, 지금부터는 통증에 효과가 있는 스트레칭부터 가볍게 시작해 보는 것이다. 스트레칭은 단순히 유연성만 증진하는 것이 아니다. 통증 개선에도 효과가 있다. 꾸준히 스트레칭을 하면 관절이 부드러워지고 통증도 완화되며 혈액 순환도 잘되어 기분이 훨씬 더 좋아진다.

나아가 근력과 심폐 지구력을 증진하면 신체적인 통증뿐만 아니라 정신적인 통증도 개선될 것이다. 체력이 증진되면 자신감도 향상되어 대인 관계도 좋아지고 하는 일에서도 열정을 갖고 일을 할 수 있다. 앞으로 하고 싶은 일도 많고 해야 할 일도 있지 않은가? 약해진 자신의 몸을 다시 한 번 일으켜 세워 보자. 누구도 대신할 수 없다. 오직 당신만이 할 수 있다. 당신의 선택과 의지만이 통증에서 당신을 해방할 수 있다.

8

삶의 질을 파괴하는 낙상을 예방하는 운동

나이 들면서 이전과는 다른 몸의 변화를 느끼고 있는가?

여러 가지 변화를 느끼겠지만 혹시 길을 걷거나 계단을 내려오면서 또는 신을 신다가 균형을 잃어버려 넘어질 뻔한 경험이 있는가? 이러한 경험은 대체로 노화가 진행되면서 나타나는, 균형 감각의 저하로 생기는 현상일 수 있다. 40세 이후부터 근육량이 서서히 감소하다가 50세부터는 큰 폭으로 감소하는데 특히 에너지의 원천인 다리 근육부터 큰 폭으로 줄어든다. 노화 과정 중에 특이한 점은 보행 장애가 있는 사람이 60세 전에는 15%에 불과하지만 65세 이후에는 82%에 달하는 것으로 보고된다는 점이다. 또한, 운동 감각도 큰 폭으로 감소한다.

혹시 여러분 주위에 낙상으로 고생하는 분이 있는가? 그리고 낙상하면 어떤 생각부터 드는가? 깁스, 목발, 목 보호대, 발목 삠, 손가락 골절, 손목

골절, 엉덩관절 골절 등 여러 가지가 생각난다. 살아오면서 누구나 한 번쯤은 경험해 보았을 상해이다. 낙상은 가벼운 손가락 골절부터 평생 장애를 갖고 살아야 하는 뇌 손상, 척수 손상 등 끔찍한 사고를 일으킨다. 특히 노인의 낙상은 집 안에서 많이 일어난다. 질병관리본부의 조사에 의하면 노인 10명 중 6명이 집에서 낙상을 입는다고 한다. 주로 가장 많이 발생하는 곳은 침대(47%)였고, 거실과 욕실(19%), 사다리(8%), 계단(5.9%) 순으로 발생하였다.

오래전의 일이다. 아침에 한 여인이 화장실에 가려고 일어났다가 다리를 헛디뎌서 땅바닥으로 털썩 주저앉았는데 그 자리에서 꼼짝도 못 하고 병원으로 실려 갔다. 진단명은 대퇴골경부골절fracture of the femoral neck이었다. 그런데 의사는 골밀도가 너무 낮아서 수술을 못 하니 집에 가서 요양하라고 했다. 그 후 집에서 1년간 와병하다가 돌아가셨다. 그분은 나의 외할머니다. 지금은 의료 기술이 좋아져서 골밀도를 높인 후 수술을 하기도 한다. 그런 수술을 받을 수 있는 분은 운이 좋다. 그런 분 중 한 분이 바로 나에게 운동 지도를 받는 회원님이시다. 그렇다고 이분이 완전히 건강한 몸으로 회복되었느냐 하면 그렇지 않다. 수술 후에도 오랜 기간 재활 치료를 했지만 걸어갈 때면 몸이 휘청거린다. 옆을 지나다가 누군가가 무심코 밀치기라도 하면 그분은 끔찍한 상황에 놓인다. 또 넘어질까 봐 밖을 나서기가 두렵다. 회원님이 내게 이렇게 말씀하신다.

"어휴, 말도 못 하게 끔찍해. 두 번 다시 겪고 싶지 않아. 너무 무서워."

그 마음 충분히 공감된다.

고유수용성감각의 회복

낙상은 남의 이야기가 아니다. 어린아이부터 노인까지 누구나 겪을 수 있는 사고이다. 그리고 낙상은 재발 위험이 크다. 다친 곳을 또 다치거나 반대쪽까지 다치는 경우가 많다. 오랜 기간 치료 후 통증이 없거나 별다른 불편을 느끼지 못하면 다 나은 줄로 생각한다. 그러나 다친 부위의 운동 기능과 감각은 그 전보다 훨씬 떨어져 있다. 떨어진 운동 기능과 감각을 회복하려면 근력, 유연성, 관절 가동 범위, 고유수용성감각이라는 특수 감각을 회복시켜야 한다. 그중에서 고유수용성감각을 간략히 소개한다.

인체의 평형감각은 주로 눈과 귀, 소뇌가 관여한다. 우리 몸에는 외부 자극을 받아들이는 시각, 청각, 후각, 미각, 촉각이라는 다섯 가지 감각이 있다. 이를 오감五感 또는 오관五官이라고 한다. 그러나 이 오감 외에 근육과 관절에 많이 분포된 고유수용성감각Proprioception이라는 특수 감각이 있다. 이 감각에는 근방추, 골지건기관, 관절 수용체라는 평형감각을 유지하는 데 중요한 역할을 하는 세 친구가 있다.

첫째, 근육 속에 위치하며 근육의 늘어나는 속도와 길이를 조절하는 근방추. 둘째, 근육과 뼈 사이의 건(힘줄)에 위치하며 외부의 힘으로부터 근육을 보호하는 골지건기관. 셋째, 관절 주변에 분포하여 몸의 움직임을 알아차리는 관절 수용체.

이들은 각자 따로 기능하기도 하고 함께 움직임을 만들기도 한다. 에어로스텝이나 트램펄린 같은 기구로 하는 운동과 한 발로 서기 등이 고유수용성감각을 증진하는 데 좋다.

근력 강화

낙상을 예방하려면 고유수용성감각과 평형감각을 향상해야 한다. 이 외에도 중요한 요소가 하나 더 있다. 바로 근력이다. 낙상 발생률이 높은 사람들의 특징은 주로 근력이 부족하다는 데 있다.

근력은 근육에 비례한다. 근육량이 줄어들면 근력이 부족해지고 몸이 노쇠해져서 잘 넘어진다. 당연히 골밀도도 낮고 골절의 위험도 한층 더 높아진다. 근육량을 늘리기 위해 보디빌더가 될 필요는 없다. 코어 근육과 다리 근육을 집중적으로 강화하기만 해도 낙상을 충분히 예방할 수 있다.

가장 먼저 강화해야 하는 것은 코어Core 근육이다. 코어 근육은 배와 허리 그리고 골반에 붙어서 몸의 중심부를 안정화하는 역할을 한다. 코어 근육을 안정화하면 팔다리의 근육들을 더 효율적으로 사용할 수 있기 때문이다. 그중에서도 특히 허리 근육을 강화해야 한다.

나이가 들면서 많은 사람이 허리 통증을 호소한다. 허리가 약해지면 몸이 앞으로 굽거나 뒤로 과하게 젖혀지고 걸음걸이의 폭이 좁아지면서 바른 걷기에 제한이 생긴다. 허리가 굽으면 발등을 들어 올리지 못하고 발가락 쪽이 먼저 닿는다. 발가락이 지면에 돌출되어 있는 돌부리에 부딪히면서 균형을 잃고 넘어지게 된다. 또한, 앞에 놓인 물체를 바라보고 대처할 수 있는 시야가 좁아진다. 허리를 똑바로 세우고 중립 자세에서 반듯하게 걷는다면 낙상을 예방하고 걷기 운동을 더욱 효율적으로 할 수 있다.

다음으로는 다리 근육을 강화하자. 대부분 걷다가 어떤 물체에 걸려서 넘어져 낙상을 입는다. 걸을 때 발가락 부분이 잘 들려야 돌부리에 부딪히지 않고 안전하게 걸을 수 있는데, 다리에 힘이 없거나 감각이 둔해져 다리를 끌듯이 걷다가 넘어지는 것이다. 걷다가 앞으로 넘어지지 않으려면 발가락을 들어 올리는 앞정강근과 다리를 앞으로 힘차게 내딛는 넙다리 네갈래근, 발을 디뎠을 때 옆으로 넘어지지 않고 자세를 취할 수 있는 넙다리근막긴장근, 발로 지면을 밀치는 역할을 하는 장딴지세갈래근, 보조적인 역할을 하는 엉덩허리근과 배근육을 강화해야 한다.

낙상은 누구나 경험할 수 있다. 낙상은 가벼운 상해만을 의미하지 않는다. 상대적으로 가벼운 손가락 골절부터 치명적인 뇌 손상까지, 낙상으로 인한 고통은 끔찍할 정도로 크다. 짧게는 몇 주에서 길게는 평생 장애를 안고 살아갈 수도 있기 때문이다.

한 연구에 의하면 한 해 낙상으로 사망한 노인이 83만여 명에 이르고, 낙상으로 인한 골절 시 1년 이내에 사망할 확률이 남성 노인은 54%나 된다고 한다. 이렇듯 삶의 질을 위협하는 낙상은 풍요로운 시대의 삶을 멀어지게 한다. 그렇다고 우리의 삶을 이대로 포기할 수는 없다. 살아갈 날이 아직도 많이 남았기 때문이다. 낙상을 예방하기 위해서는 자신의 몸을 움직여야만 좋아질 수 있다. 그리고 먹는 것만으로는 해결할 수 없는 요소를 보완하기 위해 운동을 해야 한다.

낙상을 예방하려면 근력과 고유수용성감각을 증진하는 운동을 해야 한다. 다리와 허리의 근력이 강화되면 걷기가 훨씬 쉬워지고 안정감도 좋아진다. 넘어지면 어쩌나 하는 두려움도 많이 해소할 수 있다. 걷기가 쉬워지면 삶이 한결 가벼워진다. 두 다리를 튼튼히 만들어서 가족과 여행도 가고, 좋아하는 미술관이나 박물관도 찾아다니며 행복하게 살아가기를 바란다.

낙상은 두려움의 대상이 아니라 극복의 대상이다. 낙상 예방 운동으로 삶의 질을 높여 보자.

8

깜빡깜빡 인지 능력을 향상하는 운동

얼마 전 부산의 한 파출소에 한 시간째 길에서 방황하며 서성이는 할머니가 있다는 신고가 접수되었다. 현장에 도착한 경찰은 어디 사는 누구인지 물었지만, 기억하지 못하고 "딸이 아이를 낳아 병원에 있다"라는 말만 반복하였다. 하염없이 눈물만 흘리는 할머니의 옷차림새를 봐서 지역 주민임을 감지한 경찰은 수소문 끝에 갓난아이와 함께 누워 있는 딸을 찾을 수 있었다. 병원에 도착한 할머니는 두 손에 움켜쥐고 있던 보따리를 풀었다. 그 속에는 길을 잃고 헤매느라 이미 식어 버린 미역국과 흰 쌀밥 그리고 나물 반찬이 있었다. 할머니는 딸에게 환한 미소와 함께 "어여 무라"라고 하시며 어머니의 한없는 사랑을 전할 수 있었다고 한다.

이 기사를 접했을 때, '천만다행이다'라는 생각이 들었다. 그러나 가슴 한구석에서는 안타까운 마음이 밀려왔다. 어머니의 사랑은 너무나도 아름답지만, 딸이 어머니를 바라보는 마음은 어떨까? 치매(인지증)로 자신의 이름과 사는 집이 어디인지 잊어버린 채 길 위를 헤매고 다니는 사람이 나라면 어떨까? 생각만 해도 감당하기 어려운 일이다.

대표적인 인지 장애인 치매는 자신은 물론이고 가족들에게도 엄청난 고통을 안긴다. 치매에 걸린 아내를 더는 병간호하기 어려워 동반 자살을 하기도 하고, 평범한 회사원 아들이 아버지를 때려 숨지게 하는 등 치매와 관련된 사건이 종종 발생하고 있다.

우리나라는 2017년 고령 사회로 진입하였고, 65세 이상 노인 가운데 치매 환자가 81만 명(10% 이상)에 이른다고 한다. 그리고 발병률은 매년 지속해서 늘어나고 있다. 또한, 중앙치매센터의 '국제 치매 동향 2019'의 보고에 의하면 2019년 치매 관리 비용이 환자 1인당 2,073만 원, 우리나라 전체로 보면 약 16조 3,000억 원으로, 엄청난 의료 비용이 발생한다. 이러한 부담을 줄이기 위해서 정부에서는 치매 의료비의 90%를 건강보험으로 보장하는 내용을 골자로 하여 치매 문제를 개별 가정 차원이 아닌 국가 돌봄 차원으로 해결하겠다는 취지로 2017년 치매 국가 책임제를 시행하였다. 정부와 국민이 한뜻으로 해결하고자 하는 치매를 어떻게 하면 우리 스스로 개선할 수 있을까?

신체를 방임하면 정신은 가출한다

노화는 신체적인 문제뿐만 아니라 정신적인 문제도 일으킨다. 특히 기억력, 사고력, 계산력 등 일상생활을 영위하기 위해 꼭 필요한 뇌의 기능들이 저하가 되고 장애가 발생하게 되면 정상적인 삶을 살아가기 어려워진다. 나이를 먹으면서 조금 전에 들었던 이야기도 금방 잊어버리는 일이 잦아진다. 이런 일들을 나이를 먹으면 일어나는 흔한 일이라며 가볍게 치부해 버리기 쉽다. 하지만 어떤 경우에는 오랜 시간 방치하면 더 큰 화를 부를 수도 있다.

일반적으로 모든 신경의 퇴행성 질환이나 인지력의 감소는 근본적으로는 뉴런이 기능 장애를 일으키거나 사멸하면서 발생한다. 우리의 뇌는 뉴런이라는 신경이 서로 연결되어 정보를 주고받는데 뇌의 연결이 서서히 끊어지면서 이미 알고 있던 사람이나 장소 등을 잊어버린다. 처음에는 가볍게 생각했던 인지력 장애 증세를 계속 방치하다가 치매로 발전할 수도 있다는 것이다.

과거 교통사고나 낙상으로 머리를 다친 경험이 있거나 고혈압, 당뇨 등 만성 질환이 있는 경우 그리고 과도한 스트레스나 우울증이 있는 경우에 인지 능력이 떨어질 수 있다. 일반적으로 흡연, 알코올, 부실한 식사, 운동 부족 등 나쁜 생활 방식이 고혈압, 당뇨병 등을 유발하면서 신체적인 질병뿐 아니라 정신적인 질병도 유발한다. 한 연구에 의하면 비만증에 걸린 사람은 치매에 길릴 확률이 두 배, 당뇨병이 있는 사람은 65%, 콜레스테롤 수치가 높은 사람은 43% 높다는 연구 결과도 있다. 최근에는 젊은 나이에도 치매에 걸리는 사람들이 많다. 뇌혈관 질환이 원인이 되어 생기는 혈관성 치매와 알코올 남용으로 인한 알코올 유도성 치매 등이 있다. 젊다고 건강을 과신하다가 패가망신을 할 수도 있다.

신체를 살리면 정신이 돌아온다

「웰니스: 뇌를 바꾸는 운동 혁명」에서는 '운동하는 노인의 뇌는 20대와 비슷하다'라고 한다. 미국 일리노이대학교의 아서 크레이머 교수는 15년 동안 걷기 운동이 노인들의 뇌에 미치는 영향을 연구하였다. 이에 오랜 시간 규칙적으로 운동을 해 온 노인의 뇌가 20대 젊은이의 뇌와 비슷하다는 것을 밝혀냈다. 또한, 주로 앉아서 생활하는 60~80대 노인들에게 1주일에 3일 하루에 1시간 정도의 걷기를 6개월에서 1년까지 진행하였는데 그 결과 기억력, 의사 결정력, 주의력이 15~20% 정도 향상되었다. 신경 세포가 증가하였고 인지 능력과 행동을 돕는 신경 회로의 효율성이 증가하는 것도 알 수 있었다.

운동의 유익한 점 중 하나는 뇌가 건강해진다는 것이다. 스트레스나 우울한 감정으로 뇌의 기능이 떨어져 있다면 운동을 해야 한다. 운동을 하면 기분이 좋아지고 뇌의 기능이나 형태가 되살아나기 때문이다. 운동으로 뇌에 적절한 스트레스를 가하면 오히려 뇌 기능을 강화할 수 있다. 뇌세포가 스트레스에 저항력이 생기면서 더 큰 스트레스를 극복할 힘이 생기기 때문이다.

운동은 뇌세포가 망가지는 것을 막고 손상된 세포를 복구하는 데 중요한 역할을 한다. 또한, 뇌의 보완 기능을 강화하기도 한다. 뇌세포가 망가지면 주변의 다른 세포들이 그 기능을 대신하는데 이를 신경 가소성이라고 한다. 운동을 하면 신경 가소성과 같은 보완 기능이 강화되어 뇌 기능뿐만 아니라 운동 기능도 향상된다. 즉 보행 능력이나 평형감각도 향상되어 낙상을 예방하는 데 도움이 될 수 있다.

가벼운 기억력 감퇴부터 경도 인지 장애 그리고 치매까지 어느 것 하나 쉽게 여길 수 없다. 나이를 먹으면서 으레 나타나는 현상이려니 하고 쉽게 생각할 수도 있다. 하지만 가볍게 여기고 방치하면 한순간 자신의 삶을 송두리째 빼앗기고 만다. 건강은 건강할 때 지켜야 한다. 조금이라도 건강할 때 건강을 회복시켜야 한다. 깜빡깜빡하는 비상 신호가 들어올 때 이를 알아차리고 운동을 해야 한다. 내 몸을 망가뜨리는 흡연, 알코올, 스트레스, 우울한 감정을 쓰레기통에 던져 버리고 운동과 바른 식습관을 실천하자. 긍정적인 생각을 하고 활기찬 마음으로 자신의 오랜 습관을 이겨내 보자.

뇌 기능을 향상하기 위해서 아주 힘들게 운동해야 하는 것은 아니다. 유산소 운동은 뇌의 혈류량을 증가시키고 뇌세포의 성장과 세포끼리 서로 연결성을 촉진한다. 빠른 걷기부터 가벼운 달리기까지 자신의 체력 수준에

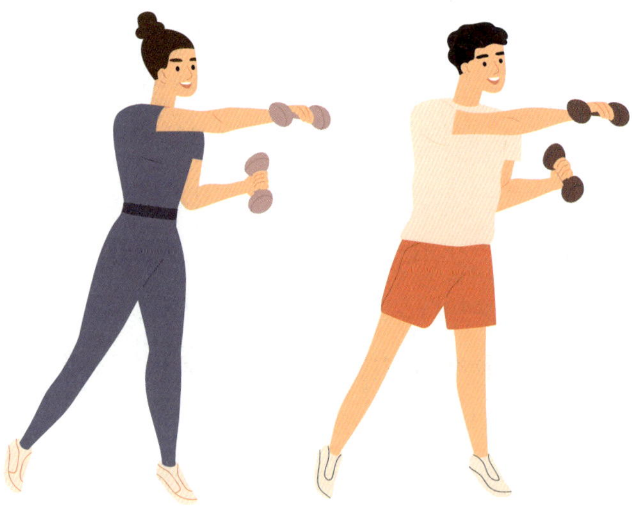

맞게 골라서 하면 된다. 아울러 심장 질환이나 당뇨병, 고혈압, 암 등 생활 습관병을 개선할 수 있게 유산소 운동뿐만 아니라 근력, 유연성 등을 함께 증진하는 다양한 운동을 할 것을 추천한다.

운동으로 뇌를 10년은 젊게 만들 수 있다. 만성 질환이 있어도 충분히 회복될 수 있고 지금보다 더 건강한 뇌를 만들 수도 있다. 신체를 단련하면 근육이 생기고 체력이 향상되듯이 뇌도 튼튼해질 수 있다. 기억력, 학습 능력, 사고력, 감정 조절 능력 등 기능이 활발해지고 쪼그라든 뇌도 탱탱하게 만들 수 있다. 운동을 꾸준히 실천하면 신체적으로나 정신적으로 건강해지고 100년을 건강하게 살아 낼 자신감이 생길 것이다. 또한, 대인 관계도 훨씬 더 좋아질 것이다. 건강하고 활력이 넘치는 매력적인 사람을 싫다고 할 사람이 어디 있겠는가. 아름답고 멋진 외모뿐만 아니라 건강하고 섹시한 뇌를 위해 운동을 시작하자.

8

삶을 돌아보게 하는 암과 함께하는 운동

한국인의 사망 원인 1위는 암癌, Cancer이다. 한국암센터가 2011년 통계청의 자료를 분석한 결과 평생 암에 걸릴 확률이 34%에 이르며, 특히 남성의 경우는 37.2%가 암에 걸릴 수 있다고 한다. 암이란 주변 조직에 파고드는 비정상적인 조직을 말한다. 암은 양성 종양benign tumor과 악성 종양malignant tumor으로 구분한다. 양성 종양은 점, 사마귀, 물혹 등을 말하며 전이가 되지 않고 치료할 수 있다. 반면에 악성 종양은 우리가 흔히 말하는 암으로 생명에 지명직인 영향을 주기도 하고 치료 후 5년이 지나면 완치 판정을 받기도 한다. 암의 3대 치료법에는 수술적 치료, 항암 화학 요법, 방사선 치료가 있으며, 이 외에도 호르몬 요법, 면역 요법 등이 있다. 암의 특성이나 나이, 건강 상태, 영양 상태, 장기의 기능, 동반 질환의 유무, 이전에 받은 치료 등을 고려하여 치료 방식을 결정한다.

암은 무엇보다도 예방이 가장 중요하다. 그러려면 건강한 생활 습관을 갖는 것이 중요하다. 건강한 생활 습관에는 여러 가지 요소가 있지만, 그중에서 음식이 가장 중요하다고 생각된다. '음식이 보약이다'라는 말처럼 무엇을 어떻게 먹느냐에 따라서 보약이 될 수도, 독약이 될 수도 있다. 음식이 보약의 기능을 하려면 영양소가 풍부한 신선한 음식과 위장의 부담을 최소화하는 소식, 과음·과식·과열하지 않는 절제의 미덕이 필요하다. 또한, 신체의 정상적인 기능을 위한 적절한 신체 활동과 심리적, 정신적 안정이 필요하다. 먹는 것과 움직이는 것에 신경을 쓰고 감정을 조화롭게 잘 사용해야 건강한 삶을 유지할 수 있다. 그 외에도 정기적인 검진을 받는 것이 중요하다. 암을 초기에 발견하면 생명에 지장 없이 정상적인 생활을 할 수 있기 때문이다. 암뿐만 아니라 검진을 통해 발견된 질병은 초기에 치료해야 완치율이 높아진다.

암을 예방하기란 사실 말처럼 쉽지 않다. 유전적인 영향이 암 발생을 크

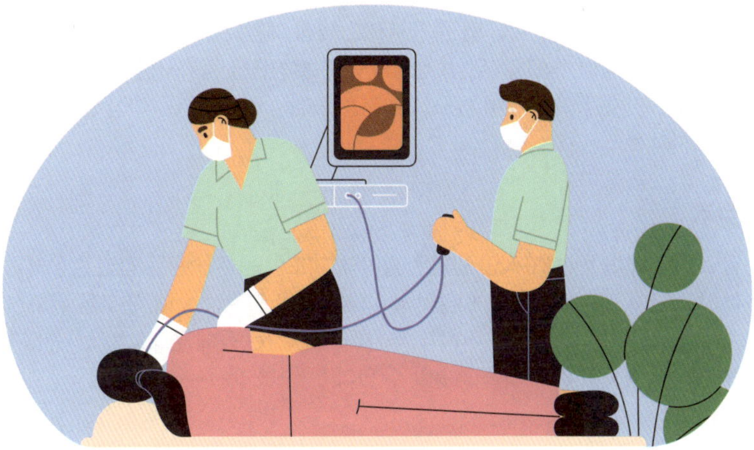

게 좌우하기도 하고 '나는 괜찮겠지' 하는 안이한 태도도 한몫하기 때문이다. 그러나 예방을 위해서 노력하는 것은 결국 자신의 몫이다. 누구도 건강을 대신할 수 없다. 아프고 나서 치료를 받기보다는 내가 할 수 있는 것에 노력을 더하자. 여러 면에서 더 큰 이익이 될 수 있다.

암 예방을 위한 건강 습관

암을 예방하려면 건강한 생활 습관이 중요하다. 누구나 아는 것이지만 다시 한 번 상기할 필요가 있다.

암 예방을 위한 건강 습관

금연

흡연은 폐암 발생률을 수십 배 증가시키고, 남성 폐암의 90% 이상을 차지한다. 이 외에도 구강암, 식도암, 위암, 신장암 등의 발병률을 증가시킨다. 또한, 전체 암의 30%가 흡연과 관련이 높으므로 건강을 위해서는 금연을 가장 먼저 실천해야 한다.

절주

알코올성 지방간의 대표적인 원인은 술이다. 과도한 음주 습관은 간이 손상되고 특히 최근에 젊은 사람들에게 많이 늘어나고 있는 혈관성 치매, 알코올 유도성 치매를 유발하는 데 영향을 미친다. 적당히 먹는 것은 몸에 좋다고는 하지만 가랑비에 옷 젖듯이 간과 뇌를 훼손할 수 있다.

음식 섭취

세 번째는 채소나 과일을 충분히 섭취하고 탄 음식은 될 수 있으면 피해야 한다.

운동

주 5회, 하루 30분 이상 유산소 운동과 근력 운동을 하고, 식이 조절을 통해 건강 체중을 유지하는 것이 좋다. 미국 심장학회나 미국 암학회에서는 유방암, 대장암, 심장 질환, 당뇨병, 골다공증, 고혈압을 낮추는 방법으로 걷기를 적극적으로 권장하고 있다.

건강한 성생활

건강한 성생활을 해야 한다. 문란한 성생활은 자궁경부암 등을 발병시킬 수 있다.

스트레스 관리

정신적인 건강을 위해서 스트레스를 잘 관리해야 한다. 스스로 조절하기 힘들다면 의사의 도움을 받자.

B형 간염 예방 접종

B형 간염 바이러스에 감염이 되면 간경화나 간암으로 진행될 가능성이 높기 때문에 예방 차원에서 접종을 한다.

암 치료 및 예방에 효과적인 운동

운동이 모든 암에 효과적인 것으로 밝혀지지는 않았지만, 긍정적인 영향은 미칠 수 있다고 본다. 그리고 운동이 몇몇 암에서는 예방적 효과와 치료에 긍정적 영향이 있음이 연구를 통해서 밝혀지고 있다. 그중에서 대장암,

유방암, 자궁내막암, 전립선암 등이 운동을 통해서 예방할 수 있는 대표적인 암이다. 또한, 체중 감량을 통해서 암의 발병률 및 재발 위험을 낮출 수 있다. 과체중 또는 고도 비만의 경우 암 발병률이 높다. 특히 암 환자의 경우 치료 과정에서 힘든 것이 암성 피로인데 가벼운 운동을 하면 컨디션을 회복하는 데 도움이 된다.

암은 나이를 먹을수록 발병할 확률이 높아진다. 예방적 차원에서 적정 체중을 유지하고 나쁜 습관을 개선하는 것이 중요하다. 그리고 꾸준한 운동을 통해 스트레스를 조절하여 건강한 몸 상태를 유지하는 것은 더욱더 중요하다. 운동은 다이어트를 위한 훌륭한 방법이지만, 체력을 증진하고 심리적으로 안정을 제공하며 뇌를 건강하게 하여 스트레스를 완화하는 데 큰 효과가 있다. 이 외에도 기대 수명을 연장하기 위해서도 운동이 중요하다. 운동은 언제 시작하느냐에 따라서 2.5~3.5년의 수명 연장 효과를 기대할 수 있다.

암을 치료하는 데는 여러 가지 방법이 있다. 주로 암에 좋다고 소문난 특정 약용 식물을 섭취하거나 식이 요법 또는 식품 보조제를 활용하는 방법이 있다. 무분별한 섭취는 오히려 위험할 수 있으니 주치의와 상의 후 복용할 것을 권한다. 그리고 최근에는 명상이나 최면, 이완 요법 등 심신의 안정에 도움이 되는 방법과 침, 뜸, 부항, 마사지 등 전통적인 방법을 활용한 한의학적 접근법 등이 다양하게 이용되고 있다. 그러나 이러한 수동적 치료법 외에도 환자 스스로 참여하는 능동적인 운동 요법이 있다. 흔히 기초 체력을 증진하기 위한 근력 운동이나 유산소 운동만을 의미하지 않는다. 요즘 연구에 의하면 요가, 태극권, 기공 체조 등 환자의 체력 상태나 암종에 크게 제약받지 않으면서 할 수 있는 운동 등이 추천되고 있다. 또한, 5장에 소개하는 '웃고 걷게 만드는 궁극의 PT'를 단계별로 꾸준히 따라 하면 치료 중이거나 치료가 완료된 후 체력을 회복하는 데 도움이 될 것이다.

시니어들에게 질병의 폭탄은 언제 터질지 모른다. 근골격계의 통증을 느낀다는 건 체력이 떨어지는 것을 의미하며 더 큰 질병에 노출될 수 있다는 신호이다. 신체가 약화하고 면역력이 낮아지면서 암세포들은 호시탐탐 우리의 건강을 노린다. 약해진 신체를 건강하게 바꾸려면 인체의 면역력을 높여야 한다. 운동은 면역력을 높이는 데 중요한 역할을 한다. 운동을 힘들게 많이 해야 좋아진다는 뜻이 아니다. 활성 산소를 과도하게 많이 만들어 내는 고강도 운동은 오히려 독이 될 수도 있다. 보통 정도의 힘들기에서 조금 힘들다는 느낌 정도로 피로하지 않을 만큼 적당히 해야 한다.

건강은 건강할 때 지켜야 한다. 운동을 더는 미루지 말자. 모든 것을 잃고 싶지 않다면 지금 당장 운동화 끈을 동여매고 집 밖으로 나서야 한다. 그리고 힘차게 걷자. 땀이 흐르고 숨을 헐떡이며 자신이 살아 있음을 느껴 보자. 암이 얼씬도 못 하게 온몸에서 뜨거워지는 에너지를 발산해 보자. 체온이 올라가고 숨어 있던 암세포들이 사멸할 수 있도록 운동을 하자. 정신력도 한층 더 강화될 것이다.

8

퍼스널 트레이닝이란?

운동을 처음 시작할 때 많은 사람이 헬스클럽을 선택한다. 각자 이용하는 목적은 다르지만, 다이어트, 몸짱, 체력 증진, 요통 치료 등 운동을 통해서 해결하고자 한다. 그러나 처음 하는 운동이라 어떻게 하는지 잘 모르는 경우가 많다. 웨이트 기구는 생긴 것만큼 부담스럽다. 한 번 해 보려고 하면 꽝꽝 소리만 내고 중량을 어떻게 조절하는지 몰라 몇 개 하지도 못하고 내려놓는다. 이내 타인의 시선이 부담스러워 슬그머니 러닝머신으로 간다. 많은 사람이 쉽게 조작할 수 있는 러닝머신이나 자전거, 스테퍼 등 유산소 기구에 의존한다. 이렇게 몇 번 하다 보면 재미가 없어지고 머지않아 가지 않게 된다.

이러한 경험은 처음 운동을 접하는 초보자에게 비일비재하다. 이 문제를 해결하기 위해서 헬스클럽에서는 기본적인 운동법을 지도하기도 하지만 회원으로서는 금방 잊어먹고 힘만 쓰다가 집으로 향한다. 처음에 가졌던 운동 목적을 달성하기는커녕 오히려 실패만 경험하게 된다. 이러한 문제를 해결하기 위한 대안이 퍼스널 트레이닝이다.

퍼스널 트레이닝이란?

퍼스널 트레이닝Personal Training이란, 고객의 운동 목적을 달성하기 위해 전문적인 지식과 경험을 갖춘 트레이너가 1:1 상황에서 안전하고 체계적으로 적절하게 운동 지도를 하는 것을 말한다. 퍼스널 트레이너Personal Trainer란, 전문적인 지식을 바탕으로 고객이 원하는 욕구를 달성할 수 있도록 돕는 역할을 하는 지도자라고 할 수 있다. 즉, 인체에 대한 기본 지식과 운동 경험 그리고 고객의 목표를 달성하는 데 필요한 운동 프로그램 계획, 지속해서 목표를 달성할 수 있도록 동기 부여를 하는 통합적인 운동 지도 능력을 갖춘 운동 전문가이다.

한때 연예인들의 몸짱 열풍으로 너도나도 몸짱이 되겠다고 찾아온 신규 회원으로 헬스클럽이 넘쳐났다. 당시 일반인들도 멋진 몸을 만들기 위해 열심히 운동했고 그중에서 어떤 이는 자신의 멋진 몸을 찍은 사진을 SNS에 공개하기도 했다. 정말 멋있고 아름답다. 그런데 이런 멋진 몸을 만들기 위해 혼자서 노력한 사람도 있겠지만, 누군가의 도움을 받아서 만든 사람도 있을 것이다. 누군가의 전문적인 도움을 받았다면 바로 퍼스널 트레이닝을 받았다고 할 수 있다.

퍼스널 트레이닝은 비단 연예인이나 프로 선수들의 전유물이 아니다. 이제는 고가의 비용을 내지 않고도 일반인 누구나 개인의 운동 목적에 맞게 트레이닝을 받을 수 있다. 과거에는 레슨비를 낸다는 게 익숙하지 않던 시절도 있었다. 하지만 지금은 트레이너의 역량이나 지역의 경제 수준에 따라 적당한 비용을 지불하고 개인 트레이닝을 받는다는 게 상식이 되었다. 피아노나 개인 과외를 받을 때 레슨비를 내듯 개인 트레이닝을 받기 위해서 비용을 낸다. 마찬가지로 트레이너도 누군가에게 운동 지도를 할 수 있는 전문성을 갖추기 위해서 고가의 교육비와 오랜 시간을 투자한다. 그러므로 그에 대한 레슨비를 내는 것은 정당하다. 결국, 고객의 관점에서 양질의 교육을 받을 수 있기 때문이다.

다만 고객의 눈높이에 부족할 때가 있다. 이제는 운동에 대한 지식과 경험이 많은 고객이 상당히 많다. 고객이 트레이너의 역량을 알아보는 시대다. 트레이너 또한 지속해서 자기계발을 하지 않으면 바람과 함께 사라지는 시대에 살고 있다. 고객의 선택을 받지 못하는 대체 가능한 트레이너는 도태될 수밖에 없다. 그러므로 트레이너는 항상 고객의 건강을 돕는 조력자로서 지속해서 새로운 지식과 경험을 쌓으며 양질의 서비스를 제공해야 한다. 나는 그것이 고객에 대한 예의라고 생각한다.

PT를 받는 목적?

자, 이제 여러분도 29년 차 현역 퍼스널 트레이너에게 PT를 받아 보자. 비싼 비용을 내지 않고도 열심히 따라만 한다면 몸의 변화뿐만 아니라 정신적으로도 건강해진 자신의 모습을 발견할 수 있을 것이다. 우선 아래의 몇 가지 질문에 답해 보기 바란다.

PT를 받는 목적?

Q 전반적으로 자신의 건강 상태는 어떻습니까?

Q 현재 복용하는 약은 무엇이고 몇 년째 드시고 있습니까?

Q 과거에 다쳤거나 질병이 있었다면 무엇입니까?

Q 현재 가장 불편하거나 개선되었으면 하는 점은 무엇입니까?

Q 지속해서 운동할 수 있는 요일과 시간은 언제입니까?

Q PT를 통해서 운동 목적이 달성된다면 어떤 기분일까요?

Q 적극적으로 운동에 참여할 의사가 있습니까?
있다면 어떤 마음 자세로 하시겠습니까?

PT를 받으러 오는 고객은 분명히 그 목적이 있다. 각자 자신의 문제를 운동으로 개선하고자 PT를 받는 것이다. 일상생활이 힘들어 체력을 증진하려고, 근골격계 통증을 운동으로 이겨 내려고 각종 수술이나 상해를 입은 후 빠른 회복을 하려고 찾아오곤 한다. 처음에는 신체적 목적을 위해서 운동을 시작하지만, 나중에는 정신적으로도 건강해지고 자신감이 생겨서 삶의 활력을 되찾는 경우가 많다.

운동을 왜 하는가? 어떤 결과를 얻고 싶은가?

스스로 자문해 보고 실천하기 바란다. 건강은 자신의 노력으로 얻어지는 것이다. 퍼스널 트레이너는 조력자다. 매일 매일 조금씩 실천하다 보면 변화된 멋진 자신을 발견하게 될 것이다.

앞으로 소개할 '궁극의 PT'는 저자의 오랜 트레이닝 경험을 압축한 것이다. 시니어들의 현재 몸과 심리 상태를 고려하였다. 시니어들이 운동을 왜 해야 하는지, 어떻게 해야 하는지, 운동을 하면 무엇이 좋아지고 어떤 음식을 먹어야 건강할 수 있는지를 알려 줄 것이다. 특히 이 책에서는 시니어들이 육체적으로도, 정신적으로도 건강하게 살아가기 위해 마음 근육을 강화할 수 있도록 멘탈 코칭을 강조한다. 또 PT를 시작하면서 힘들거나 포기하려 할 때 스스로 마음을 잡아 줄 셀프 코칭이 될 것이다.

'궁극의 PT'는 심리, 영양, 운동의 통합적인 운동 프로그램이다. 어느 하나만 가지고 건강을 유지하기는 힘들다. 특히 시니어들에게는 이 세 가지 건강 요소를 균형 있게 갖추는 것이 중요하다. 어느 것 하나 소홀히 할 수가 없다. 하나하나 자신의 것으로 만들어서 체화한다면 건강하고 활기찬 삶이 여러분의 앞날을 밝힐 것이다.

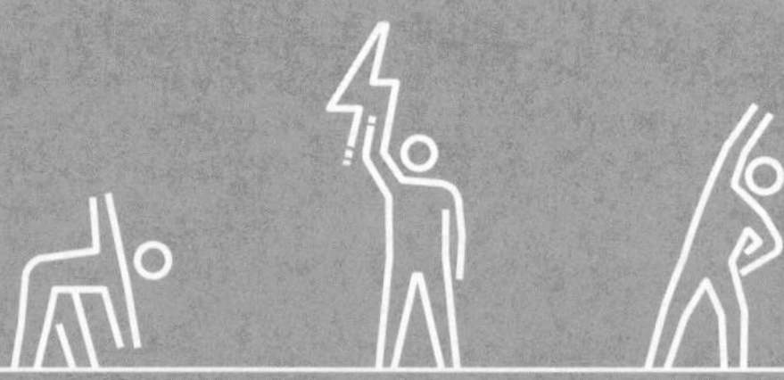

3

마음의 고삐를 꽉 틀어쥐어라!

8

마음을 바꾸려면 허리부터 펴라!

중장년 시기에는 신체적인 변화가 두드러지게 나타난다. 시력이 떨어지고 기억력이 감퇴하며 피로 회복력이 예전 같지 않다. 그러다 보니 눈이나 간에 좋다는 영양제를 찾게 된다. 당장 눈에 보이는 증상에 관심이 먼저 간다. 하지만 보이지 않는 마음에는 무관심하다. 몸에 좋은 영양제를 잘 챙겨 먹는 것도 좋지만, 오랜 세월 가랑비에 옷 젖듯이 무겁고 눅눅해진 마음은 어떻게 위로할까? 마음이 아프다. 마음을 너무 몰라준다. 마음이 아프면 '그러다 말겠지. 시간이 지나면 낫겠지' 하고 나 몰라라 한다. 정말 방임해도 괜찮을까?

100세 시대를 살아가야 할 시니어들은 육체적인 건강뿐만 아니라 정신적인 건강도 중요하다. 이미 은퇴를 했거나 은퇴를 준비하는 시니어들에게는 앞으로 살아가야 할 미래에 대한 불안과 걱정으로 잠을 못 이루는 날이 더러 있을 것이다. 벌어 놓은 돈이 많거나 건강하다면 조금은 덜 불안할 텐데 현실은 그리 녹록하지 못하다. 은퇴 후에도 새로운 일자리를 찾아야 하거나 몸이 아파서 하루하루 살아가는 것이 벅차게 느껴진다면 심리적으로 위축된 삶을 살아갈 수밖에 없을 것이다.

반복되는 불안이나 걱정은 몸을 아프게 한다. 자율신경계의 교란이 장기의 기능과 몸의 대사 기능을 떨어뜨린다. 점점 몸의 에너지가 소실되면서 마음의 에너지까지 갉아먹는다. 마음의 병이 깊어지면서 우울한 감정이 삶의 의지를 가로막는다. 몸이든 마음이든 둘 중 하나만 무너져도 삶의 균형이 깨지기 쉽다. 이런 상황이 발생하면 남의 일처럼 생각하지 말고, 몸이든 마음이든 태도를 빨리 바꿔야 한다.

마음의 몸짓!

눈은 마음의 창이라고 한다. 눈을 보면 그 사람의 마음을 읽을 수 있다. 눈의 움직임을 통해서 이 사람이 거짓말을 하는지 아니면 과거나 미래를 상상하고 있는지 추측할 수 있다. 머릿속의 생각이 자신도 모르게 눈의 움직임을 통해서 투영되는 것이다. 범죄자를 심문하는 경찰은 범죄자의 눈이나 몸에서 보내는 신호를 예의 주시한다. 무의식중에 몸에서 드러나는 단서 하나를 가지고도 그가 말하는 것이 참인지 거짓인지 알아낼 수 있기 때문이다. 자신감이 없거나 거짓말을 한다면 눈빛이 어떻겠는가? 눈빛뿐만 아니라 몸짓도 축 처져 보일 것이다.

저기 낯이 익은 한 사람이 지나간다. 얼굴은 까칠하고 수심이 가득하다. 툭 치면 금방 눈물방울이 떨어질 것 같다. 머리는 푹 숙이고 등은 굽은 채 땅을 보고 걷고 있다. 두 손은 주머니에 푹 집어넣고 발걸음은 느릿느릿하고 구두 뒷굽은 땅바닥을 끌며 걸어간다. 힘이 없이 얕은 숨을 내쉬며 걷고 있다. 이 사람을 보고 어떤 생각이 드는가? 우울한 사람의 모습이다. 우울해지고 싶으면 이 사람의 자세를 따라 하면 된다.

이런 모습이 싫고, 우울한 모습을 바꾸고 싶다면 어떻게 해야 할까? 심리적으로 마음이 우울하고 불안하다면 어떻게 해야 할까? 마음속 생각이 몸으로 표출된다면 몸짓을 바꾸어 마음을 바꿀 수 있지 않을까? 그렇다면 먼저 가슴을 펴고 똑바로 서라. 그리고 하늘을 올려다보고 어깨는 등 뒤로 젖히고 숨을 깊게 내쉬어라. 더욱더 강해진 자신을 찾고 싶다면 두 주먹을 불끈 쥐어 만세를 하듯이 들어 보라. 절대로 우울한 감정이 생기지 않을 것이다. 마음을 바꾸려면 몸의 자세를 바꿔라. 몸의 자세에 따라 마음의 태도가 바뀌고 그 태도는 행동을 바꾼다. 바뀐 행동은 마침내 운명을 바꾼다고 한다.

'~하는 척'하라

건강해지고 싶은가? 활력이 넘치는 사람이 되고 싶은가? 그렇다면 건강한 사람인 척하라. 활력이 넘치는 사람인 척하라. 「지금 바로 써먹는 심리학」의 저자 리처드 와이즈먼은 200만 명이 넘는 사람들을 대상으로 다양한 실험을 한 결과 '마음'은 현재의 모습을 바꾸는 데 크게 도움이 되지 않는다고 한다. 오히려 '~인 척'하는 의도적인 행동이 더 큰 변화를 만들어 낸다고 한다. 평소에 '피곤해서 죽겠다. 아파서 죽겠다'라는 말을 쉽게 내뱉고는 한다. 그러나 말에는 권세가 있다고 한다. 피곤하다고 말을 하면 할수록 피곤한 사람처럼 몸에 힘이 빠져나갈 것이고, 힘이 넘친다고 말을 할수록 몸에 힘이 생길 것이다. 건강한 삶을 살아가고자 한다면 말뿐만 아니라 건강한 척해 보자. 상냥한 척해 보자. 스스로 어떤 말을 하느냐 어떻게 행동하느냐에 따라서 마음이 바뀌고 몸이 바뀔 것이다. 지금 나에게 어떤 말과 행동이 필요한가?

단순히 허리를 꼿꼿이 펴는 작은 행동만으로도 내적 변화를 만들어 낸다. '치즈' 하면서 입꼬리를 살짝만 위로 올려도 웃음이 지어지고 기분이 좋아진다. 얼굴이 밝고 자세가 반듯한 사람이라면 비즈니스를 할 때 더 좋은 인상을 남길 것이다. 당신이 사장이라면 어떤 사람을 채용하겠는가? 자세가 바르고 얼굴에 미소가 있는 사람을 채용하지 않겠는가? 자세가 바르고 자신감이 충만한 사람은 자기 자신뿐만 아니라 타인에게도 긍정적인 영향을 미칠 것이다. 지금 당장 거울에 비친 자신의 모습을 살펴보자. 자신의 모습이 가족이나 지인들의 긍정 에너지를 갉아먹지는 않는지, 아니면 긍정 에너지를 내뿜는지 냉철하게 판단해 보자.

20대 중반에 경험한 일이 생각난다. 서울 모처에 있는 스포츠 센터에 구직을 위해서 이력서를 제출하고 나오는 길이었다. 어디선가 누군가를 부르는 소리에 고개를 들어 위를 바라보니 중년 아저씨가 나에게 손짓을 하며 오라고 하셨다. 그분은 건설사 소장님으로 기억된다. 시간이 되면 차라

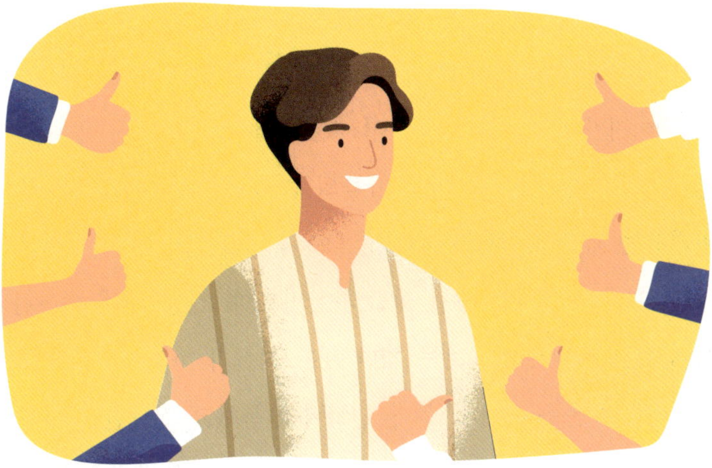

도 한잔하자고 하시길래 무슨 일인가 해서 2층 사무실로 올라갔다. 사무실로 들어가니 소장님께서 차를 내주시면서 조금 전 내가 걸어가는 모습이 매우 인상적이어서 대화를 한 번 나눠 보고 싶은 마음에 내가 나올 때까지 기다리고 있었다고 한다. 이런저런 이야기를 잠깐 나눈 뒤 사무실에서 나왔지만, 그분과 만남이 나에게는 또 다른 배움의 순간이 되었다. 스펙이 아닌 외모에서 드러나는 또 다른 나를 발견하는 계기가 되었다.

몸은 그 사람이 오랫동안 지향했던 생각의 습習을 드러내는 결정체다. 무심코 하는 행동이나 의도적인 행동이나 결국 그 사람의 태態를 만든다. 습習이 태態를 낳고 태態가 인생의 방향을 만든다. 지금 어떠한 이유로 마음이 힘들거나 슬프다면 허리를 펴고 가슴을 펴는 동작을 해 보자. 하늘을 올려다보고 깊은 숨을 쉬어 보자. 나는 나를 사랑해. 나는 할 수 있다. 나는 기쁘다. 나는 건강하게 살 거야. 나는 행복하게 살 거야. 나는 할 수 있다.

몸이 아프면 마음도 아프다. 몸과 마음은 한통속이다. 마음이 아프면 몸을 움직이기가 더 힘들어진다. 어쩌면 몸을 지배하는 것은 마음일지도 모른다. 아무리 건강한 몸이어도 마음의 큰 충격으로 질병을 얻기도 하고 자포자기하는 삶을 선택하기도 한다. 마음을 너무 쉽게 생각하면 안 된다. 지금부터라도 무심했던 마음을 살뜰히 살펴보자. 건강한 척, 행복한 척, 자신감이 넘치는 척해 보자. 하는 척만 해도 자세가 바뀌고 기분이 한결 나아질 것이다. 마음을 잘 다스려야 인생이 행복하고 건강한 100세 시대를 살아갈 힘을 얻을 수 있을 것이다. 마음의 고삐를 단단히 부여잡고 내가 원하는 삶으로 힘차게 당겨 보자.

8

우울한 감정을 이기려면 걸어라!

> "새벽에 걷는 것은 심리적으로 불안한 사람에게 유익하며,
> 아침저녁에 걷는 것은 지나치게 감성적인 사람에게 좋다.
> 그리고 기운차게 걷는 것은 잘못된 환상이나 그릇된 생각을 극복하는 데 도움이 되고 체중을 줄이고 몸을 균형 있게 한다."
>
> — *히포크라테스*

가장 흔한 정신과 질환인 우울증을 남자는 전체 인구의 약 10%, 여자는 약 20%가 시달린다고 한다. 그리고 자살 사고와 관련성이 높은 마음의 병도 우울증이라고 한다. 우울증은 유전병이 아니지만, 우울증 환자가 있는 가족은 그렇지 않은 가족에 비해 우울증 발병률이 높다고 한다. 이는 기질적인 영향과 환경적인 영향이 발병 빈도를 늘리기 때문이다. 그중에서 매년 증가하고 있는 노인의 자살 사고와 우울증에 관심이 높아지고 있다. 오랜 세월 경제 활동과 자녀 양육 등으로 열심히 살아왔지만, 어느덧 은퇴해야 하는 상황에 직면하면서 불안과 걱정으로 잠 못 이루는 밤이 잦아지고

있다. 은퇴 후 안정된 노후를 위해서 준비된 것이 마냥 부족하게만 느껴진다. 살아갈 날은 아직도 많이 남았는데 재정적으로 부족하고 이곳저곳 아픈 곳은 늘어 가고 가족과 친구들이 먼저 세상을 떠나갈 때 느끼는 상실감은 점점 마음을 무겁게 한다.

우울한 감정이 든다는 것은 극히 정상적인 반응이다. 기쁜 일에 기뻐하고 슬픈 일에 슬퍼하는 것은 자연스러운 감정이다. 오히려 이러한 감정이 메말라 버리는 것이 문제다. 그렇지만 지금까지 살아온 삶을 지나치게 비관하거나 무능한 인간으로 치부해 버리고 병든 몸을 너무 힘들게만 느낀다면 자신도 모르게 마음의 병은 점점 깊어만 간다. 젊어서는 세상을 다 가진 듯 넘치던 자신감도 세월 앞에 장사 없다고 한순간에 땅바닥으로 내동댕이쳐진 느낌이 들고 세상은 나를 필요로 하지 않는다는 생각에 극단적인 생각까지도 하게 된다.

어느 날 여든이 가까운 지인이 나에게 뜬금없이 '어떻게 죽을까?' 하고 죽는 방법을 생각한다고 말한다. 젊어서 돈도 많이 벌었고 자식들 다 분가시키고 스스로 잘 사는 것 봤으니 더는 살고 싶지 않다고 한다. 아픈 곳은 점점 많아지고 약봉지도 따라서 늘어만 간다. 매일 다니던 길도 여러 번 넘어지니까 두렵기만 하다. 그러고는 그냥 확.

갑작스러운 말에 당혹스러웠지만 얼마나 오랫동안 힘들었을까 생각하니 안쓰러운 마음이 들었다. 아버지의 모습이 오버랩되었다. 몇 마디 위로의 말을 건네고 굽은 등을 쓰다듬어 주었다. 그래도 힘내세요. 오늘 하루가 누군가에게는 그토록 바라던 내일일 수 있으니까요!

가랑비에 옷 젖듯 우울한 감정

노년기에 가장 흔한 정신과 질환인 우울증은 환자에게 심한 고통을 초래하고 삶의 질을 떨어뜨리는 무서운 질병이다. 우울증은 마음의 병뿐만 아니라 심장 질환이나 치매에 부정적인 영향을 미친다. 특히 노인 우울증은 젊은 층에서 나타나는 우울증과는 달리 증세가 확연히 드러나지 않는 비전형적인 유형으로 증상을 알아내기가 어렵다. 주변 사람들에게 자신의 고통을 말하기 어려운 분위기와 부담을 준다는 생각에 스스로 감내하면서 병을 키우는 경향이 있기 때문이다.

노인 우울증은 일반적으로 노년기에 겪는 여러 가지 상실에서 기인하는 경향이 크다. 이를 노인의 삼고三苦라고 한다. 첫 번째는 질병이나 장애로 건강을 상실한 병고病苦이고, 두 번째는 퇴직 후 경제적인 안정을 위한 노후 자금의 부족과 경제적 활동의 제약 등 경제적 능력의 상실로 인한 빈고貧苦

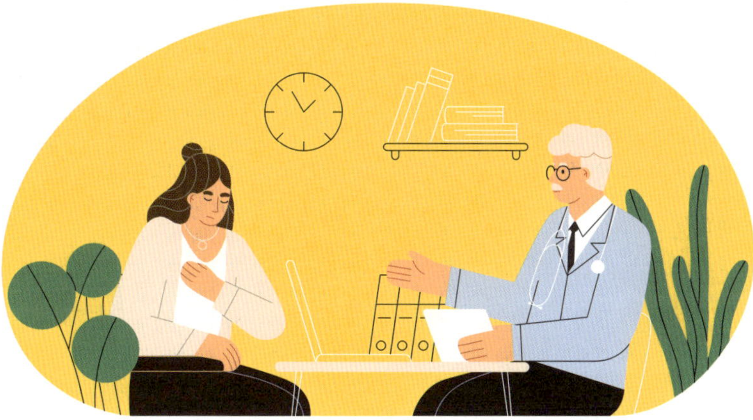

이며, 세 번째는 배우자나 가족의 죽음과 이혼 등 대인 관계의 상실로 인한 고독孤獨이 있다. 여기에 가정이나 직장에서의 역할을 상실하면서 겪는 소외감 즉, 무위無爲를 더해서 노인의 사고四苦라 한다. 이 외에도 인간의 뇌에는 뇌피질과 피질하 영역 사이에 감정을 조절하는 뇌 회로가 있는데 이 부위에 혈관과 영양소를 공급하는 모세혈관이 막히거나, 행복 호르몬이라 불리는 세로토닌과 같은 감정을 조절하는 데 필요한 신경 전달 물질의 분비가 줄어들어 우울증이 발생하기도 한다. 이렇듯 우울증은 단순히 마음만의 문제가 아니다. 우울증은 심리적, 사회적, 생물학적으로 여러 가지 복합적인 요소로 발생한다.

일반적으로 우울증에 걸리면 슬프고, 우울하고, 희망이 없고, 절망적인 느낌이 든다. 예전에는 즐겁던 취미 생활도 재미가 없어지고 무관심해지기 일쑤다. 또한, 불면증으로 잠을 자다 깨면 다시 잠들기가 쉽지 않은 수면 장애를 겪거나, 차분하게 앉아 있지 못하고 불안한 증세를 보이기도 한다. 그리고 자신을 부정적으로 평가하고 죄책감에 자신을 괴롭히곤 한다. 특히 노인의 경우 기억력과 집중력이 떨어지면서 치매처럼 보이기도 하는데 이를 '우울성 가성 치매'라고 한다. 우울증은 다양한 이유로 마음의 병을 키운 결과다. 우울한 감정이 지속되거나 삶의 균형이 흐트러질 때는 혼자서 고민하지 말고 반드시 전문의의 도움을 받아서 정상적인 삶으로 회복하는 것이 중요하다.

대문을 박차고 집 밖으로 나서라!

우울증은 우울한 감정에서 시작된다. 우울한 감정은 여러 가지 삶의 기준에 부합하지 못하는 일들로 시작된다. 만족하지 못하는 내적 감정이 자신의 존재를 가볍게 치부하거나 무능하게 인식해 버린다. 자신의 감정을 다스리지 못하고 내버려 두면 점차 늪 속으로 빠져들게 된다. 이때 필요한 것이 이성적 사고이다. 지나친 감정을 강력한 이성으로 상황을 바꿔야 한다. 이미 일어날 일이었으면 벌써 일어났을 것이고 아직 일어나지 않은 일이라면 어떻게 될지 아무도 모르는 것이다. 이것이 인생이다. 뇌는 한 번에 두 가지를 생각하지 못한다. 슬픔이든 기쁨이든 한 번에 두 가지를 생각하지 못한다. 무엇을 선택할지는 자신의 의지에 달려 있다.

지금까지 살아오면서 힘든 일이 왜 없었겠는가? 그럴 때마다 어떻게 극복하였는가? 슬플 때는 참지 말고 실컷 울어라. 눈물 콧물 할 것 없이 슬픈 감정을 다 쏟아 내라. 엉덩이에 난 종기의 고름을 짜내듯 뿌리까지 뽑아 버려라. 속이 후련해지고 평정심이 찾아오면 집 밖으로 나가 걸어 보자. 걷는다는 것은 환경을 바꾸고 의식을 전환하며 새로운 힘을 얻는 생명을 살리는 적극적인 행동이다. 걷다 보면 평소에 보지 못한 것이 눈에 들어온다. 땀이 나고 발이 아프지만, 기분은 한결 더 좋아질 것이다. 터질 것 같던 머리는 가벼워지고 두 다리에는 새로운 힘이 생긴다. 마음이 힘들면 몸을 움직여라. 마음이 힘들어하면 몸이 마음을 일으켜 세우는 것이다. 마음과 몸은 먼 길을 함께해야 할 동반자이며 친구이다. 몸이 힘들면 마음이 위로하고 마음이 힘들면 몸이 도와야 한다. 그래야 먼 길을 함께 갈 수 있다.

뜻하지 않은 질병이나 현실이 가끔씩 삶을 가로막을 때가 있다. 더는 해결할 수 없다고 여겨질 때도 있다. 이럴 때는 주로 자신의 오래된 관념으로만 그 사실을 바라보기에 매번 벽에 부딪히고 좌절감에서 헤어 나지 못하는 경우가 많다. 어쩌면 이러한 생각도 마음의 욕심일 수 있다. 욕심은 내 것이 아닌 것을 내 것이라 여기는 마음이다. 내가 가진 현실적인 문제를 그 이상의 감정으로 덧칠하다 보니 정작 본질은 없어지고 허상만 크게 두드러지는 것이다. 사실을 있는 그대로 바라보고 내가 할 수 있는 것에 집중하고 노력해야 한다.

마음의 병도 육체의 건강에 영향을 미친다. 마음이 힘들면 몸으로 그 아픔을 표현한다. 지나치면 적과 아군을 구분하지 못하고 자기 몸을 아프게 한다. 당뇨, 암, 위장병, 류머티즘과 같은 자가 면역 질환 등으로 자신을 병들게 한다. 몸도 마음도 지나침은 부족함만 못하고, 부족함은 지나침만 못하다. 그저 중용의 미덕을 발휘하여 몸과 마음의 주인으로 살아가자.

8

믿음의 놀라운 힘 '이미지 트레이닝'

"인간은 스스로 믿는 대로 된다."

— 안톤 체호프Anton Chekhov

건강을 위해서 보통은 운동이나 식이 요법을 많이 선택한다. 체중을 감량하거나 건강을 회복하기 위해서 운동과 식이 요법은 가장 쉬운 접근 방법이다. 그러나 많은 사람이 목표를 달성하지 못하고 포기한다. 처음에 마음먹은 대로 끝까지 지속한다면 목표를 달성할 수 있는데 포기하고 만다. 이렇게 중도에 포기하는 원인은 무엇일까?

불을 피우기 위해서는 '연소의 3요소'가 필요하다. 연료(가연물), 산소(공기), 열(발화원)이 동시에 있어야 연소할 수 있다. 이중 어느 하나라도 부족하면 불을 피울 수가 없다. 성공하기 위해서도 '건강의 3요소'는 운동, 영양, 휴식이다. 이 세 가지 요소가 적절하게 균형을 이루어야 건강을 지킬 수 있다. 그러나 건강을 관리하기 위해 많은 사람이 운동을 시작하지만 얼마

못 가서 포기하고 만다. 식습관도 마찬가지다. 결국, 인스턴트 운동과 식습관에 익숙해진다. 주식이 아닌 인스턴트 음식에 길들면 건강한 상태를 유지하기 어려운 것처럼 인스턴트 운동과 식습관에 젖으면 건강은 늘 제자리에서 맴돌 뿐이다. 따라서 건강한 몸으로 바꾸려면 운동과 식습관을 주식처럼 꾸준히 해야 한다.

그러기 위해서는 운동이든 식습관이든 목적이 명확해야 한다. 그래야 효과적인 방법을 찾게 되고 목표를 달성할 수 있는 의지가 생긴다. 작은 목표를 조금씩 달성하면서 성취 경험이 생기고 자신감을 얻게 된다. 무엇보다도 그 경험 속에는 눈에는 보이지 않지만, 목표를 완수할 힘이 숨어 있다. 그것은 믿음이다. 경험을 통해서 이렇게 하면 반드시 달성할 수 있다는 확신이 생겨야 지속할 힘이 생긴다. 비전이 명확히 보이지 않기에 중도에 포기하거나 실행조차 하지 않는 것이다.

성경에 '믿음은 바라는 것들의 실상이요 보이지 않는 것들의 증거이니(히브리서 11:1)'라는 말씀이 있다. 건강을 개선하기 위해 맹목적으로 운동을 하는 것과 건강해지리라는 믿음을 갖고 운동을 하는 것은 큰 차이를 만든다. 이 땅을 파면 반드시 물이 솟아나리라는 믿음이 있어야 힘들어도 지속해서 땅을 파고 들어갈 수 있다. 그렇지 않고 쉽게 땅을 파다가 빨리 물이 나오지 않으면 금방 지치고 포기하고 만다. 저 컴컴한 터널을 지나면 반드시 밝은 세상이 나오리라는 확신이 있어야 묵묵히 걸어갈 수 있다. 칠흑 같은 여명이 지나야 찬란한 아침을 맞을 수 있듯 목표를 달성할 수 있다는 확신이 있어야 완수할 수 있다.

혹시 이런 경험 해 보았는가? 시험 공부를 하면서 반드시 외워야 하는 내용이지만 왠지 모르게 버거운 마음이 들 때가 있다. 외우기 너무 힘든 내용을 붙든 채 억지로 공부를 하지만 공부한 내용이 거의 생각나지 않고 시간만 허비한 느낌이 든다. 특히 외우기 싫은 영어 단어를 억지로 암기해야 할 때 애를 써서 외우지만, 머리에 남지 않고 안개처럼 희미하게 사라지는 경험. 반대로 외우기 어려운 내용이지만, 생각보다 쉽게 외워진 경험. 이때는 무슨 이유로 잘 외워졌을까? 작은 차이지만 마음속으로 그 단어를 수용했느냐 하지 않았느냐의 차이가 있었다. 어려운 단어이지만 이것은 나에게 필요한 것이고 꼭 알아야 한다는 긍정적인 수용이 해마를 자극해서 기억 저장소로 옮겨 놓는 것이다.

운동이나 식습관을 개선할 때도 마찬가지다. 마음을 열고 긍정적으로 수용해야 운동이 매일 밥을 먹는 것처럼 익숙해진다. 그러려면 의식적으로 마음을 열어야 한다. 운동하면 상쾌해지고 뇌가 건강해지고 혈압, 당뇨도 정상으로 회복되리라는 긍정적인 생각을 반복해야 한다. 의식을 반복하면 무의식이 된다. 무의식이 자리 잡으면 그때는 뇌가 알아서 운동하게 된다. 운동이 습관이 될 때까지는 지속해서 반복해야 한다. 마음을 열면 뇌도 열린다.

인간은 긍정적인 생각보다 부정적인 생각이 더 강하게 지배한다고 한다. 어떤 일을 시작하면 하기도 전에 지레 겁부터 먹는다. 해 보지도 않고 못할 것 같다는 부정적인 생각이 자신의 가능성을 허무하게 뭉개 버린다. 자신도 모르게 열등감을 느끼고 부정적인 마음을 갖는다면 어떻게 극복할 수 있을까? 인간의 연약한 마음을 극복하고 탁월한 역량을 발휘하는 사람들은 어떻게 성취해 냈을까?

TV를 보다 보면 특별한 재능이 있는 이웃을 소개하는 「생활의 달인」이라는 프로그램이 있다. 자신이 직업으로 삼는 일이라든가 취미로 하는 운동을 입이 떡 벌어지게 잘해 내면서 많은 사람을 놀라게 한다. 엄청난 능력이다. 어떻게 이런 일이 가능할까? 달인의 능력을 자세히 살펴보면 수많은 시간을 연습에 투자하는 반복의 힘이 있었다. 수많은 시간을 실패를 거듭하면서도 완성도 높은 실력을 발휘하기 위해서 노력을 거듭한 결과다. 좀 더 자세히 살펴보면 휴식을 취하는 시간에도 손이며 머릿속은 쉬지 않고 훈련을 하고 있다. 허공에다 그림을 그리듯 손놀림이 바쁘게 움직인다. 손 동작만큼 뇌의 움직임도 활발하다. 달인의 지속적인 노력이 마침내 그 사람을 예술의 경지에 이르게 한다.

올림픽 하면 생각나는 선수가 있다. 역도에서 그랜드슬램을 달성한 장미란 선수다. 그는 매일 엄청난 무게의 바벨을 들어 올리는 훈련을 한다. 기술 훈련이나 웨이트 트레이닝 외에도 매일 하는 훈련이 있다. 그것은 정신을 강화하는 이미지 트레이닝Image training이다. 이 훈련법은 브레인 트레이닝Brain training, 멘탈 트레이닝mental training, 멘탈 프랙티스mental practice, 멘탈 리허설mental rehearsal 등으로도 불리는 정신을 강화하는 심상 훈련법이다. 머릿속으로 자신의 훈련 상황이나 시합 상황을 생각하며 걸어가는 모습, 호흡을 고르는 느낌, 순간적으로 바벨을 들어 올리는 모습까지 생생하게 상상하는 연습을 하는 것이다. 자신이 원하는 결과를 얻기 위한 이미지 트레이닝은 훈련장이나 시합장에서 그대로 실연實演을 하면서 더 큰 효과를 발휘한다. 상상만으로 끝나지 않고 실제로 적용해야 그 효과와 가치가 증폭되는 것이다.

이처럼 달인과 같이 지속적으로 반복하거나 실제 일어날 상황처럼 이미지 트레이닝을 하면 이루고자 하는 목표에 더 자연스럽게 다가가게 될 것이다. 새로운 운동을 배울 때도 새로운 환경이나 장소를 그려 보고 그곳에서 열심히 운동하는 모습을 상상해 보자. 훨씬 더 친숙한 공간이 될 것이다. 잘하지 못하는 운동 동작이 있다면 머릿속으로 연습을 해 보자. 상상만으로도 근육에 힘이 들어오고 꿈틀꿈틀 움직임이 일어날 것이다. 건강을 개선하기 위해서 운동을 선택했다면 활력이 넘치고 건강한 삶을 살 수 있으리라는 믿음을 가져 보자. 이미지 트레이닝을 꾸준히 실천하다 보면 자신이 원하는 건강한 몸이 만들어져 있을 것이다.

8

스트레스를 완화하는 '점진적 근육 이완법'

현대인들이라면 누구도 피해 갈 수 없는 것이 있다. 바로 스트레스stress다. 스트레스는 인간의 모든 삶의 영역에 존재하는 감정이기 때문이다. 미국의 심리학자인 라자루스Lazarus는 인간이 심리적 혹은 신체적으로 감당하기 어려운 상황에 부닥쳤을 때 느끼는 불안과 위협의 감정을 스트레스라고 말하였다.

과도한 스트레스는 건강을 해친다. 만성 두통, 위장병, 불면증, 어지럼증, 기억력 감퇴, 건강 염려증 등 신체 기능을 약화하는 형태로 나타난다. 또는 화병, 분노, 우울증, 대인공포증, 공황 장애 등 마음의 병을 키우기도 한다.

그렇다면 어떻게 해야 스트레스를 받지 않고 살아갈까? 라자루스는 그의 저서 「단 1분 만이라도 다르게 생각하자」에서 '같은 스트레스 요인이라고 할지라도 받아들이는 사람에 따라 긍정적 스트레스가 되기도 하고, 부정적 스트레스가 되기도 한다'라고 하였다. 그리고 '긍정적 스트레스는 생활 윤활유로 작용해 생산성과 창의력을 높여 주는 역할을 한다'라고 말한다. 「유태우의 질병 완치」의 저자 유태우 박사는 '질병 대응력을 키우면 90~95%는 완치할 수 있다'라고 말한다. 같은 스트레스라도 어떻게 받아들이느냐에 따라서 달라질 수 있다는 의미이다. 부정적으로 생각하면 질병을 얻을 수 있지만, 긍정적으로 생각하면 삶의 활력소가 될 수도 있는 것이다.

또한, 스트레스를 완화하기 위한 심신 이완 프로그램으로 명상이나 요가, 호흡법 등을 활용하는데, 1975년 미국 하버드 의대 심장 전문의 허버트 벤슨Herbert Benson 박사는 명상 수련에 따른 몸과 마음의 이완 효과를 연구하며 이를 '이완 반응relaxation response'이라고 명명하였다. 이완 반응의 효과는 다음과 같다.

이완 반응의 효과

1. 심장 박동수, 호흡수, 혈압 감소
2. 신진대사량, 산소 소비량 감소
3. 안면 근육의 긴장 완화, 피부 저항력 향상
4. 공황 장애, 불안 감소
5. 분석적 사고 감소
6. 명상할 때 나타나는 알파파 활동 증가
7. 암에 수반하는 고통 완화

다음에 소개하는 '점진적 이완법'은 정신과 전문의 에드먼드 제이컵슨Edmund Jacobson이 개발하였으며, 심신이 불안하거나 과도한 스트레스로 몸의 긴장도가 높을 때 활용하면 심신이 이완되어 아주 편안함을 느낄 수 있는 심리적 기법이다. 근육의 이완을 통해서 정서적 이완을 일으키는 것이다. '점진적 이완법'은 우수한 스포츠 선수들에게도 많이 활용되고 있으며, 개인적으로도 스트레스로 심신이 지쳐 있는 고객들에게 운동에 앞서 활용하는 심리 기법이다. 매일 규칙적으로 20~30분 정도 깊은 이완을 하면 심신을 회복시키는 데 많은 도움이 될 것이다.

점진적 근육 이완법 순서

- 일반적으로 근육의 긴장과 이완을 반복하는 기법을 사용하지만, 여기서는 간략히 이완 기법만을 사용한다.
- 편안하게 누운 상태에서 한다(등받이가 있는 의자에 앉아서 해도 무방).
- 신체 각 분절을 머리부터 발까지 순서대로 이완한다.
- 질문지를 잘 읽고 순서대로 스스로 한다.
  (보조자가 읽어 주면 집중하기에 편함)
- 힘을 빼고 부드럽게 심호흡을 하면서 신체 각 분절을 순서에 따라 이완한다.
- 이완 시간은 각 분절 5~10초 정도 집중한다(자신의 이완 정도에 따라 조절 가능).
- 이완이 잘되면 머리, 몸통, 팔, 다리 순으로 이완하기도 한다.

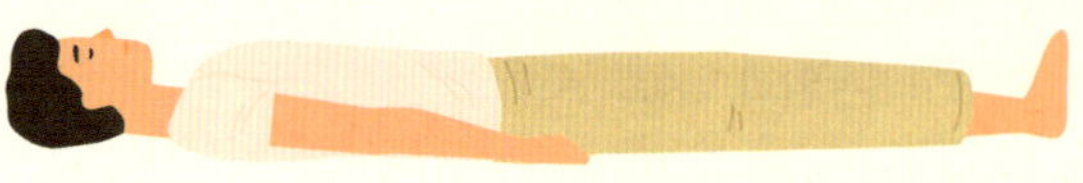

1. (시작) 천천히 부드럽게 심호흡을 3회 합니다.
2. 이마와 눈에 힘이 빠집니다.
3. 얼굴과 턱에 힘이 빠집니다.
4. 목에 힘이 빠집니다.
5. 가슴과 배에 힘이 빠집니다.
6. 등과 허리에 힘이 빠집니다.
7. 오른팔에 힘이 빠집니다.
8. 오른손에 힘이 빠집니다.
9. 왼팔에 힘이 빠집니다.
10. 왼손에 힘이 빠집니다.
11. 엉덩이에 힘이 빠집니다.
12. 오른쪽 허벅지에 힘이 빠집니다.
13. 오른쪽 종아리에 힘이 빠집니다.
14. 오른쪽 발에 힘이 빠집니다.
15. 왼쪽 허벅지에 힘이 빠집니다.
16. 왼쪽 종아리에 힘이 빠집니다.
17. 왼쪽 발에 힘이 빠집니다.
18. 머리부터 발끝까지 힘이 빠집니다.
19. 천천히 부드럽게 호흡에만 집중하세요.
20. (마침) 심호흡 3회를 하고 눈을 먼저 뜬 후에 몸을 가볍게 움직입니다.

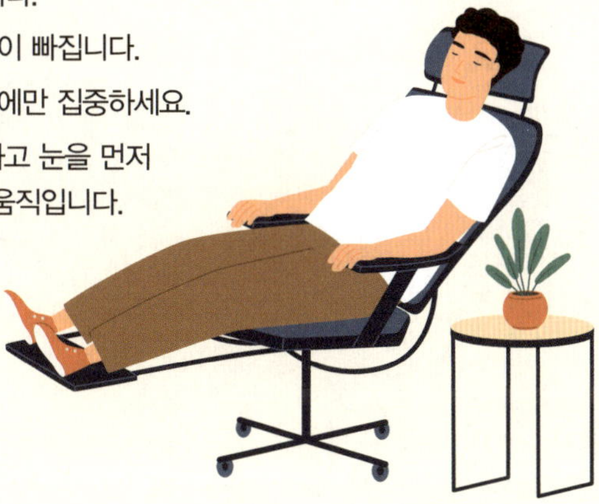

나를 힘들게 하는 스트레스가 오히려 나를 강하게 해 준다. 산을 오르다 보면 가파른 경사는 물론이고 크고 작은 돌과 바위 그리고 울퉁불퉁 뻗은 나무뿌리가 더욱더 힘들게 한다. 하지만 하산 길에는 걸림돌 같던 바위나 나무뿌리들이 안전과 피로를 덜게 하는 디딤돌이 되어 준다. 스트레스는 크든 작든 그대로이다. 그 스트레스를 어떻게 받아들일지는 나의 선택에 달려 있다. 20세기를 대표하는 사상가이자 정신 의학자인 빅터 프랭클은 그의 자전적인 에세이집 「죽음의 수용소에서」 '자극과 반응 사이에는 어떤 공간이 존재한다. 그리고 그 공간에서의 선택이 우리 삶의 질을 결정짓는다'라고 하였다. 나치의 강제수용소에서 겪은 생사의 엇갈림 속에서도 삶의 의미를 잃지 않고 살아남은 저자는 내 몸은 구속되어 있지만 내 마음만큼은 자유롭다며 인간의 존엄성을 외친다. 어떠한 스트레스라도 크고 작게 하는 주체는 나라는 사실을 잊지 말고 평온한 마음을 갖기 위해 노력해 보자.

8

아자, 할 수 있다! '동기 강화 훈련'

인간은 변화를 싫어한다. 익숙지 않은 새로운 일을 할 때는 회피하고 싶은 마음이 앞선다. 특히 나이를 먹을수록 새로운 일에 도전하는 것이 더 어렵게 느껴진다. 매일 TV에서는 국민의 건강한 삶을 위해 엄청난 운동 정보를 소개하고 있다. 보는 것만으로도 건강이 좋아지는 것 같다. 운동하고 싶은 마음도 충만해진다. 그러나 채널을 바꾸는 순간 언제 그랬냐는 듯 충만한 마음은 온데간데없이 사라지고 만다. 운동도 식습관도 마찬가지다. 운동하겠다고 마음먹고 시작하지만, 일주일도 못 하고 포기하기 일쑤다. 다이어트를 위해서 평소 즐겨 먹던 음식을 절제해야 하거나 음식량을 줄여야 할 때 여간 힘든 일이 아니다. 아무리 좋은 일이라도 스스로 하기 싫다고 마음먹으면 절대로 하지 않게 된다. 오죽했으면 '정승도 제 하기 싫으면 그만이다'라고 했겠는가?

그렇다고 새로운 일을 전혀 안 하는 것은 아니다. 좋아하는 일은 몸에 무리하면서도 노력한다. 내게 레슨을 받는 고객 중에 테니스를 너무너무 좋아하는 고객이 있다. 그분은 어깨 회전근개의 부분 파열과 팔꿈치의 테니스 엘보로 엄청난 통증을 호소하면서도 매일같이 게임을 즐긴다. 자신보다 더 오랜 경력을 자랑하는 분들을 이겼을 때의 그 짜릿함과 열심히 노력한 결과 실력이 향상된 자신을 발견했을 때의 그 성취감이 통증을 유발하는 테니스를 멈출 수가 없다고 한다.

누구나 처음 시작하는 것은 어렵다. 처음 시작하는 것을 잘하지 못할 때면 늘 변명부터 찾는다. 머리가 나빠서, 몸치라서, 나랑 안 맞아서 등등 자기 합리화를 하는 것이다. 초등학교 방과 수업 중에 줄넘기를 배우려는 학생들이 많다. 그중에는 같은 또래 아이들보다 줄넘기를 잘 못 하는 아이가 더러 있다. 그 아이들을 평가할 때 운동 신경이 없어서, 발달 과정이 더뎌서 못하는 것이라고 단정을 지어서 말할 수 있을까? 그 아이들은 경험이 부족하거나 방법을 잘 몰라서 못 하는 것이다. 절차에 따라서 방법을 하나씩 습득하면 누구나 잘할 수 있다.

잘하지 못하는 것은 능력이 없어서가 아니라 익숙지 않아서 그렇다. 일을 잘하는 사람은 일머리를 빨리 파악한다. 운동도 운동 방법을 빨리 파악하면 잘할 수 있다. 그러니 운동을 잘 못 한다는 부정적인 생각은 접어 두고 나도 잘할 수 있다는 긍정적인 생각으로 도전해 보자.

이 장에서 소개하는 NLPNeuro-Linguistic Programming: 신경 언어 프로그래밍 심리 기법은 언어학자인 존 그린더John Grinder와 수학자이자 게슈탈트Gestalt 심리 치료사이며 컴퓨터 전문가인 리처드 밴들러Richard Bandler에 의해 탄생했다.

그들은 어떤 분야든 탁월한 사람들의 행동 패턴을 분석하고 이를 본받으면 그들처럼 탁월한 역량을 발휘할 수 있음을 발견하였다. 대표적인 명사로는 세계적인 동기 부여 전문가이자 「네 안에 잠든 거인을 깨워라」, 「거인의 힘 무한 능력」으로 유명한 앤서니 라빈스가 있으며, 세계 유수의 유명한 스포츠 선수들도 많이 활용하는 심리 기법이다. NLP 전문가의 도움을 받으면 좋겠지만 여기서는 간략히 혼자서 할 수 있는 정도의 방법을 적용하였다.

이번에 소개하는 멘탈 코칭은 잘하고 싶은데 잘하지 못하거나, 하기 싫은 일을 하고 싶은 일로 바꾸는 동기를 강화하는 생각 전환 심리 기법이다. 기억 속 오감을 통해 하기 싫은 일이나 불쾌한 일 혹은 하기 싫은 운동을 할 수 있도록 동기를 부여하는 것이다. 아래의 방법대로 눈을 감고 진지하게 몰입해서 자신을 변하게 하는 강력한 힘을 갖기를 바란다.

동기 강화 훈련법

1 꼭 하기로 하고 실천하지 않는 일이 무엇인가요?

예 월요일부터 주 3일 30분씩 걷기

2 눈을 감고 실천하지 않고 있는 일을 시각, 청각, 체감각을 동원하여 관찰하세요.

예 밖이 너무 덥다. 소파에 앉아서 선풍기의 시원한 바람을 맞고 있다. 선풍기는 쌩쌩 시원한 바람 소리를 내면서 걸으러 나가지 못하게 마음을 주저앉힌다.

3 가장 열정적으로 좋아하는 것은 무엇인가요? 찾았으면 시각, 청각, 체감각을 동원해서 깊게 몰입해 보세요. 이때 느끼는 최고의 기분을 만끽하세요.

예 부엌에서 꽃게와 낙지를 넣은 해물탕이 보글보글 끓고 있다. 맛있는 냄새가 방 안을 가득 채웠고, 뜨거운 국물을 맛보면서 엄지 척을 하고 있다. 웃음이 절로 나온다.

4 2번에서 경험했던 세부 감각을 3번의 아주 즐거운 세부 감각으로 바꿔 보세요.

예 선풍기 앞에 앉아 있는 모습에서 맛있는 국물 맛을 본다. 엄지 척을 하면서 감탄하는 모습을 상상해 본다.

5 2번의 상황으로 들어가서 1번에서 하기로 했던 일을 상상해 본다. 몇 번의 연습을 통해서 생각의 전환이 잘 되면 성공한 것이다.

예 선풍기 앞에 앉아 있다가 벌떡 일어나서 집 밖을 나서서 동네를 힘차게 걷는다.

동기를 강화하는 훈련은 무언가 새롭게 하고자 했던 목표를 차일피일 미루는 습관을 변화시키는 기술이다. 과거 성취 경험을 현재 미루고 있는 목표에 대입시켜서 뇌에 저장된 성공 프로그램으로 바꾸는 것이다. 싫은 감정을 성취했을 때의 기쁜 감정으로 바꾸는 것이다. 차지도 뜨겁지도 않은 감정을 뜨겁고 강한 에너지로 뇌를 바꾸는 프로그램이다. 운동을 하기 싫거나 미루고 싶을 때 자신이 가장 기뻤을 때 또는 가장 자랑스러웠을 때를 생각하는 것만으로도 하고자 하는 마음이 생길 것이다. 어떻게 생각하느냐에 따라서 내 행동이 달라질 수 있다. 생각을 바꾸면 행동이 달라진다.

8

자신감을 느끼게 하는 '앵커링'

누구나 살아가면서 경제적으로나 신체적으로 또는 인간관계에서 힘이 들 때가 있다. 때로는 스스로 감당하기 어려운 일 앞에서 자신감이 없어 힘들어하기도 한다. 이럴 때면 여러분은 어떻게 대응하는가? 나는 지금까지 살아오면서 가장 행복했던 때를 회상하거나, 힘든 과정을 이겨 냈을 때의 그 짜릿한 성취감을 생각하거나, 또는 아무도 모르게 소리 없는 눈물을 흘리며 그 과정을 이겨 내곤 한다. 돌이켜 보면 이러한 슬픔과 기쁨은 자신의 삶을 풍요롭게 하는 내적 자원이다. 이번 장에서는 자신감이 없었을 때 또는 부정적인 생각이 엄습할 때 이겨 낼 수 있는 앵커링Anchoring이라는 심리 기법을 소개한다.

앵커Anchor란 '배에서 닻을 내리다'라는 의미이며 배를 정박시킬 때 안전성을 유지하고 풍랑에 휩쓸려가지 않도록 하는 안전장치이다. 앵커링Achhoring

이란 자신에게 최고로 좋은 기분resourceful sensation을 떠올려서 일정한 신체 감각에 잡아매어 두었다가 필요할 때 그 기분을 즉시 가져다 쓰는 방법을 말한다. 즉 풍부한 내적 자원을 언제든지 끌어낼 수 있는 기억 장치이다.

이 기법을 숙지하면 심리적으로 강력해진 자신을 만나게 될 것이다. 자신감이 넘치는 에너지는 자신의 힘든 상황을 극복하는 데 도움이 될 것이다. 특히 운동하기 전에 자신감이 가득한 심리 상태로 운동을 시작한다면 '운동이 싫다. 운동이 힘들다, 포기하고 싶다'라는 부정적인 마음을 극복하고 목표한 운동량을 완수하는 데 도움이 될 것이다.

다음에 제시한 순서대로 하나씩 따라 해 보면서 연습해 보기 바란다.

앵커링

아래 질문을 읽고 스스로 또는 타인의 도움으로 질문을 해 본다.

1 지금까지 살아오면서 대단히 만족스러운 성과나 즐거웠던 때를 기억해 보세요.

예 시험에 합격했을 때, 아이가 태어났을 때, 오르기 힘든 고산에 올랐을 때

2 몸과 마음을 충분히 이완시킨 후에 눈을 감고 그 경험 속에 몰입해 보세요.

3 그때의 장면을 떠올리면서 아래와 같이 질문을 합니다.

❶ 무엇이 보이나요? 예 산 아래에 넓은 풍광이 펼쳐져 있다.

❷ 무슨 소리가 들리나요? 예 바람 소리가 들린다.

❸ 어떤 느낌이 느껴지나요? 예 시원함이 느껴진다.

❹ 그 느낌은 몸의 어느 부위에서 느껴지나요? 예 얼굴과 팔에서 느껴진다.

4 지금 상상하는 느낌이 최고조에 도달했을 때 그 느낌에 알맞은 포즈를 취해 보세요.

예 두 팔을 번쩍 들어 만세를 하는 모습, 왼손 주먹을 불끈 쥔 모습

5 당신이 힘을 얻고 싶을 때 앵커링한 포즈를 취해서 힘을 얻을 수 있는지 알아보세요.

예 왼손 주먹을 불끈 쥔 모습

6 반복 연습을 통해서 앵커링이 몸에 기억될 수 있도록 연습합니다.

앵커링은 몸에 익을 때까지 꾸준히 연습해야 한다. 그러다 보면 주먹을 쥐는 것만으로도 자신감이 생기고 몸에 에너지가 충만해지는 것을 느낄 수 있다. 올림픽이나 프로 선수들의 시합을 보다 보면 운동선수들이 두 주먹을 불끈 쥔 채 제자리에서 빙빙 돌거나, 자신만의 특이한 세리머니를 하는 모습을 보았을 것이다. 이러한 포즈는 기쁨을 더욱 충만하게 하고 위기를 극복할 수 있게 하는 힘을 가졌다.

우리 시니어들에게도 현실 속에서 느끼는 여러 가지 복잡한 감정을 극복할 수 있는 비장의 무기가 있었으면 좋겠다. 운동하기 전이나 또는 타인 앞에서 불안을 느낄 때도 활용해 보자. 에너지 넘치는 모습으로 주어진 상황을 슬기롭게 극복하는 데 도움이 될 것이다. 앞으로 더 큰 자신감을 느끼고 살아가는 데 비장의 무기가 될 수 있을 것이다.

8

최고의 명약 '웃음' 웃고 또 웃자

" 명랑한 기분으로 생활하는 것이
육체와 정신을 위한 가장 좋은 건강법이다.
명랑한 기분은
언제나 변하지 않는 약효를 지니고 있다. "

— C. 샌드버그

대한민국은 전 세계에서도 보기 드문 역동적인 나라다. 6.25 전쟁의 폐허 속에서도 엄청난 속도로 경제 발전을 이루고 민주화를 정착시킨 나라다. 국가적 위기 때는 전 국민이 합심하여 위기를 지혜롭게 극복해 내곤 한다. 이번 코로나19를 극복하기 위해서 마스크 쓰기, 손 씻기, 손 소독하기 등 위생 관리를 철저히 실천하여 K-방역이 전 세계의 언론에 회자하기도 하였다. 그러나 고속 발전의 성장 이면에는 부작용 또한 만만치 않다. 속 빈 강정처럼 국민의 마음은 허하다.

청소년들은 좋은 대학에 가겠다고 늦은 밤까지 입시 학원을 맴돌며 보낸다. 신체적 성장만큼 정신적 성장이 따라가지 못한다. 기업에서도 개인의 가치가 성과 중심에 매몰되어 대체 가능한 기계로 전락해 버렸다. 풍요 속에서 빈곤한 삶을 살아가고 있다. 이러한 개인적, 사회적 문제가 결국 또 다른 문제를 양산하고 있다. 그중에서 스스로 생을 마감하여 남은 가족들에게 평생의 고통을 남기는 자살 문제가 심각하다. 대한민국은 자살률 세계 1위 국가다. 그중에서 청소년, 청년 자살률이 제일 높다. 통계청 자료에 따르면 2018년 기준으로 10만 명당 자살자 수가 26.6명에 이른다고 한다. 그리고 점차 고령화 사회가 되면서 고령자들의 자살률이 늘어나는 추세다. 노인 우울증이 그 원인이다. 이 허한 마음을 어떻게 회복시킬 수 있을까?

먼저 웃자

건강한 마음을 어떻게 찾을 수 있을까? 우선 자신과의 내적 대화에서 어떤 마음을 선택하느냐 하는 것이 중요하다. 행복과 불행, 기쁨과 슬픔, 사랑과 미움 등 무엇을 선택하느냐에 따라서 자신의 내적 감정이 달라질 것이다. 뇌는 한 번에 한 가지만 기억한다. 무엇을 선택할지는 스스로가 정하는 것이다.

미국의 철학자이자 심리학자인 윌리엄 제임스William James는 '행복해서 웃는 것이 아니라, 웃기 때문에 행복하다'라고 말한다. 행복이 저절로 찾아오길 기다리지 말고 행복한 삶을 스스로 만들자. 먼저 자기 자신에게 웃음을 선물해 보자. 마음속으로 행복한 내적 상태를 만들다 보면 행복한 상황이 만들어진다. 예를 들어, 사장님 입장에서는 많은 손님이 내 가게를 방문해서 물건을 많이 팔아 주면 좋을 것이다. 그러나 야속하게도 경기가 좋지 않아 적자만 늘어나고 있다. 우울한 마음이 사장님의 얼굴에 고스란히 남아 있다면 고객의 마음은 어떨까? 기분 좋게 필요한 물건을 구매하고 싶은 고객은 사장님의 얼굴을 보는 순간 자신도 모르게 기분이 나빠질 것이다. 그렇지만 적자를 무릅쓰고 방문하는 고객에게 경쾌한 목소리와 미소로 고객을 맞는다면 고객 또한 기분이 좋아질 것이고 기쁜 마음으로 물건을 사서 돌아갈 것이다. 먼저 웃었기 때문에 행복이 따라온 것이다.

웃음은 혼자만의 것이 아니다. 거울에 비치는 환한 미소처럼 다시 돌아오는 것이다. 한국 웃음연구소 이요셉 소장은 웃음이라는 리액션을 통해서 사람들의 액션을 끌어내라고 한다. 그리고 성공한 사람들의 부자 비결은 '주는 것'이다. 웃어 '주고', 울어 '주고', 위로해 '주고', 사랑해 '주고', 축복해 '주면' 반드시 돌아온다고 말한다. 간단한 것이지만 밥 먹기보다 더 힘들 수도 있다. 머리로는 이해하지만 오랜 습관이 방해한다. 하지만 우리는 바꿀 수 있다. 지금 바로 '치즈?' 하고 입꼬리를 올려 보자.

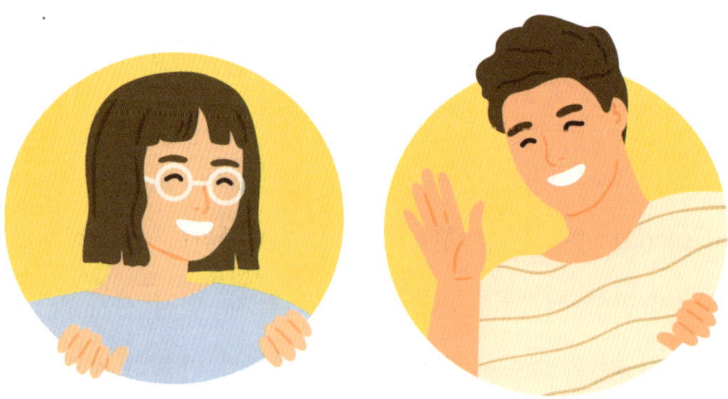

최고의 면역제 웃음

웃음은 마음만 건강하게 하는 것이 아니다. 잘 웃는 사람은 질병을 회복하는 기간도 더 빠르다. 웃음은 암을 이길 수 있는 엔터페롤을 200배나 많이 분비시킨다고 한다. 기쁜 노래를 부를 때는 엔도르핀의 4천 배나 되는 다이도르핀이 분비된다고 한다.

캘리포니아 로마린다의과대학의 스탠리 탠 교수는 사람이 웃을 때 병원균을 막아 주는 인터베른 호르몬 항체를 많이 분비한다고 하였다. 웃음은 병원균을 퇴치하는 백혈구의 양을 늘리고, 면역체 반응을 조직하는 데 도움을 주는 T세포를 늘리는 역할을 한다. 이 외에도 웃음은 스트레스 호르몬인 코르티솔의 양을 줄여 주고 신체 여러 기관의 긴장을 완화한다. 또한, 혈액에 더 많은 산소를 공급하고 순환을 더 좋게 한다.

웃을 때는 인체의 650개 근육 중에서 203개의 근육을 사용하고 57개 얼굴 근육 중에서 15개나 사용한다고 한다. 근육이 수축하면 체온이 높아지고 그 결과 면역력 증진에 도움이 될 수 있다. 매일 1분 동안 크게 웃으면 8일을 더 오래 산다고 하니 얼굴뿐만 아니라 마음을 다해서 웃음을 생활화하자.

「지금 시작하는 힘」의 저자이자, 삶의 의욕을 잃은 많은 사람에게 도전의 가치를 전하는 동기 부여 마술사 심상범은 '웃음은 몸과 마음을 치료하는 최고의 도구이다. 웃음은 긍정 마인드를 갖게 하고, 시련을 극복하게 하고, 끊임없이 도전하게 하고, 주위를 행복하게 하는 역할을 한다.'라고 웃음의 가치를 전한다. 웃음은 몸과 마음을 건강하게 하는 만병통치약이다.

빠르게보다는 건강하게

「파타고니아」의 저자 이본 시나드는 '나는 절제, 품질, 단순함과 같은 단어에 답이 있다고 생각한다. 성장이라면 다 좋다는 생각을 버려야 한다. 빠르게 성장하는 것과 건강하게 성장하는 것 사이에는 큰 차이가 있다.'라고 자신의 경영 철학을 소개한다. 대한민국은 세계가 깜짝 놀랄 정도로 빠른 성장을 하였다. 가난한 나라이기에 다음 세대에게는 가난을 물려주지 않겠다는 각오로 헌신해서 지금의 대한민국을 만들 수 있었다. 그러나 경제적 성장이 정신적 성장과 함께하지 못했다. 막상 은퇴한 이후 여가가 많이 생겼지만, 어떻게 시간을 보내야 하는지 어렵기만 하다. 몸은 점점 힘들어지고 마음은 점점 우울해지기만 한다.

이제는 여가를 자신을 위해서 사용해 보자. 활력이 있는 몸을 만들기 위해서 운동도 하고, 평소에 하고 싶었던 외국어도 배워 보자. 오래전 사다 놓고 읽지 않았던 책도 읽어 보고, 좋아하는 여행도 다녀 보자. 사진 찍는 것을 좋아하면 인스타그램이나 블로그에 올려서 여러 사람과 함께 공유해 보는 것은 어떨까? 이러한 활동들이 시니어에게 불시에 찾아오는 우울한 감정을 날려 버릴 수 있을 것이다. 여가를 잘 활용하면 삶의 행복감은 더욱 충만해질 것이다.

지금까지 앞만 보고 열심히 살아온 시니어의 삶에 미소를 보낸다. 웃음은 인체 근육을 사용하지만, 마음의 근육을 강화한다. 육체적 근육을 강화하듯 정신적 근육을 강화할 필요가 있다. 앞으로 100세 시대를 살아가기 위해서는 육체뿐만 아니라 마음의 근육도 함께 강화해야 한다. 세수하면서 미소를 지어 보자. 거울에 비친 얼굴을 바라보며 가장 따뜻한 미소를 지어 보자. 출근하면서 입꼬리를 살짝 올리면서 걸어 보자. 미소를 지으며 운동을 한다면 운동이 더 재미있어질 것이다.

에너지 클럽 곽동근 소장은 "에너지 넘치는 삶을 살아가는 사람들은 다른 사람의 삶이 아름답게 빛나도록 만들어 준다. 그것이 진정으로 빛나는 인생을 살아가는 에너지 스타다."라고 말한다. 웃음은 나에게만 이로운 것이 아니다. 타인에게도 행복을 전하는 건강 바이러스다. 나와 함께 가족이 웃고 동료가 웃고 대한민국이 웃는다면 남녀노소 불문하고 국경도 가리지 않는 아주 영악한 코로나19도 극복할 수 있을 것이다. 나의 미소와 우리의 미소가 만나서 세상을 변화시킬 것이다. 웃고 또 웃자.

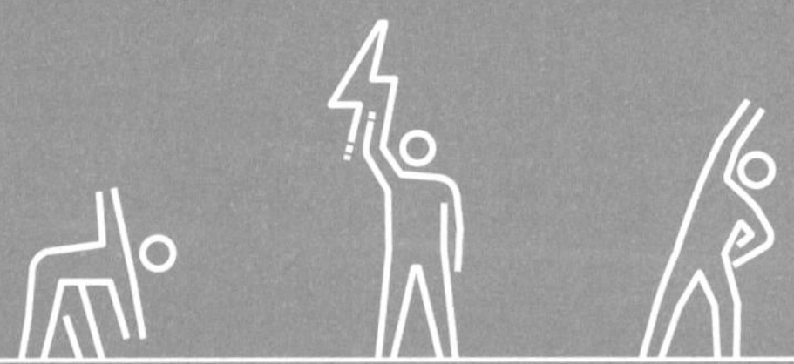

4

약봉지를 줄여 주는 건강식!

8

5060을 위한 영양 관리

나이가 들면서 생기는 신체적, 심리적, 사회적 변화로 미각, 후각, 시각이 둔감해지는 경향이 있다. 이로 인해 영양의 불균형이 발생하고 질병이 악화되기도 한다. 특히, 소화 효소, 타액 및 위액 등 소화 기능의 약화는 영양의 흡수력과 신체 구성 성분, 인체 여러 기관의 기능을 떨어뜨린다. 그리고 치아 손실 등 영양 섭취와 관련된 기능이 떨어지면서 영양 불균형을 초래하고 건강 상태에 부정적 영향을 미치며 질병 발생률을 높이는 원인이 되기도 한다. 특히 만성 질환이 있다면 영양 상태의 개선이 필요하고 지속해서 잘 관리하여야 한다.

적절한 영양을 관리하려면 노화로 인한 신체적 변화를 이해할 필요가 있다.

첫째, 에너지 요구량의 감소. 생명 유지에 필요한 최소한의 열량 즉, 기초 대사량basal metabolism과 활동량이 줄어들면서 에너지 소모량이 감소하게 된다. 이로 인해 에너지 요구량도 줄어드는데 이러한 변화에 역행해서 에너지를 과잉 섭취하면 체중 증가로 이어지므로 건강 체중을 위해서 적정한 식사량을 섭취하여야 한다. 건강한 성인은 체질량 지수와 허리둘레를 함께 고려하여 비만도를 판정한다.

둘째, 치아 손실. 치아 손실이나 불량은 음식을 잘게 씹지 못하는 씹기 장애를 초래하여 영양소를 제대로 흡수하지 못하여 영양 불량이나 편식의 원인이 된다. 그리고 침의 분비가 줄어 음식을 씹고 삼키는 연하 기능이 저하되어 영양 불균형을 유발한다. 씹는 행위는 뇌의 혈액 순환을 도와 기억력을 좋게 하며 혈관성 치매 예방에도 도움이 된다고 한다. 미국 뉴욕주립대 연구진에 의하면 치아 손실을 방치한 폐경기 여성의 경우 고혈압에 걸릴 위험이 20% 높았다고 한다.

셋째, 소화 능력의 감소. 소화액의 감소는 소화 능력을 낮추므로 소화가 잘되는 식품을 선택하거나 조금씩 자주 먹어야 소화에 도움이 된다. 그리고 음식을 침과 함께 꼭꼭 씹어서 삼키면 영양소의 흡수율을 높이는 데 도움이 된다.

넷째, 감각 기능의 저하. 혀의 점막에는 맛을 느끼는 '미뢰'라는 감각 세포가 분포되어 있다. 나이가 들면 혀 뒤쪽에서 신맛과 쓴맛을 감지하는 미뢰는 기능이 높아지고, 앞쪽의 단맛과 짠맛을 감지하는 미뢰는 기능이 떨어진다. 노화 과정에서 혀의 미뢰 수가 30~50% 감소하여 맛을 잘 느끼지 못하므로 음식의 간을 맞추기 위해서 소금이나 설탕의 양이 과잉 섭취되는 것을 주의해야 한다. 50대로 들어선 후에 평소 음식의 간이 잘 맞다고 느껴

참고: 보건복지부, 요양 보호사 양성 표준 교재

- 성인의 1일 기초 대사량 =
  1,440 kcal (1kg에 1시간당 1 kcal 필요, 60kg×24시간 = 1,440 kcal)
- 1일 대사량 =
  기초 대사량 + 작업 대사량 (1,440+1,000~1,300 kcal = 2,440~2,740 kcal)
- **비만도는 체질량 지수(BMI)와 허리둘레를 기준으로 평가한다.**
  - **체질량 지수(BMI):**
    키와 몸무게를 이용하여 지방의 양을 추정하는 비만 측정법

    체중(kg)을 키의 제곱(m^2)으로 나눈 값. [BMI = 체중(kg) ÷ 키(m^2)]
  - BMI가 정상 또는 비만 전 단계여도 허리둘레가 남자 90cm, 여자 85cm 이상이면 동반 질환의 위험이 1단계 비만자와 비슷한 수준이 된다.
  - 허리둘레가 클수록 당뇨병, 고혈압, 심근경색, 뇌졸중, 암 발생률이 증가한다.

분류	체질량 지수	허리둘레에 따른 동반 질환의 위험도	
		< 90cm(남자) < 85cm(여자)	≧ 90cm(남자) ≧ 85cm(여자)
저체중	< 18.5	낮음	보통
정상	18.5~22.9	보통	약간 높음
비만 전 단계 (과체중, 위험 체중)	23~24.9	약간 높음	높음
1단계 비만	25~29	높음	매우 높음
2단계 비만	30~34.9	매우 높음	가장 높음
3단계 비만 (고도 비만)	≧ 35	가장 높음	가장 높음

(자료: 대한비만학회, 비만 진료 지침 2018)

진다면, 실제로 간이 맞는 게 아니라 감각 기능의 저하일지도 모른다고 의심해 봐야 한다. 그리고 나트륨의 과잉 섭취가 예상되니 조금 싱겁게 먹는 것이 만성 질환을 예방하는 데 도움이 될 수 있다.

다섯째, 장 운동성의 감소. 섭취한 음식은 소화 효소에 의해 죽상화되어 소장과 대장의 연동 운동으로 영양소가 흡수된다. 그리고 나머지는 변으로 배설된다. 그러나 노화로 장의 운동성이 떨어지면 변비가 생기기 쉽다. 변비를 예방하려면 섬유소가 풍부한 통곡물과 채소, 과일을 적정량 섭취해야 한다. 미국이나 영국에서는 하루에 최소 5가지 이상의 다양한 채소를 먹도록 권장하고 있다.

조화로운 식생활과 건강한 삶을 유지하는 컬러 푸드

- **노화를 예방하는 검은색 식품:** 검은콩, 검은깨, 검은쌀, 메밀 등
- **면역력과 항암 효과를 높이는 주황색 식품:** 당근, 호박, 고구마, 감, 바나나 등
- **혈관과 위장을 깨끗하게 하는 초록색 식품:** 시금치, 깻잎, 부추, 브로콜리, 녹차, 솔잎 등
- **콜레스테롤을 낮추는 하얀색 식품:** 마늘, 양파, 양배추, 도라지, 콩, 흰 채소 등
- **예뻐지게 하는 빨간색 식품:** 토마토, 딸기, 사과, 석류, 파프리카, 복분자, 고추 등
- **심장병 예방과 독소를 제거하는 보라색 식품:** 가지, 포도, 블루베리, 자두 등
- **피부가 좋아지는 노란색 식품:** 옥수수, 자몽, 오렌지, 참외 등

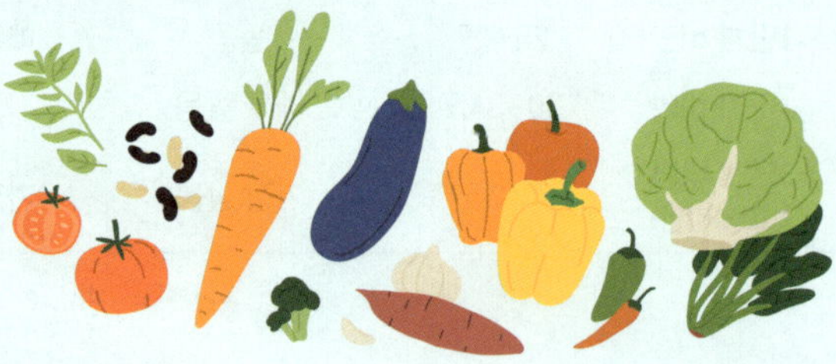

건강한 식생활을 위해서는 모든 영양소가 적당량 포함된 균형 잡힌 식사와 편중되지 않은 다양한 식품 섭취 그리고 적절한 양을 섭취하는 것이 중요하다. 탄수화물의 에너지 섭취 비율은 55~65% 범위에서 단당류보다는 잡곡류, 마른미역, 표고버섯, 시래기나물, 고사리 등 식이섬유가 풍부한 음식을 1일 20~25g 정도를 섭취할 것을 권장한다. 단백질은 지방을 제거한 살코기, 생선, 달걀 등 체중당 1일 평균 필요량은 남성 45g, 여성 40g이다. 지질은 15~30% 범위에서 필수 지방산이 부족하지 않도록 섭취하고, 오메가-3 지방산 섭취를 위해서 등푸른생선과 오메가-6 지방산 섭취를 위해서 들깨, 들기름, 참기름을 각각 4~8:1의 비율로 음식을 섭취하는 것이 도움이 된다. 비타민과 무기질은 필요량을 충분히 섭취하되 과잉 복용하지 않도록 주의해야 한다.

노화로 인한 신체적 변화가 무엇인지 알게 되면 자신의 건강을 관리하기 위해서 유익한 음식과 그렇지 못한 음식을 구별하는 힘이 생기게 된다. 그리고 만성 질환을 치료하기 위해 약물을 복용하는 경우 체내 대사 작용에 영향을 미쳐 영양소 흡수를 방해하므로 결핍되는 영양소가 없도록 주의해야 한다. 무엇을 어떻게 얼마큼 먹느냐에 따라서 보약이 되기도 하고 독약이 되기도 하는 음식. 건강한 삶을 위해서 현명한 선택이 필요하다. 그래야 100세 시대를 건강하게 살아 낼 수 있기 때문이다.

8

맛있는 음식 vs 좋은 음식

금강산도 식후경이라는 말이 있다. 아무리 좋은 일도 배가 부른 뒤에 볼 일이라는 뜻이다. 누구를 만나든지 먹는 것을 빼놓고 예기할 수 없다. 못 먹던 시절에는 먹기가 당연히 생존을 위한 것이지만, 요즘처럼 먹는 것이 넘쳐나는 시대에는 단순히 배를 불리기 위한 것만은 아니기 때문이다. 먹는 것을 통해서 만남이 이루어지고 소통의 도구가 되며 시대의 욕구를 들여다보는 바로미터가 되기도 한다. 현대인은 온통 먹거리 정보로 넘쳐나는 시대에 살고 있다. 공영 방송 개인 방송 할 것 없이 먹거리를 소개하기에 여념이 없다. 전국의 소문난 맛집을 찾아서 직접 음식을 맛보고 그 맛을 소개하면서 잠재되어 있던 식욕을 폭발시킨다. 그뿐만 아니라 사상님의 오랜 기간에 걸쳐서 연구한 노하우를 보면서 감동을 하기도 하고 찬사를 보내기도 한다.

먹는다는 것은 예나 지금이나 인간의 가장 원초적인 생존 욕구이면서 문화가 집적된 전통이기도 하다. 과거 경제적으로 가난하여 먹거리가 부족하던 시대에는 영양 결핍으로 결핵에 걸린 환자가 많았다. 그리고 구루병에 걸려서 휜 다리를 한 친구들도 있었고 대부분 마른 체형이 대세였다. 고작 한 반에 한두 명 정도가 뚱뚱한 편이었는데 이제는 전세가 역전되었다. 많은 사람의 몸집이 튼실해졌다. 지금은 살이 찌지 않고 살아가기가 너무 힘든 세상이다. 너무 잘 먹어서 병이 생기는 시대다. 과거 듣지도 보지도 못한 질병이 매스컴에 연일 오르내리는 가운데 그 질병을 고치는 데 좋다는 영양 정보가 넘쳐난다.

어떻게 먹어야 건강하게 살 수 있을까? 어떻게 먹어야 질병을 예방하고 건강한 몸을 유지 할 수 있을까? 먹거리는 가장 쉬우면서도 가장 어려운 일이다.

건강을 해롭게 하는 선택

자연은 우리 인류에게 풍요로운 먹거리를 제공한다. 먹거리에는 분명 몸에 좋은 것도 있고 나쁜 것도 있다. 우리 주변에는 수많은 식물이 있고 그것을 먹으면서 생명을 유지하고 살아왔다. 그러나 그 과정에는 생명을 희생하며 얻은 것들이 많다. 산에는 고사리, 참나물, 여로, 상사화, 부처손 등 다양한 식물들이 자란다. 식용이 가능한 산나물이 있는가 하면 먹으면 죽을 수도 있는 독초도 있다. 그것을 어떻게 알았을까? 그것은 죽음이라는 엄청난 대가를 치르고서야 알 수 있었다. 그러나 현대 사회에서는 그나마 안전한 식품을 먹을 수 있는 사회가 되었다. 하지만 독성이 없다고 해롭지 않은 것은 아니다. 먹자마자 바로 목숨을 앗아 가는 음식은 아니지만 오랜 시간 축적되면서 서서히 몸을 병들게 하는 음식들이 있다. 그리고 이에 못지않은 잘못된 식습관들이 우리의 건강을 위협하고 있다.

그렇다면 독초처럼 한 번에 죽지 않고 서서히 질병을 만드는 데 일조하는 음식에는 어떤 것이 있을까? 흔히 '흰색 음식'이라고 하는 흰 밀가루, 흰 설탕, 흰 쌀, 소금, 인공 조미료MSG가 있으며, 트랜스 지방이 많이 함유된 패스트푸드 그리고 탄산음료를 들 수 있다. 이러한 음식의 공통점은 맛있거나 맛있게 한다는 것이다. 음식이 맛이 없다면 그 음식에 손이 가겠는가? 건강에 유익한 음식은 아닐지라도 당장은 입맛에 따라 쉽게 손이 가게 된다. 건강을 생각해서 외면하기에는 이미 내 입맛은 길들어져 있다.

그리고 우리의 건강을 좀 먹는 식습관에는 어떤 것이 있을까? 뭐니 뭐니 해도 한 번에 너무 많이 먹는 과식이다. 하루 세끼 꼬박꼬박 챙겨 먹으면서도 늦은 밤 잠자리에 들기 전까지 통닭이나 족발에 술을 곁들여서 야식을 즐긴다. 세상은 넓고 먹을 거는 넘쳐난다. 전화 한 통이면 먹고 싶은 음식을 언제 어디든지 시켜 먹을 수 있다. 그러나 우리의 생활 환경은 먹은 만큼 사용하지 못하는 세상에 살고 있다. 손가락으로 핸드폰만 까딱거릴 정도로 신체 활동이 부족한 생활을 하고 있다. 여차하고 방심하면 비만은 기본이고 고혈압, 당뇨병 등 생활습관병을 얻기 쉬운 환경에 살고 있음을 인지해야 한다. 독초처럼 한 번의 실수로 죽지는 않지만, 서서히 질병으로 들어가는 맛있는 음식과 잘못된 식습관은 우리를 서서히 죽여 간다. 결국 자신의 잘못된 선택의 결과이다.

건강을 이롭게 하는 선택

우리의 몸은 먹는 것으로 생명을 유지한다. 같은 음식을 먹지만 누군가는 건강하게 살아가고 누군가는 질병 때문에 고통 속에서 살아간다. 단순히 먹는 것만으로 건강을 판단하기는 어렵지만, 음식의 양과 질 그리고 활동량, 스트레스, 유전적 차이에 의해서 달라지기 마련이다. 과거에는 신체 활동을 통해서 많은 에너지를 소모했다. 먹는 만큼 충분한 활동을 통해서 에너지를 소비해 왔다. 그러나 요즘은 같은 양의 음식을 먹는다고 해도 최소한의 신체 활동만 하므로 살이 찌기 쉽다. 단순히 보기 좋을 정도의 외모가 아니라 질병을 일으킬 정도로 과잉된 열량은 결국 자신의 건강을 해친다.

우리의 인체는 3대 영양소라 불리는 탄수화물, 지방, 단백질의 다량 영양소macronutrient와 물, 비타민, 미네랄 등 미량 영양소micronutrient를 먹어야 생명을 유지하고 활동을 할 수 있게 된다. 이 6대 영양소를 어떻게 먹느냐에 따라서 체중이 늘기도, 빠지기도 한다. 체중을 감량하는 방법은 여러가지다. 지방과 탄수화물을 줄인다거나 근육량을 증가시키기 위해서 단백질을 늘린다거나 등등. 다시 말해 열량과 영양소를 고려해서 증감하게 된다. 그러나 건강을 고려해서 식사한다면 자신의 건강 상태나 활동량 그리고 적정 체중을 파악하여 그것에 맞게 적절히 섭취해야 한다. 영양 전문가들의 공통된 의견을 살펴보면 탄수화물은 섬유질이 풍부하고 정제되지 않은 현미나 오트밀과 같은 통곡물로, 단백질은 한국영양학회에서도 권장하는 전체 열량의 7~8% 이내로 섭취할 것을 권장하며, 지방은 오메가 3가 풍부한 생선이나 호두 같은 견과류, 항산화 물질과 비타민, 미네랄 등이 풍부한 딸기, 블루베리, 토마토 그리고 시금치, 마늘 같은 음식을 권한다.

법조인이자 사회운동가인 강지원은 「대한민국 主食革命: 통곡물이 사람을 살립니다」에서 건강을 위해 매일 먹는 주식을 바꿔야 한다고 말한다. 즉 흰 쌀밥과 흰 밀가루 빵보다는 건강에 유익한 통곡물로 지어진 밥과 빵으로 먹기를 권한다. 이를 통해 체중이 줄고, 건강이 개선되며 이미 질병이 있어도 면역력 강화와 혈관 청소, 장 청소, 노화 방지 등을 할 수 있어 근본적인 건강이 개선된다고 한다.

심리학자 에이브러햄 매슬로Abraham Maslow의 '인간 욕구 5단계' 이론에는 생리적 욕구, 안전의 욕구, 애정과 소속의 욕구, 존중의 욕구, 그리고 자아실현의 욕구가 있다. 그중 생리적 욕구physiological needs는 욕구 피라미드 최하단에 있다. 인간 생존을 위한 가장 기본적이고 강력한 욕구인 생존의 욕구에는 음식, 수면, 성, 물, 호흡, 배설, 항상성 등이 있다. 인간에게 가장 중요한 욕구인 생리적 욕구가 채워지지 않으면 다음 단계의 욕구로 나아가지 못한다. 그래서 1~4단계 욕구를 '결핍 욕구deficiency needs'라고도 한다.

식욕은 인간의 3대 욕구에 속한다. 엄청 강력하고 조절하기 쉽지 않은 욕구이다. 이러한 욕구를 어떻게 조절하느냐에 따라서 건강하게 살 수도, 건강을 잃을 수도 있다. 어떤 음식이 좋고 나쁘고 내가 먹은 음식의 양이 적거나 많다는 것은 스스로 잘 안다. 음식의 욕구가 충족된 사회에 살면서도 현대인은 여전히 결핍의 욕구를 음식으로 해소하려 한다. 결핍을 좀 더 나은 방향에서 채워 보자.

과거 인간에게는 먹는다는 것이 항상 죽고 사는 문제에 결부되어 있었다. 아무거나 막 집어 먹지 못했다. 가려서 먹었다. 한순간에 목숨을 잃을 수도 있기 때문이었다. 요즘은 어느 정도 위험 수위를 낮추었지만, 본능적으로 가려 먹는 기능을 많이 상실했다. 맛으로 포장되어 있기에 알아차리기 어렵다. 결국, 음식은 죄가 없다. 오직 먹는 사람의 선택에 따라 건강이 달라진다. 누구와도 비교될 수 없다. 자기 자신이 기준이 되어야 한다. 내가 무엇을 선택하느냐에 따라서 건강과 삶의 질은 달라질 것이다. 건강한 음식을 선택하는 본능을 회복하자.

8

식이 조절 다이어트

사람들은 매년 새해를 맞이할 즈음에 다양한 운동 목적을 갖고 헬스클럽을 찾는다. 그중에서도 다이어트를 목적으로 헬스클럽을 찾는 일이 잦다. 헬스클럽 하면 다이어트하는 곳으로 인식될 정도로 다이어트는 PT의 핵심 고객이다. 많은 사람이 체중 감량을 시도하지만 성공하기가 전혀 쉽지 않다. 여러 번의 시행착오 끝에 열에 아홉은 포기를 선언하고 만다. 오랜 기간 익숙해져 있는 식습관과 생활 습관을 단기간에 바꾸기란 여간 어려운 일이 아니다.

어떻게 해야 다이어트에 성공할 수 있을까? 아니 어떻게 해야 건강하게 다이어트를 할 수 있을까? 무조건적인 체중 감량보다는 건강하게 체중을 감량하는 것이 몸에 이롭다. 특히 시니어들이 체중을 감량해야 할 때는 더더욱 주의해야 한다. 단기적인 체중 감량은 실패할 확률이 높으면서 요요 현상이 생겨 심장병의 주요 원인이 되기도 한다. 그러므로 단기적인 다이어트보다는 평생 지속 가능한 방법을 선택해야 한다.

다이어트의 목적은 건강 회복이다

다이어트의 원래 목적은 환자들의 건강을 회복하기 위한 식이 요법이었다. 건강을 회복하기 위해서 섭취하는 열량과 영양소를 조절하는 것이었다. 그러나 지금은 본래의 목적과는 다르게 날씬해지기 위해서 굶거나 섭취 열량을 제한한다. 지금까지 매스컴을 통해서 소개된 다이어트 방법은 무수히 많다. 그중에서 대표적으로 많이 알려진 다이어트 방법을 소개하면 열량을 조절하는 초저열량식 다이어트와 반식 다이어트, 영양소를 조절하는 황제(앳킨스) 다이어트, 저탄고지 다이어트, 원 푸드 다이어트, 먹는 시간을 조절하는 간헐적 단식 등이 있다. 시중에는 다이어트와 관련된 책과 방송, 식품들이 넘쳐난다. 그만큼 사람들은 다이어트에 관심이 많으며 더 좋은 방법을 찾고 있다. 그만큼 다이어트는 실패하기 쉽고, 무척 어렵다는 사실의 방증이 아닐까 한다.

개인적인 경험에 비추었을 때 식이 조절만 잘하면 충분히 체중을 감량할 수 있다. 본인도 3개월 만에 105kg에서 78kg으로 27kg을 감량한 경험이 있다. 대한민국 건강 주치의 유태우 교수는 「누구나 10kg 뺄 수 있다」에서 반식을 6개월만 꾸준히 실천하면 20대의 몸으로 돌아갈 수 있다고 주장한다. 본인이 직접 경험했고 수많은 사람이 도움을 받은 방법이기도 하다.

그러나 문제는 감량한 체중을 지속해서 유지할 수 있느냐 하는 것이다. 어렵게 감량한 체중을 지속해서 유지하는 것은 감량하는 것보다 더 힘들다. 일반적으로 감량한 체중의 1kg을 유지하기 위해서는 최소 한 달 이상의 유지 기간이 필요하다. 많은 사람이 도전하고 소정의 목표를 달성하지만 이내 원래 체중으로 돌아가고 만다. 감량한 체중을 유지하는 사람은 소수에 불과하다. 그 이유 중 하나는 평소의 식습관을 바꾸기가 어렵다는 것이다. 그리고 오래 지속할 수 없기에 원래 먹던 습관으로 돌아가고 만다. 먹는다는 것은 인간의 3대 욕구 중 하나이다. 식욕을 억제하고 이겨 낸다는 것은 여간 어려운 일이 아니다. 음식량을 줄여서 다이어트를 하다 보면 얼마 지나지 않아서 맛있는 음식 생각에 잠을 이루기 어렵다. 퇴근 무렵에는 옆집에서 솔솔 풍겨 오는 김치찌개 냄새가 후각을 사정없이 공격한다. 그뿐인가. 더운 여름날 시원한 맥주에 치킨을 안주 삼아 먹는 치맥의 맛을 어찌 참을 수 있을까? 그러니 십중팔구 실패할 수밖에 없다. 음식 섭취를 제한하는 다이어트는 결코 쉬운 일이 아니다.

다이어트에 대한 인식 전환

앞서 다이어트는 건강을 위해서 하는 것이라고 했다. 단순히 체중을 감량하기 위한 것이 아니라 건강을 회복하기 위함이다. 비만은 몸에 독소가 쌓인 결과이다. 즉, 몸의 독소를 빼면 체지방이 빠지고 체중이 줄어든 것이다. 그뿐만 아니라 당뇨, 고혈압, 고지혈증, 암 등 건강을 근본적으로 바꿀 수 있다. 「나는 질병 없이 살기로 했다」의 저자 하비 다이아몬드는 오랫동안 비만과 여러 가지 질병으로 고통 속에서 살아가던 중 자연위생학 Natural Hygiene을 알게 되었다. 그는 몸속의 더러운 찌꺼기들을 몰아내자 아주 빠르게 통증이 사라지고 체중이 25kg이나 빠지면서 질병의 고통 속에서 해방되었다고 한다. 그뿐만 아니라 온종일 에너지가 넘치는 삶을 살고 불면증도 사라졌으며 짜증 내던 성격도 개선되었다고 한다.

다이어트는 단순히 날씬한 외모를 갖기 위해서만 하는 것이 아니다. 비만의 원인인 체내 독소를 배출하고 건강한 몸으로 회복하는 방법이다. 체중 감량은 기본이고 암이나 고혈압, 당뇨병 등 기저 질환을 개선하는 데도 큰 효과가 있다. 「무엇을 먹을 것인가」의 저자 콜린 캠벨은 빠른 체중 감소를 위해서는 무가공 식품과 식물성 식이 요법을 실천할 것을 권한다. 그리고 체중 유지를 위해서는 운동뿐만 아니라 일상생활 속에서 활동량을 늘리는 것이 중요하다고 말한다. 채식을 주식으로 하고 부지런한 삶을 지향하는 것이 다이어트를 지속하는 방법이다.

부동산 재테크 전문가이자 「마흔의 돈 공부」의 저자 이의상 대표는 위에서 소개한 방법과 개인적으로 체득한 경험을 유튜브 '단희TV'에 공개하였다. 그 내용을 간략히 요약하면, 다음과 같다. 간헐적 단식법으로 16시간의 공복 시간과 8시간의 음식 섭취 시간을 지킨다. 음식을 섭취할 때는 과일과 채소 그리고 섬유질이 풍부한 통곡물이 가장 좋으나 먹기 불편한 경우 현미와 찹쌀 현미를 1:1 비율로 섞어서 밥을 하고 소화 효소가 잘 분비되도록 천천히 꼭꼭 씹어서 섭취한다. 피로감을 해소하기 위해서 고기, 생선, 육가공 식품, 패스트푸드, 고염식을 먹지 않는다.

다이어트는 건강을 찾기 위해서 하는 것이다. 날씬해지면 그로 인해서 자신감이 생기고 대인 관계 증진에 긍정적인 영향을 미치기 때문이다. 결국, 심신이 풍요해지고 자신에게 좋은 이미지를 갖게 된다. 최고의 성형은 다이어트다!

100년을 사용할 수 있는 인간의 몸은 산해진미로 채워지면서 질병을 안고 살아가게 되었다. 이제는 중용의 미덕을 발휘할 때다. 너무 과하지도, 덜하지도 않은 건강한 식습관을 들여야 한다. 건강한 100세를 위해서 도정하지 않은 곡류와 채소, 영양이 풍부한 과일을 섭취하고 단백질과 지방의 섭취를 줄여야 한다. 실제 임상 결과에서도 열량 밀도가 낮은 채소, 과일, 곡물 위주의 식사를 한 그룹에서 체중이 많이 줄어든 사례가 많다.

다이어트에 성공하는 것은 어렵지만 목표를 달성하면 엄청난 성취감을 맛볼 수 있다. 이루 말할 수 없을 정도로 큰 기쁨이다. 단순히 날씬해져서 기쁜 것만은 아니다. 하루하루 자신이 선택한 길을 걸어가면서 여러 가지 어려움을 잘 극복하고 마침내 가고자 했던 목적지에 도달했을 때의 성취감은 충만한 자신감으로 채워져 있을 것이다. 개인적인 생각이지만 다이어트에 성공한 사람은 뭘 해도 할 수 있는 능력자라고 칭하고 싶다. 다이어트 과정에서 먹고 싶은 욕구와 새로운 식습관을 받아들여야 하고 주변으로부터의 끊임없는 유혹을 거절해야 한다. 정말 독한 사람이 아니고는 이겨 내기 어려운 일이다. 당장 죽을병에 걸렸어도 참기가 어려운 것이 식욕인데 이를 이겨 낸 사람은 경이롭기까지 하다.

한편 이 과정을 이겨 낸 사람 중에는 '그다지 많이 힘들지 않았어요'라고 말하는 사람들이 의외로 많다. 그렇다면 다이어트에 성공한 사람들은 어떻게 한 것일까? 우선 다이어트를 대하는 마음가짐이라고 생각된다. 복잡하게 생각하지 않고 단순히 생각할 필요가 있다. 세상사 마음먹기에 달렸다. 일체유심조라는 말처럼 힘들다고 생각하면 힘든 것이고 쉽다고 생각하면 쉬운 것이다. 순간순간 찾아오는 유혹을 단호히 이겨 내는 것이다. 큰 접시 한 그릇을 다 먹어야 먹은 것인가. 작은 접시 한 그릇을 먹어도 먹은 것이다. 쉽게 생각하자.

8

선 운동,
후 다이어트

살을 빼는 방법에는 여러 가지가 있다. 침, 약물, 위 절제술, 지방 흡입술, 식이 요법, 운동 등 여러 가지 방법이 있다. 고도 비만이 아니라면 대부분 식이 요법과 운동을 선택한다. 단순히 체중을 감량하기 위해서는 주로 식이 요법을 먼저 선택한다. 그러나 체력을 증진하고 단단한 몸을 만들고자 한다면 운동을 먼저 할 것을 권한다.

처음 센터를 방문하면 살을 빼려고 러닝머신을 이용해서 달리기하는 것을 가장 선호한다. 시간이 지나면서 체온이 올라가고 이마에 땀도 송골송골 맺히고 숨이 서서히 가빠지면서 운동을 하는 느낌이 든다. 열심히 러닝머신 위에서 걷고 달리기를 반복하다 보면 어느새 다리에 힘이 빠지고 천근만근 무거워진다. 숨은 턱밑까지 차오르고 얼굴은 벌겋게 달아오른다. 그리고는 얼마 지나지 않아서 러닝머신이 자신을 끌고 간다. 의욕은 앞서지만,

몸이 따라 주지 않는다.

살이 빠지기도 전에 포기하고 싶어진다. 운동은 너무 힘들고 처음에 마음먹은 다이어트 목표는 먼 옛날이야기가 되기 일쑤다. 고강도 운동이 살을 빼는 데는 효과적이지만 자신의 체력을 고려하지 않고 처음부터 힘들게 시작하면 운동의 재미보다는 고통을 먼저 맛보게 될 것이다. 어느 누가 고통을 선호할까? '인내는 쓰고 열매는 달다', 'No Pain, No Gain'이라고 했던가? 운동을 지속하기 위한 전략이 잘못되었다. 시작부터 지는 게임을 하는 것이다. 이는 초보자에게는 부적합하다. 초보자는 운동의 재미부터 맛을 봐야 한다. 운동 효과는 둘째로 치고 낮은 단계에서 쉽게 접근해야 한다.

운동의 목적은 체력 증진

다이어트가 체중을 감량하는 것이 목적이라면 운동의 목적은 체력을 증진하는 것이다. 구체적으로는 근력, 근지구력, 유연성, 민첩성, 순발력, 평형감각, 협응력, 심폐 지구력 등 인간이 일상생활에 필요한 기초 체력을 증진하는 것이다. 그러나 운동은 기본적인 기초 체력 증진에만 국한되지 않고 신체 조성body composition을 조절하여 건강을 개선하는 데 크게 일조하고 있다. 신체 조성이란 인체를 구성하고 있는 기관이나 조직 등을 정량적으로 또는 상대적인 비율로 나타낸 것이다. 체내의 지방과 근육 그리고 뼈의 양을 확인하는 지표이다. 좀 더 살펴보면 근력 운동을 통해서 근육량을 늘리면 기초 대사량이 높아지고 체지방을 감량하는 데 더 효율적이다. 또한, 골밀도를 유지하거나 증가시키는 데 중요한 역할을 한다. 단순히 감량이 목표라면 식이 조절을 하는 것이 적합하지만 체력을 증진하고 균형 잡힌 몸을 만들려면 운동을 하는 것이 더 효과적일 수 있다.

다만 운동을 하는 게 힘들다는 점이 문제다. 보통 '운동' 하면 떠오르는 생각이 '운동은 힘들어', '살을 빼려면 운동을 힘들게 해야 해', '운동은 귀찮아'라는 말일 것이다. 이런 말은 처음 시작하는 운동을 더욱더 하기 싫게 만드는 고정 관념일 수 있다. 운동에 어떻게 접근하느냐에 따라 운동을 쉽게 할 수도 있고 재미를 느끼며 할 수도 있다. 운동의 힘든 점만 부각하니 선뜻 하기가 힘들어지는 것이다. 그래서 많은 사람이 힘든 운동보다 식이 조절만 하는 다이어트를 선호하게 된다. 그러나 다들 알다시피 오랜 기간 지속하기 어려워 다이어트를 중도에 포기하고 그 결과 이른 시일 내에 원래 체중으로 돌아가는 요요 현상을 겪게 된다. 그렇다면 어떤 방법을 선택해야 할까? 다이어트를 먼저 할 것인가, 운동을 먼저 할 것인가, 아니면 병행할 것인가?

선 체력, 후 감량

우선 운동 목적이 명확해야 한다. 다이어트를 먼저 하면 몸이 가벼워진 느낌은 들지만, 근력이 많이 약해져 운동할 때 금방 지치는 경우가 많다. 그러다 보면 운동이 굉장히 힘들게 느껴질 수 있고 포기하고 싶은 마음이 더 커진다. 그래서 다이어트를 목적으로 PT를 받는 회원에게는 운동을 먼저 권한다. 운동을 통해서 기초 체력을 증진한 후 다이어트를 병행하는 것이다. 특히 시니어들의 건강을 위해서는 운동을 먼저 할 것을 권하고 싶다. 근력뿐만 아니라 약해진 관절과 뼈를 건강한 상태로 회복한 후에 천천히 다이어트를 병행한다면 몸에 무리 없이 다이어트를 할 수 있다.

다이어트도 체력이 좋은 사람이 이겨 낼 확률이 높다. 운동을 통해서 먼저 체력을 향상해 놓은 상태에서 식이를 조절한다면 다이어트할 때의 배고픔과 피로를 훨씬 더 잘 이겨 낼 수 있기 때문이다. 그리고 일정 기간 운동을 하면서 습득한 경험치를 다이어트를 할 때 적용하면 훨씬 더 심리적으로 여유가 생긴다. 그래서 처음 두세 달 동안에는 운동에만 집중하다가 운동이 익숙해지고 체력이 증진되었을 때 다이어트를 진행하는 것이다. 특히 스스로 심리적으로 다이어트를 하고 싶은 욕구가 생길 때 조금씩 단계별로 진행한다. 음식량은 7부 정도만 섭취하는 것으로 하고 처음 1주일은 세 끼 중에 한 끼만 진행하다가 2주 차부터는 두 끼로 늘리는 방법이다. 이 방법은 이미 수많은 회원에게 적용한 방법이기도 하다.

그리고 무엇보다도 중요한 것은 지속해서 유지하는 것이다. 어쩌면 유지하는 것이 감량하는 것보다 훨씬 더 힘들다. 대부분 10명 중 9명은 이 과정에서 무너진다. 그래서 체중 감량이든 체력 증진이든 지속해서 할 수 있는 방법이 중요하다. 지속 가능한 방법을 선택할 때 이어 갈 힘이 생긴다. 다이어트를 한다면 먹으면서 해야 하고 운동을 한다면 지속해서 할 수 있는 운동이 필요하다. 그러려면 틈틈이 활동량을 높여야 한다. 식사 후에 보통 걸음으로 30분씩 걷는 것만으로도 한 달에 1.5~2kg 정도를 감량할 수 있고 혈당도 낮출 수 있다. 체중의 3~5%만 감량해도 심혈관 질환의 위험도를 낮출 수 있다. 그리고 정기적으로 체중을 측정하여 변화된 체중을 감지하는 센스가 필요하다. 스스로 최적의 컨디션을 유지할 수 있는 적정 체중을 기억하고 일정 기준 이상의 체중 변화가 생기면 다시금 운동과 식이 조절을 하는 것이다. 늘 깨어 있어야 유지할 수 있다.

건강을 관리하기 위해서 운동을 먼저 선택한다면 '점진적 과부하의 원리'를 잊지 말고 적용하기 바란다. 운동 횟수나 세트, 중량 등 낮은 단계에서 높은 단계로 점진적으로 차근차근 올라가야 한다. 운동을 많이 해야 한다는 생각에 횟수나 중량을 너무 빨리 올리면 성취감은 높아지지만, 관절은 절망감을 느끼게 된다. 익숙해지면 그때 새로운 변화를 주어도 된다. 그래야 부상도 최소화하고 근육도 빨리 발달한다. 그리고 기초 대사량이 높아지면서 체지방이 주는 속도도 빨라지고, 피로 회복력 또한 향상된다. 일상생활이 가벼워지고 에너지가 충만해지면서 자신감도 한층 더 높아질 것이다.

다이어트는 건강해지기 위해서 하는 것이다. 다이어트는 몸을 가볍게 한다. 육체적인 가벼움만을 의미하지 않는다. 몸이 가벼우면 마음도 가벼워진다. 복잡한 심사가 많이 가라앉는다. 내적으로 우울한 감정이나 걱정거리들이 빠져나가고 그 자리에는 평안과 여유가 채워질 것이다. 내 몸의 독소가 빠지고 근력이 채워지면서 100년을 살아 낼 힘이 생길 것이다. 심신의 고단함을 가벼운 몸과 마음으로 토닥여 주고 위로하면서 울창한 숲길을 걸어 보자. 맑은 산소를 내 몸과 마음에 가득 채워 보자. 어느새 발걸음은 가벼워지고 얼굴에는 미소가 절로 피어날 것이다.

8

질병을 예방하는 식습관

> "음식으로 고치지 못하는 병은 의사도 못 고친다."
>
> — *히포크라테스*

나이를 먹으면서 늘어나는 것은 한숨과 약이라는 말이 있다. 그만큼 나이를 먹으면 질병에 걸리기 쉽다. 그 때문에 평생 약을 먹고 살아가야 하는 경우가 많다. 매년 병원 문턱을 넘나드는 횟수가 점점 늘어만 가고 있다. 한때 성인병이라는 말이 유행어처럼 사용되던 때도 있었다. 성인병을 나이가 들어서 생기는 당연한 병으로 여기기도 했다. 성인병이란 성인기 후반부터 유병률과 사망률을 높게 하는 여러 가지 질병을 말한다. 주로 고혈압, 당뇨병, 심장병, 신장병, 악성 종양 등인데 성인이 된 후 많이 걸린다고 해서 성인병, 노인병, 문명병이라고도 한다. 이제는 성인병을 생활습관병이라고 부른다. 성인이 되어서 걸리는 병이 아니라 잘못된 생활 습관이 질병의 원인이기 때문이다.

어떻게 해야 질병에서 자유로울 수 있을까? 아니 나이 들어서 질병이 없는 사람이 있을까? 쉬운 일이 아니다. 그저 자신의 건강 상태를 알고 개선할 수 있는 방법을 찾아서 노력할 수밖에 없다. 이미 질병이 있다 해도 더 나빠지지 않도록 노력해야 한다. 그러기 위해서는 주변에 건강한 사람이 있는지 살펴보고, 그런 사람이 있다면 그 사람을 벤치마킹하자. 그런 사람이 없다면 차선책으로 질병은 있지만, 일상생활을 하는 데 불편함이 없이 왕성하게 생활하는 사람을 살펴보고 그런 사람들의 생활 습관을 파악해 보자. 그 사람들이 먹는 음식량과 종류 그리고 일상생활 속에서의 활동량과 운동량은 어느 정도인지 또한 평소에 스트레스는 어떻게 해결하는지 등을 배워 보자. 그나마 질병이 있어도 관리를 잘하고 일상생활을 하는 데 무리없이 해 내면서 살아가는 사람이 우리의 롤모델이 될 수도 있다.

질병의 원인

질병에 걸리는 원인은 여러 가지가 있다. 유전적 요인이나 우발적인 사고로 인한 것은 제외하면 평소의 생활 습관이 가장 큰 요인으로 작용한다. 심장 질환, 고혈압, 당뇨병, 각종 악성 종양 등은 술, 담배, 과식, 과음, 고염, 고당 등 잘못된 식습관과 연관성이 높다. 한국인들에 특히 많이 발생하는 고혈압이나 위암은 짜고 매운 음식과 뜨거운 국물을 많이 섭취하는 데 기인한다.

예전에는 부자나 걸린다던 당뇨병이 이제는 주변에서 쉽게 볼 수 있는 흔한 질병이 되어 버렸다. 대한당뇨병학회의 「당뇨병, 습관을 바꾸면 극복할 수 있다」의 자료에 의하면 한국인 10명 중 1명은 당뇨인이라고 한다. 당뇨병 전 단계까지 포함하면 10명 중 3명이 당뇨병 환자이거나 잠재적 당뇨인이라고 한다. 당뇨병 유병률은 30세 이상 성인에서 12.4%, 50대는 15.6%, 70세 이상 성인의 경우에는 25.9%로 나이가 많아질수록 당뇨병 유병률도 증가하는 것으로 조사됐다(70세 이상 성인 4명 중 1명은 당뇨병). 그리고 과거에는 정상 체중이거나 오히려 마른 상태인데도 당뇨병에 걸리는 非비만형 당뇨병인 사람이 많았으나, 지금은 비만형 당뇨병이 증가하고 있다.

경제적 성장으로 식습관이 서구화되면서 음식에서 기인한 질병이 많이 발생하고 있다. 특히 과체중 및 비만이 고혈압, 당뇨 등 기저 질환을 발생시킨다. 무엇보다도 소아 비만이 점점 더 늘어나니 이는 곧 심각한 사회 문제를 야기할 것이다. 식습관은 여러 생활 습관 중에서 가장 먼저 개선해야 할 사안이다.

식습관을 개선하자

생활습관병이란 잘못된 생활 습관에서 비롯되는 병으로 질병의 발생과 진행에 있어서 식습관이나 운동 습관, 스트레스, 흡연, 음주, 휴식 등의 생활 습관이 건강에 영향을 미치는 질환군을 말한다. 최근에는 감염성 질환을 제외한 모든 질환이 이에 해당한다고 생각하여 비감염성 질환Non-communicable disease이라고 부르기도 한다. 우리가 흔히 알고 있는 비만, 고혈압, 당뇨병, 뇌졸중, 협심증, 심근경색증, 고지혈증, 동맥경화증, 알코올성 간질환, 퇴행성관절염, 악성 종양 등이 이에 해당한다.

건강을 회복하기 위한 생활 습관 중 식습관을 어떻게 개선할지 살펴보자. 건강 분야 스테디셀러 「다이어트 불변의 법칙」과 「나는 질병 없이 살기로 했다」의 저자 하비 다이아몬드는 유일하게 비만으로 고생하는 인간이 비만이 없는 야생 동물의 식습관에서 건강과 다이어트 방법을 배우는 것이다. 즉, 몸속의 쓰레기, 독소를 처리하면 질병을 치유할 수 있다고 주장한다. 영양학의 바이블이라 일컬어지는 「무엇을 먹을 것인가」의 저자 콜린 캠벨은 질병으로부터 건강을 회복하기 위해서는 과잉 섭취할 경우 암의 유병률을 높일 수 있는 단백질을 10% 이내로 줄일 것과 가공하지 않은 식품, 도정하지 않은 통곡물, 채소, 과일을 충분히 먹을 것을 권한다.

보통 건강 또는 질병을 개선하기 위해서 영양에 관한 정보를 접하다 보면 너무 많은 정보에 혼돈만 가중된다. 수많은 정보 중에서 가장 믿을 만한 정보는 삶으로 직접 증명한 사람일 것이다. 그 사람들의 공통된 식습관과 생활 습관을 살펴보자.

건강을 회복하기 위한 식습관 개선법

7부만 먹어라

적게 먹는 동물이 많이 먹는 동물보다 오래 산다는 것은 이미 여러 연구에서 밝혀졌다. 적게 먹으면 체지방이 축적되는 것을 예방하고 체지방 감소와 함께 면역력을 증진할 수 있다.

골고루 먹어라

우리의 몸은 6대 영양소뿐만 아니라 이름 없는 영양소로 구성되어 있다. 그중 어느 영양적 요소가 부족할 때 질병이 생길 수도 있다. 비빔밥을 예로 들면 밥, 고기, 달걀, 숙주, 당근, 오이, 버섯, 된장국 등 재료 속에 6대 영양소가 골고루 들어 있다.

육식은 낮추고 채식은 높여라

식습관에 의해 질병이 생겼다면 먹는 것에 문제가 있다. 지금까지 육식을 많이 섭취했다면 건강해야 한다. 그러나 과도한 육식 즉, 단백질 섭취는 체내 독성을 유발하고 질병에 취약한 몸을 만들 수 있다. 과도한 단백질 섭취는 줄이고 체내 독소 배출을 돕는 채식을 높이자.

가공식품을 줄여라

조금 더 엄격하게 먹을 것을 골라야 한다. 가공식품은 가공하는 과정에서 영양분이 많이 파괴되고 맛을 내기 위해 과도한 향신료가 사용된다. 그리고 장기간 보관하기 위해서 방부제 등 몸에 해로운 성분이 포함될 수 있다. 또한, 여러 번의 열처리 과정 중에 영양소가 많이 파괴된다. 이미 영양적 가치가 없는 음식을 먹을 수 있는 것이다.

데이비드 A. 싱클레어, 매슈 D. 러플랜트의 저서 「노화의 종말」에는 장수하는 사람들의 공통된 식습관을 소개한다. 일본의 오키나와 이탈리아의 사르데냐는 100세 이상 장수하는 사람이 많이 사는 지역이다. 이들은 다른 지역에 비해서 육류와 유제품, 설탕을 덜 먹고 채소와 통곡물, 콩의 섭취량이 월등히 많았다고 한다. 그 외에도 적게 먹는 것, 간헐적 또는 주기적으로 단식을 하는 것, 육식을 줄여서 먹는 것, 운동으로 땀을 흘리는 것이 장수에 도움이 된다고 한다. 장수란 단순히 오래 사는 것만을 의미하지 않는다. 삶을 마감하기 전까지 일상생활을 영위하면서 살아가는 것이다. 장사하는 사람은 단 몇 시간이라도 가게에서 소일거리라도 하고 손님들과의 관계를 지속한다. 농사일하는 사람은 밭에서 생산한 수확물을 손수 손질하고 장에 내다 팔아서 용돈을 벌기도 한다.

질병 없이 건강하게 살아가기 위해서는 무엇보다도 식습관을 개선해야 한다. 질병이 있다면 건강한 노후를 위해서 식습관을 개선할 필요가 있다. 질병이 생긴 후 먹는 약은 완화를 목적으로 하는 것이지 질병을 치료하거나 완치하는 것이 아니다. 질병의 근본적인 치료는 오랫동안 무심코 먹던 음식이나 입이 호강하는 음식으로 하는 게 아니다. 몸에 좋은 음식 또는 몸이 행복한 음식으로 개선하는 것이다. 우리 몸이 무엇을 먹을지 그리고 무엇을 먹지 않을지를 고려해야 한다. 가장 어려운 식습관을 개선하는 것은 건강한 노후를 보장받는 지름길이다.

8

근력을 증진하는 영양

시니어들에게 근력은 삶의 질을 좌우하는 중요한 요소이다. 근력이 부족하면 일상생활이 힘들어지고 가벼운 일에도 빠르게 피로해진다. 근력은 건강의 바로미터다. 근력은 근육량에 비례하므로 근육량이 많은 사람은 부족한 사람에 비해서 골밀도가 높으며, 고혈압이나 당뇨병 등 기저 질환에 걸릴 확률이 낮다. 그러므로 근육량이 두드러지게 감소하는 중년부터는 근력을 향상하는 운동을 해야 한다.

그리고 근육을 발달시키기 위해서 근력 운동을 한다면 근육 성장에 필요한 음식을 적절히 잘 섭취해 주어야 한다. 빌딩을 짓기 위해서 기초적인 철골조 공사를 했다면 시멘트와 자갈, 모래 등을 잘 배합해서 바닥과 천장 그리고 기둥을 만드는 것과 같다. 적절한 영양소를 섭취해야 근력과 건강을 좋게 할 수 있다. 튼튼한 빌딩을 건축하기 위해서는 기초가 중요하듯이 건강을 관리하기 위해서도 운동과 영양 그리고 휴식이 중요한 역할을 한다. 그중에서 근력 증진에 필요한 영양을 알아보자.

근력을 증진하는 근력 운동

근력을 증진하기 위해서는 근육에 자극을 주는 중량 운동을 해야 한다. 대표적인 근력 운동에는 운동 기구를 사용하는 웨이트 트레이닝이 있다. 주로 헬스클럽에 가장 많이 비치되어 있으며, 요즘은 아파트 단지나 동네 공원에도 많이 설치되어 사용되고 있다. 그리고 근력을 증진하려면 운동 기구만을 사용해야 하는 것은 아니다. 자신의 몸을 잘 활용하면 훌륭한 운동 기구가 될 수 있다. 발달시키고자 하는 신체 부위에 적정한 자극을 주면 근육은 성장하고 근력 또한 증진된다.

근육은 어떠한 과정을 통해서 성장할까? 근육은 수축과 이완의 반복된 운동 자극으로 근섬유가 미세하게 상처를 입게 된다. 운동 중에 미세한 상처를 입은 근섬유는 휴식을 통해서 회복하게 된다. 회복 시기에 영양을 섭취하면 인체는 동화 작용으로 더 큰 근육이 만들어진다. 근육량이 많아지면 더 큰 힘의 근력이 생기게 된다. 그리고 저항 과정을 통해서 근육뿐만 아니라 뼈에도 자극을 주어 더 튼튼한 뼈를 유지하게 된다.

「나는 일흔에 운동을 시작했다」의 저자 이순국 박사는 기업을 경영하면서 바쁜 업무와 스트레스로 협심증 등이 생기며 건강이 많이 나빠졌다. 은퇴 후 그는 건강 회복을 위해서 운동을 시작했다. 그것도 일흔의 나이에 시작했다. 늦게 시작한 운동이었지만 지금은 건강을 회복하고 멋진 몸까지 갖게 되었다. 이뿐인가? 대학원에 진학하여 운동생리학 박사 학위를 취득하였고 고령자의 건강을 위한 운동법을 강의하고 여러 권의 책을 저술하는 등 새로운 인생을 살아가고 있다. 저자는 나이가 들수록 근력을 늘려야 하는 건 선택이 아니라 필수라고 말한다. 운동을 하면 반드시 근력은 좋아진다. 근육은 자극에 대항하기 위해서 더 큰 반응을 하고 그 결과 근육량이 늘어난다. 운동에 늦은 나이란 없다.

근육량을 늘리는 영양

근육량을 늘리려면 근육에 자극을 주는 근력 운동이 선행되어야 한다. 그리고 근육이 성장하기 위해서는 단백질을 평소보다 조금 더 섭취하면 된다. 그렇지 않고 운동만 열심히 하면 근육을 에너지로 전환해서 사용하게 되고 근육 손실이 발생한다. 그 결과 피로가 증가하고 노력한 만큼 몸의 변화가 나타나지 않아 의욕을 잃게 된다.

운동할 때는 잘 먹으면서 해야 한다. 영양소가 풍부한 음식을 적극적으로 잘 섭취해야 한다. 특히 탄수화물, 단백질, 지방의 3대 영양소 중에서 단백질은 근육뿐만 아니라 면역 시스템의 중추적인 역할을 하는 항체를 구성하고 피부의 탄력을 유지하는 데 필요한 콜라겐을 구성하는 물질이다. 또한, 우리 몸의 곳곳에 산소를 운반하는 적혈구의 혈색소와 각종 신진대사에 필요한 호르몬이나 효소를 만드는 중요한 역할을 담당한다. 그렇다고 많은 양을 섭취해야 하는 것은 아니다. 과유불급이라 하지 않는가. 일반적으로 식사량의 10% 정도면 충분하다. 하지만 근성장을 위해서는 체지방을 제외한 제지방량 1.5g 정도의 단백질 섭취를 권한다(또는 체중의 1.2~1.5g). 그 이상은 고강도의 운동을 하거나 선수들에게 필요한 양이다. 단백질의 과잉 섭취는 간이나 신장에 부담을 주고 요독증이나 통풍을 유발할 수 있으니 특히 주의해서 섭취하기 바란다.

그리고 인체의 주 에너지원인 탄수화물을 섭취해야 한다. 운동을 하면 에너지를 평소보다 더 많이 써서 더 피로해진다. 이럴 때 탄수화물은 더 오랜 시간 운동을 지속할 수 있고 더 빠른 피로 해소를 돕는다. 탄수화물이 든 대표적인 음식에는 쌀, 보리, 현미 등 곡류 군과 감자, 고구마 등 구황 작물 그리고 과일 등이 있으며 혈당을 급격히 올리는 흰쌀밥보다는 도정하지 않은 현미밥이나 잡곡밥을 권한다. 또한, 당뇨병이 있는 경우에는 운동 중 저혈당에 주의하면서 운동해야 한다. 심한 공복감이나 무력감이 들거나 식은땀이 난다면 휴식을 취하면서 사탕이나 주스 등을 섭취하는 게 필요하다.

또한, 영양소 중에서 계륵 같은 존재인 지방은 1g당 약 9kcal의 에너지를 발생시킨다. 약 4kcal의 에너지를 발생시키는 탄수화물, 단백질보다 더 많은 에너지를 발생시킨다. 이는 여분의 에너지를 체내에 저장하였다가 활동 에너지로 사용할 수 있으며, 생체 내에서 에너지로도 활용된다. 지방은 소고기나 돼지고기에 많은 포화지방산과 견과류나 생선에 많은 불포화지방산이 있다. 근력 증진과 건강을 고려한다면 포화지방보다는 불포화지방을 섭취할 것을 권한다. 주의할 것은 견과류가 몸에 좋다고 많이 섭취하면 다른 영양소와 마찬가지로 체지방을 늘리므로 조금씩 섭취할 필요가 있다. 특히 물과 인체를 구성하는 데 중요한 역할을 하는 비타민, 미네랄 등 미량 영양소micronutrient가 풍부한 과일이나 채소를 잘 챙겨 먹어야 한다.

근력은 인체 활동에 가장 중요하고 건강을 관리하는 데 필수 요소다. 근력은 몸을 움직여야 좋아진다. 적절한 중량이나 자신의 체중을 이용하여 운동해야만 좋아질 수 있다. 근력이 저하되면 낙상의 위험이 증가한다. 또한, 활동량이 적어지면서 체중이 늘고 이로 인해서 퇴행성관절염 등 건강에 빨간불이 켜질 수 있다. 계속되는 악순환은 삶의 질을 떨어뜨린다. 점진적으로 근력 운동을 하고 근육이 잘 발달할 수 있도록 영양에 신경을 쓴다면 활력이 넘치는 몸이라는 선물로 내게 돌아올 것이다.

앞에서도 이야기했지만 일흔의 나이에 운동을 시작해서 협심증을 극복하고 건강한 체력으로 은퇴 후 새로운 인생을 살아가는 이순국 박사처럼 여러분의 인생도 건강하게 변할 수 있다. 건강해야 나머지 인생도 행복할 수 있다. 근력이 강화되고, 체력이 향상되면 이전보다 더 자신감이 커질 것이며, 우울한 감정도 개선되고 대인 관계도 훨씬 원활하게 펼쳐질 것이다. 건강한 삶을 위해서 근력 운동과 적절한 영양 섭취를 하자. 건강과 행복이라는 두 마리 토끼를 한 번에 잡기 바란다.

8

나를 만드는 음식

“ 건강과 다식(多食)은 동행하지 않는다. ”

— 포르투갈 속담

의衣, 식食, 주住는 인간의 안정된 생활을 위한 기본적인 요소이다. 그중에서 먹는 것은 인간의 생명을 유지하기 위해서 가장 중요한 요소이다. 먹는다는 것은 생존과 직결되며 가장 민감하게 작용하는 본능적 욕구이다. 먹는 것 때문에 도둑질도 하고 살인도 하고 전쟁도 일으킨다. 반면에 먹는 것 때문에 좋은 관계도 맺게 된다. 처음 만나는 사람과도 차를 마시며 대화를 하고 가족이 함께 모여서 식사를 하고 친구들과 만나서 함께 술잔을 기울인다. 먹는다는 것은 생존을 위한 욕구를 충족할 뿐만 아니라 인간관계를 돈독히 하고 삶을 풍요롭게 한다.

지금도 아프리카 등 빈민국에서는 먹지 못해서 영양실조에 걸리거나 굶어 죽는 사람들이 비일비재하다. 반면에 미국과 같은 선진국에서는 고도 비만으로 죽어 가는 사람이 점점 늘어만 가고 있다. 비단 미국만의 문제는 아니다. 우리나라도 이미 풍요병이 만연한 나라가 되어 가고 있다. 과도한 음식 섭취와 활동 부족으로 각종 질병에서 헤어나기가 더욱더 어려운 실정이다. 특히 고령자들의 삶의 질을 서서히 파괴하는 당뇨병, 고혈압, 심혈관질환, 각종 암이 지속해서 증가하고 있다.

어떻게 해야 이러한 문제를 해소하고 좀 더 건강한 사회를 만들 수 있을까? 답은 절제의 미덕을 발휘해서 자신의 건강을 돌보는 것이다. 이미 질병이 있어도 상관없다. 자신의 건강을 유지하고 개선하기 위해서 가장 중요한 자신의 먹거리부터 살펴보자. 나에게 필요한 것과 덜 필요한 것 그리고 버려야 할 것이 무엇인지 알아보고 과감한 행동력으로 식습관을 개선해 보자. 내가 먹는 음식이 나의 삶을 만들 것이다.

풍요 속의 어두운 그림자

경제 성장은 여러모로 삶을 풍요롭게 한다. 단군 이래 가장 살기 좋은 지금 무엇보다도 먹는 것만큼은 인심이 후하다. 무엇을 하든지 기승전 먹는 것으로 마무리한다. 먹는 것이 빠지면 왠지 허전함이 든다. 먹는 것은 세 번의 즐거움을 준다. 먹기 전에 무엇을 먹을지 고르는 즐거움과 먹으면서 맛을 음미하는 즐거움 그리고 먹은 후에 배가 터질 것 같은 포만감으로 먹는 즐거움을 마무리한다. 맛있는 음식을 보면 외면하기가 정말 힘들다. 혈당이고 혈압이고 먹는 것 앞에서는 나의 의지가 무참히 꺾이기 일쑤다. 질병이 있어도 절제하기가 쉽지 않은 것이 음식이다. 오죽했으면 여러 가지 음식을 두루 맛보는 것을 즐거움으로 삼는 식도락食道樂 여행이 생겨났겠는가?

그렇다면 경제적 풍요만큼 건강은 어떨까? 2018 국민 건강 통계; 보건복지부, 질병관리본부(국가 승인 통계 제117002호, 국민 건강 영양 조사)에 따른 만성 질환 유병률을 살펴보면 2005년과 2016년 만성 질환 유병률이 각각 고혈압은 28%에서 29.1%, 당뇨병은 9.1에서 11.3%, 고콜레스테롤혈증은 8.0%에서 19.9%, 고중성지방혈증은 16.7%에서 17.2%로 지속해서 증가하였다. 매년 증가하는 유병률은 경제적 성장과 연관이 있으며 풍요해질수록 높아질 것으로 추정된다. 풍요하면 풍요할수록 잘 먹으면 잘 먹을수록 질병의 그림자는 점점 짙어질 것이다.

그런데 경제적으로 풍요해지면 과연 모두가 다 질병에 걸릴까? 그렇지 않다. 경제적으로 부유하다고 해서 질병에 걸리지 않는 것은 아니지만 부유한 사람이 대체로 건강 관리에 더 큰 노력을 기울인다. 올바른 식습관, 적절한 운동, 스트레스 관리, 대인 관계 등 자기 관리 능력이 높다. 부유해서 건강한 것이 아니라 건강해야 더 풍요로운 삶을 살 수 있기 때문이다.

실천만이 변화를 만든다

먹는 즐거움과 건강은 함께할 수 없는 것인가? 어떻게 하면 즐겁게 먹으면서도 건강을 유지할 수 있을까? 그러기 위해서는 먹는 것에 대한 유익을 고려해야 한다. 질병이 있다면 건강을 해치는 음식을 절제해야 하고 과체중이라면 가볍게 먹어야 한다. 건강에 유익한 음식과 무익한 음식을 구분하고 가볍게 먹는 것이 건강에 도움이 될 것이다. 사실 이 정도는 누구나 다 아는 상식이다. 누구나 다 아는 것을 누가 더 잘 실천하느냐가 관건이다. 아는 것으로는 절대 변화를 만들지 못한다. 작은 실천이 큰 변화를 만든다. 작은 실천이 건강을 선물한다. 다음과 같이 아는 것을 다시 한 번 상기해 실천해 보기 바란다.

상기 및 실천해 볼 것

무엇을 먹을 것인가?

- 자연에 가까운 음식을 먹는다
- 동물성보다 식물성 음식을 더 많이 먹는다
- 물을 자주 마신다

얼마만큼 먹을 것인가?

- 7부만 먹는다
- 작은 그릇을 사용한다
- 배부르면 숟가락을 놓는다

어떻게 먹을 것인가?

- 천천히 꼭꼭 씹어서 먹는다
- 규칙적인 시간에 식사한다
- 불보다는 물에 익힌 음식을 먹는다
- 혼합식보다는 단순식으로 먹는다
- 짜고 매운 자극적인 음식을 줄인다
- 가공식품은 줄여서 먹는다

우리가 매일 먹는 음식은 사람을 살리기도 하고 병들게도 한다. 무엇을 얼마만큼 어떻게 먹느냐에 따라서 건강 여부가 달라진다. 먹는 것을 통제하는 자가 건강을 거머쥘 수 있다. 지금까지 살아오면서 먹는 것이 건강에 미치는 영향에 대해서 잘 알고 있을 것이다. 트랜스지방이 많이 함유된 패스트푸드 음식을 장기간 섭취하면 인체에 염증 반응과 고혈압, 협심증, 심혈관질환 등 기저 질환을 증가시킨다. 부패한 음식을 잘못 먹으면 배탈이 나고 과식을 하면 체지방이 증가하는 것을 경험했을 것이다. 위염이나 장염이 생기면 미음이나 흰죽을 먹으며 장의 회복을 위해서 휴식기를 갖는다. 음식 섭취를 제한하여 장 건강을 회복하는 것이다. 많이 먹는 것보다 적게 먹는 것이 건강에 더 유익하다.

음식은 우리의 인체를 건강하게 만드는 데 가장 중요한 요소이다. 음식은 뼈, 근육, 피부, 혈액, 호르몬 등을 만들고 인체가 정상적으로 작동할 수 있도록 한다. 영양소가 부족하면 인체가 정상적인 기능을 하지 못하고 사회활동을 하는데도 지장을 초래한다. 질병을 예방하고 건강한 활동을 할 수 있도록 하는 것도 음식의 중요한 역할이다. 스포츠 선수가 영양을 제대로 섭취하지 못하고 시합에 임한다면 좋은 성적을 내지 못하고 머지않아 은퇴를 해야 할 것이다. 어떻게 먹느냐에 따라서 경쟁력이 있는 사람이 될 수도 있고 질병을 안고 살아갈 수도 있다. 이 모든 것들은 내가 먹는 음식에 기인한다. 이 모든 결과는 자신의 선택에 달려 있다. 자신에게 필요한 현명한 선택을 통해서 건강하고 행복한 삶을 영위하기 바란다.

5

10년은 젊게 만드는 '궁극의 PT'

8

힐링을 넘어 힐러가 되자

요즘 방송이나 신문을 보면 힐링이라는 말이 대세다. 힐링 음악, 힐링 카페, 힐링 음식, 힐링 마사지 등 힐링이라는 어휘를 두루 활용한다. 이제 힐링은 시대적인 현상을 반영하는 문화의 한 축으로 자리매김하고 있다. 그렇다면 힐링Healing이란 무엇인지 사전적 의미를 살펴보자. 힐링이란 인간의 신체적, 정신적 상태가 회복되는 것으로서 치유治癒라는 말로도 사용된다. 어떠한 선택에 힐링이라는 의미를 부여하여 자신의 행복을 스스로 충족하고 회복하는 행위이다.

그러나 한편으로 힐링이 대세라는 것은 어쩌면 그만큼 삶이 힘들다는 방증이 아닐까? 일상적인 삶에서 채우지 못한 욕구를 힐링이라는 이름을 붙여서 위안받고자 하는 심리적 대안이지 않을까? 조금은 씁쓸한 생각이 든다.

최근 코로나19의 영향으로 외출도 편안하게 하지 못하고, 지인들과 만남도 조심스러워지면서 심리적으로 더 많은 스트레스를 받고 있다. 신체적 활동이 부족해지면서 몸은 더 무겁게 느껴지고 심리적으로 답답한 감정도 더 많이 표출되고 있다. 생각지도 못한 갑작스러운 생활 환경의 변화로 잠재된 스트레스를 먹는 것으로 해결하려는 사람들이 부쩍 늘었다. '확찐자'라는 신조어까지 생기고 실제로 체중이 증가한 사람을 주변에서 많이 볼 수 있다. 오랜만에 만나는 지인들은 살이 붙으니 얼굴이 더 좋아졌다는 말도 한다. 또한, 바이러스의 감염으로부터 인체 면역력을 증진하려고 각종 영양제를 챙겨 먹는다. 평소에는 잘 챙겨 먹지 않던 보양식을 먹기도 하고 각종 몸에 좋다는 음식을 찾아서 힐링한다. 먹는 것은 참 좋다. '음식이 보약이다'라는 말이 있지만 먹는 것이 전부일까?

치유 *Healing*

수많은 사람을 만나다 보면 각자 자신이 좋아하는 방법을 찾아서 힐링하고 있다. 어떤 사람은 전국의 맛있는 음식을 찾아서 먹방 여행을 하고, 낚시를 좋아하는 강태공은 각지의 강과 바다를 찾아다니며 힐링을 한다. 산이 좋아서 전국의 명산을 찾아다니는 산 사람도 있고 달리기를 좋아해서 방방곡곡으로 마라톤 대회를 찾아다니는 마라토너도 있다. 그뿐이겠는가? 트레킹 바람이 불자 제주 올레길은 물론이고 스페인의 산티아고 순례길까지 두 다리를 혹사하면서까지 완주를 한다. 각자 자신만의 방식으로 힐링을 한다. 하지만 좋아하는 것을 너무 무리해서 하다가 자칫하면 좋아하는 것을 더는 못할 수도 있음을 명심해야 한다. 힐링Healing이 킬링Killing이 될 수도 있다.

영양소가 풍부한 음식을 잘 챙겨 먹는 것과 적절한 신체 활동을 하는 것은 분명히 건강에 도움이 된다. 하지만 시니어들이 과도한 운동이나 과잉된 영양을 섭취하면 오히려 건강에 해로울 수 있다. 몸을 너무 안 쓰는 것도 문제지만 너무 많이 쓰는 것도 문제다. 건강을 위해서는 자신의 체력이나 건강 상태를 고려해서 적당히 운동해야 한다. 과거에 많이 했다고 해서 지금도 똑같이 한다면 지금의 몸은 감당하기 어렵다. 부상을 감수하면서까지 무리하는 것은 내일의 건강을 위해서 지양해야 한다. 이제는 운동 목적을 달리해야 한다. 운동을 통해서 신체적으로나 정신적으로 건강할 뿐만 아니라 나아가서 사회적인 활동을 적절히 할 수 있는 전인적인 건강을 목표로 하여야 한다.

치유자 *Healer*

의학의 아버지라 불리는 히포크라테스는 '의사는 치료하고, 자연은 치유한다'라는 명언을 남겼다. 이 말을 들여다보면 의사는 환자가 건강을 잘 회복될 수 있도록 치료를 통한 매개자 역할을 하고 그 나머지는 항상성에 의해서 환자 스스로 치유하는 것이다. 예를 들어 팔뼈가 부러지면 의사는 환자의 뼈를 바르게 교정하고 아픈 부위의 부종과 통증, 근육 경련을 줄여주기 위해 깁스를 한다. 이렇게 의사는 환자의 상처 부위가 회복될 수 있도록 치료한 후 환자 스스로 회복할 수 있도록 기간을 두고 기다린다. 상처에 따라 일정 기간이 지나면 환자는 깁스를 풀고 팔을 사용하게 된다. 이 기간에 팔뼈는 정상적인 사용을 위해서 뼈 조직을 더 단단하게 만들고 스스로 치유한다. 이러한 일련의 과정을 치유Healing라 하고 스스로 치유하는 인간을 치유자Healer라 한다.

인간은 스스로 치유하는 능력이 있다. 외부 환경에 의한 수동적인 치료를 넘어서서 자신을 돌보는 능동적인 치유자가 되어 보자. 자신이 건강 관리의 주체가 되어서 신체적·정신적으로 나아가서 사회적으로 건강한 전인적 인간이 되도록 노력해 보자. 건강이 나빠지고 나서 병원 치료에 의존하기보다는 예방적 차원에서 건강을 관리하는 치유자가 되는 것이다.

자신의 건강을 스스로 회복하려면 건강의 3대 요소인 운동, 영양, 휴식을 잘 관리해야 한다. 이미 질병을 갖고 있다면 더욱 적극적으로 신체 활동을 할 필요가 있다. 물질문명의 풍요로 걷거나 움직이는 활동이 많이 부족한 환경 속에서 스스로 자신을 치유하는 힐러로서의 역량을 적극적으로 발휘해야 한다. 수동적으로 순간의 즐거움만 좇기보다는 적극적인 신체 활동 즉, 운동을 통해서 충만한 삶을 만들어야 한다.

오락娛樂이라는 말이 있다. 쉬는 시간을 활용해서 여러 가지 방법으로 기분을 즐겁게 하는 일이다. 오락에는 두 가지 의미가 있다. 먼저 즐길 오娛자는 TV를 보거나 게임을 하면서 느끼는 수동적인 즐거움을 의미하고, 즐길 락樂은 독서를 하거나 운동을 통해서 느끼는 능동적인 즐거움을 의미한다. 우리의 삶에는 늘 두 가지 즐거움이 함께하고 있다. 그러나 기본적인 욕구를 즐기는 수동적인 오락보다 신체적, 정신적으로 충만함을 제공하는 능동적 오락에 더 많은 관심을 가질 필요가 있다. 심신이 약해지는 중년에는 뇌 건강을 위해 독서를, 신체적 건강을 위해 운동을 더 적극적으로 할 필요가 있다.

기억력의 감퇴나 근력의 약화를 그저 노화의 한 과정이려니 하고 방치한다면 더 큰 위기가 닥칠 수도 있다. 처음에는 사소한 구멍처럼 인식될 수 있지만, 점점 커진 구멍은 둑을 무너뜨릴 수도 있다. 노자는 「도덕경」에서 '쉬운 것에서 어려움을 도모하고, 작은 것에서 큰일을 한다. 세상의 어려운 일은 반드시 쉬운 것에서 일어나고 세상의 큰일은 반드시 작은 것에서 일어난다. 이로써 성인은 끝내 크게 되려고 하지 않음으로 능히 큰일을 이룬다'라고 했다. 사소한 것이 사소한 것이 아님을 알아차리고 이를 개선하는 것이 지혜로운 처사이다. 자신의 건강을 돌보지 않고 방치한다면 돌이킬 수 없는 삶을 마주하게 될 수도 있다. 더 큰 어려움이 닥치기 전에 자신의 건강을 점검하고 스스로 할 수 있는 가벼운 운동부터 시작하는 것이 현명한 선택이다.

운동은 단순히 체력만 증진하는 일이 아니다. 나이를 들면서 감정적인 변화 또한 많아진다. 자신감이나 삶의 의욕도 많이 잃는다. 이러한 정신적인 회복을 돕는 데도 운동이 큰 역할을 한다. 운동 과정을 통해서 우울한 감정을 해소하고 성취감을 높이고 자신감을 회복시키는 정신적인 효과를 극대화해 보자. 나아가서 신체적, 정신적으로 건강을 회복하면 사회적 활동을 왕성하게 할 수 있는 기회도 많아질 것이다. 운동은 전인적으로 건강한 인간을 만드는 훌륭한 방법이 될 수 있다. 이제부터는 자신의 건강을 적극적으로 관리하는 능동적인 힐러가 되어 보자.

8

나만의 운동 목표 정하기

세계적인 동기 부여가 브라이언 트레이시는 「목표, 그 성취의 기술」에서 '성공이란 목표다!'라고 단호히 말한다. 목표가 없는 이는 골인 지점이 없이 달리는 마라토너와 같다. 그러나 목표에 앞서서 생각해야 할 것이 있다. 그건 바로 '나는 지금 어디에 있는가?'이다. 현재 자신의 위치를 아는 것이다. 자신의 문제가 무엇인지를 먼저 파악해야 명확한 목표를 설정할 수 있다. 소설가 김훈은 「자전거 여행 2」에서 '항해는 한 항구에서 다른 항구로 배를 이동시키는 기술이다. 연안을 항해할 때나 대양을 항해할 때, 항해술에서 가장 중요한 것은 선박의 위치 판단이다. 자신의 위치를 알아야만 가야 할 목표를 가늠해서 뱃머리의 방향을 정할 수 있다. 이것이 항해술의 핵심부이다.'라고 말한다.

현재 자신의 위치를 먼저 알아야 명확한 목표를 설정할 수 있다. 지금까지 살아온 날들은 오늘뿐만 아니라 앞으로 다가올 미래를 살아 내기 위한 훌륭한 자원이다. 내가 가고자 하는 목적지에 이르거나, 내가 성취하고자 하는 목표를 달성하기 위해서는 현재 내가 어디에 서 있는지 어떠한 상태인지 파악해야 한다. 현재 자신의 문제가 무엇인지, 문제를 해결하면 어떤 결과를 얻을 수 있는지를 먼저 생각해 봐야 한다. 그런 후에 목표를 설정하는 것이 바르게 가는 순서다.

그다음 어떤 일을 하든지 성공하기 위해서는 목표Goal가 명확해야 한다. 벤저민 프랭클린은 '계획을 세우지 않는 것은 실패할 계획을 세우는 것과 같다'라고 했다. 그렇지 않으면 허공에다 대고 쏜 화살에 불과하다. 그렇다고 거창한 목표를 세워야 하는 것은 아니다. 자신의 체력과 경험에 준하는 적절한 운동 목표를 세우고 차근차근히 한 단계씩 성취해 가면 된다. 작은 성취감이 모여서 더 큰 목표를 달성할 수 있게 되고, 작은 성취감을 통해서 운동의 재미를 맛보는 것이 더 멀리 갈 수 있는 지름길이다. 또한, 운동 목표를 달성하는 일은 새로운 인생을 향한 분기점이 될 것이다.

나만의 운동 목표 정하기

다음 질문은 여러분의 운동 목표를 성공적으로 성취할 수 있는 이정표가 될 것이다.

1 지금 자신에게 가장 큰 고민은 무엇인가요?

예 공복 혈당이 180mg/dℓ 이상 나오고 있다. 높은 혈당 때문에 건강이 나빠질까 봐 걱정된다.

2 운동을 통해서 성취하고 싶은 목표가 무엇인지 구체적이고 긍정적인 말로 서술하세요.

예 정상 혈당을 유지하기 위해서 매일 식사 후에 30분씩 운동을 하는 것이다.

3 당신은 어떤 이유로 1번과 같은 운동 목표를 설정하였는지 구체적으로 서술하세요.

예 1년 전 당뇨병을 진단받고 경구 혈당 약을 먹고 있지만, 매번 측정 시 공복 혈당이 180mg/dℓ 이상 나오고 있다. 술, 과식, 운동 부족이 개선되지 않으면 건강이 더 나빠질 것 같아서 불안하다. 좀 더 건강해지기 위해서 식사 후에 30분씩 걷기를 운동 목표로 설정하였다.

4 운동 목표를 달성하기 위해 스스로 또는 도움을 받아서 할 수 있는 일은 무엇인지 서술하세요.

예 걷기에 편한 운동화를 사겠다. 그리고 포기하지 않기 위해 함께 운동할 사람을 찾겠다. 운동 후 혈당의 변화를 기록하겠다.

5 운동 목표가 성취되었을 때의 기쁨을 오감을 토대로 하여 구체적으로 서술하세요.

예 의사 선생님으로부터 "혈당 조절을 참 잘했다"라고 칭찬을 들었다. (청각) 아내가 "의지력이 대단하다"라고 엄지를 치켜세워 주었다. (시각) 몸이 한결 가벼워진 느낌을 느낄 수 있다. (체감각)

6 운동 목표를 성취했을 때 확인할 수 있는 구체적인 증거물은 무엇인가?

예 건강 검진 결과표, 혈당 기록 수첩

7 운동 목표를 달성했을 때 얻는 것과 잃는 것은 무엇인가?

예 얻는 것: 건강, 자신감, 성취감 | 잃는 것: 식사 후의 휴식, 지인들과의 담소

얻는 것	잃는 것

8 운동 목표를 달성하면 어떤 일이 생길까?

예 다른 운동에 도전할 수 있을 것 같다.

9 운동 목표를 달성하면 어떤 일이 생기지 않을까?

예 음식을 먹을 때마다 불안하거나 죄책감이 들지 않을 것이다.

운동 목표를 달성하려면 꾸준한 노력이 필요하다. 인생의 고통에는 크게 두 가지가 있다고 한다. 하나는 훈련하는 고통이고 또 하나는 후회하는 고통이라고 한다. 훈련하는 고통은 몇 그램(g)밖에 안 되지만 후회하는 고통은 몇 톤(t)의 무게가 될 것이다. 부디 후회하는 고통보다는 훈련하는 고통을 선택하길 바란다. 내 삶의 중요한 목표를 성취하게 되면 앞으로 살아갈 큰 힘을 반드시 얻게 될 것이다.

기다리지 않은 봄은 봄이 아니라 했던가? 새해가 되면 누구에게나 어김없이 찾아오는 봄은 다 같은 봄이 아니다. 새해가 되어 찾아오는 따뜻한 봄은 추운 겨울 동안 봄이 오기를 간절히 기다리던 사람만이 만끽할 수 있다. 따뜻한 봄 햇살과 파릇파릇 돋아나는 새싹들을 기다림과 마주할 때 비로소 봄은 내 것이 된다. 건강도 추운 겨울 따뜻한 봄을 기다리듯 한 걸음 한 걸음 노력할 때에 비로소 얻을 수 있다. 여러분의 건강한 삶이 눈부신 봄볕과 함께 만개한 벚꽃처럼 찬란하길 바란다.

8

운동 전에 이것만은 명심하자

시니어의 운동 목적은 건강해지기 위해서이다. 운동량은 일상생활을 적절히 해낼 수 있는 정도가 적당하다. 그런데 많은 사람이 운동을 힘들게 많이 하면 무조건 좋아지는 것으로 착각한다. 처음부터 운동을 많이 하는 것보다 자신의 체력 수준에 맞게 조금씩 점진적으로 늘려야 한다. 그리고 바른 자세로 동작을 수행해야 바른 체형을 회복할 수 있고 부상도 예방할 수 있다. 중장년 시기에 다치면 회복이 굉장히 더디고 다시 운동하는 데 걸림돌이 된다. 50세 이상은 항상 위험한 요인이 내재하여 있음을 인지하고 가볍게 운동을 시작해야 한다. 이 점을 명심하고 다음에 제시하는 주의 사항을 숙고하여 안전하게 운동하길 바란다.

운동 전에 명심해야 할 점!

첫째, 안전을 최우선으로 한다

운동하기 전 자신의 체력 상태나 건강 상태를 확인해야 한다. 20~30대 청년에게는 그다지 큰 무리가 없지만, 중장년에게는 잠재된 위험 요소가 있기 때문이다. 특히 고혈압, 당뇨, 고지혈증 등 기저 질환이 있거나 허리 디스크, 퇴행성관절염, 수술 등으로 근골격에 문제가 있다면 주치의와 상의한 후 주의해서 운동해야 한다. 그리고 운동을 하다가 두통, 어지럼증, 구역질, 사물이 흐려 보이고 팔다리에 힘이 빠지는 등 이상 증세가 느껴지면 즉각 운동을 중단해야 한다. 잠깐 쉬는 동안에도 회복되지 않는다면 가까운 병원에 가서 정확한 진료를 받을 필요가 있다.

둘째, 바른 자세로 한다

건강한 몸이란 어떤 몸일까? 단순히 근육이 많다고 건강한 몸일까? 근육이 많지만 여기저기 아픈 곳이 많다면 건강하다고 할 수 없다. 근골격계 통증은 약화 또는 과사용 때문에 많이 발생하지만, 근골격계의 불균형 탓에도 많이 발생한다. 나는 근골격계 균형이 잘 갖추어진 몸이 건강한 몸이라 생각된다.

많은 사람이 근력을 증진하려면 '무겁게 많이 해야 한다'라는 고정 관념에 빠져 있다. 근력을 증진하기 위해서는 맞지만 처음 시작하는 초보자에게는 부상의 위험이 크다. 그래서 관점을 '힘들게, 무겁게, 많이'에서 '바르게, 가볍게, 점진적'으로 바꿔야 한다. 먼저 바른 자세에 익숙해진 뒤 점진적으로 운동량을 늘리자. 그러다 보면 나중에는 힘든 운동도 잘하게 된다. 바른 자세로 운동하기를 간과하고 상급자들을 따라서 무겁게 많이 하다 보면 관절과 근육이 과도한 스트레스를 받아 다치게 된다. 또한, 횟수나 중량을 달성하기 위해 자신이 감당하기 어려운 상황에서 몸을 비틀어 가며 운동하면 몸이 부정렬 상태가 될 수 있다. 운동이 오히려 삐뚤어진 몸을 갖게 한 것이다. 요즘 병원마다 체형 교정, 도수 치료가 흥행하는 이유이다. 시니어들은 절대 바른 자세부터 익히자.

셋째, 점진적으로 운동량을 증가시킨다

근력을 증진할 것인가, 근지구력을 증진할 것인가?
운동 목표에 따라 반복 횟수, 중량, 세트 등이 달라진다. 예를 들어 근력을 증진하려면 최대 반복 횟수를 1~6(8)회, 근지구력을 증진하기 위해서는 12~20회, 근육을 크게 만들기 위해서는 6~12회를 권장한다. 그리고 세트 사이 휴식 시간도 근력은 2~5분, 근지구력은 30초, 근 비대는 30~90초 정도 쉰 뒤 다음 세트를 진행한다.

훈련 목표	목표 반복 횟수	휴식 시간
근지구력	12~20회	30초
근 비대	6(8)~12회	30~90초
근력	1~6(8)회	2~5분

그러나 어떤 운동이든지 가벼운 중량으로 횟수를 점차 늘려 가고 사용하던 중량이 가벼워지면 중량을 조금씩 늘리면서 운동하기를 권장한다. 그래야 근육이나 관절에 부상 없이 운동 목표를 달성할 수 있다.

넷째, 준비 운동과 정리 운동을 하자

모든 운동은 준비 운동Warm-Up으로 시작해 정리 운동Cool-Down으로 마쳐야 한다. 준비 운동은 본 운동에 앞서 신체를 준비하기 위해 근육 및 몸 전체의 체온을 상승시키는 활동이며, 성공적인 운동의 기초가 된다. 체온이 상승하고 정신적으로 육체적으로 충분히 준비될 경우 최상의 결과를 얻을 수 있다. 걷기나 가볍게 달리기 등 저강도로 시작하며 5~10분 정도 본 운동의 수준에 따라 단계적으로 증가시켜야 한다. 또한, 준비 운동과 정리 운동에 포함되는 스트레칭 등 유연성 운동을 통해서 부상을 예방할 수 있다는 장점이 있다. 정리 운동은 본 운동을 종료한 후 심박 수와 혈압이 운동 전 수준으로 안정될 수 있도록 5~10분 정도로 한다. 낮은 강도의 달리기, 걷기, 유연성 운동 등을 하게 되면 피로 해소에도 더 많은 도움이 될 수 있다.

다섯째, 목마르기 전에 수분을 섭취하자

지구와 인체는 70%가 물이다. 운동을 할 때 수분을 섭취하는 목적은 탈수를 피하고, 체액의 균형을 유지하기 위함이다. 그리고 수분 섭취량은 각자의 체격과 식이, 활동량, 환경 등에 따라 달라진다. 운동하면 체온이 상승하고 땀의 배출이 많아진다. 특히 여름에는 더 많은 땀을 배출하므로 탈수에 주의해야 한다. 1%의 탈수조차 갈증을 유발하므로 운동 1시간 전부터 미리 물을 마셔 둔다. 운동 중에 땀의 손실이 보충되지 않으면 체온이 상승하여 열사병, 일사병을 유발할 수 있으므로 휴식을 취하면서 물을 마시는 것이 좋다. 그리고 운동 후에는 운동 중에 손실된 수분의 20% 정도를 더 많이 섭취하는 것이 적절하다. 수분 섭취는 꼭 물만 마셔야 하는 것은 아니다. 수분이 많은 과일이나 채소, 새싹 등 자연 음식을 통해서 보충하면 몸속 노폐물을 배출하는 데 도움이 된다. 세계보건기구WHO에서는 하루 물 섭취 권장량을 200ml 8잔 정도인 1.5~2l를 권한다. 그리고 자신의 체중×30~33(ml) 정도를 한 시간에 한 잔(200ml) 정도로 나눠서 마시는 것이 적절하다. 그러나 수분 섭취를 제한해야 하는 때도 있다. 간경화, 심부전, 신부전증, 부신기능저하증, 심한 갑상샘저하증 등은 적정 권장량일지라도 오히려 질병을 악화시킬 수 있다. 이럴 때는 주치의와 상의해서 적정 섭취량을 정해 놓도록 하자.

여섯째, 휴식도 운동이다

휴식에는 크게 완전 휴식과 불완전 휴식이 있다. 완전 휴식에는 수면이 있으며, 수면은 인체를 건강하게 회복시켜 주는 가장 중요한 시간이다. 특히 성장 호르몬, 면역 호르몬이 분비되는 밤 10시에서 새벽 2시 사이는 건강을 회복하는 골든 타임이다. 늦어도 저녁 12시 이전에는 잠자리에 들어야 하고 되도록 저녁 10시 이전에 잠자리에 들기를 권한다. 그리고 불완전 휴식은 운동 중간이나 어떤 작업을 하는 사이의 휴식을 말한다. 피로는 운동 후에 집에 가서 풀기보다는 운동 중간에 쉬거나 가벼운 스트레칭으로 회복하는 편이 낫다.

시니어의 운동 목적은 건강한 몸을 만들어 남은 생애 동안 건강하게 살아가는 것이다. 그러기 위해서는 앞서 말한 수칙들을 반드시 숙지하고 실천해야 한다. 유비무환의 자세가 필요하다. 별것 아닌 것 같지만 운동 수행 능력이나 회복력이 향상 됨을 느낄 수 있을 것이다. '나는 건강하니까 내 방식대로 대충해도 되겠지' 하다가 큰코다친 사람을 나는 여럿 보았다. 여러분은 그런 우를 범하지 않기를 바란다. 지금 다치면 오랜 시간 고통으로 고생하게 된다. 이점 명심하고 내 몸을 소중히 아끼며 열심히 운동하자.

8

나의 체력은 몇 점일까?

TV를 보다 보면 건강 나이, 신체 나이라는 말을 많이 듣게 된다. 그럴 때면 과연 나의 체력은 어느 정도일까 궁금해지곤 한다. 아주 오래전 중·고등학교 시절 체육 수업 시간에 한 체력 측정이나 직장에서 하는 건강 검진 정도가 자신의 건강이나 체력을 짐작할 수 있는 기준이다. 이제는 국민체육진흥공단의 체력인증센터에서 전국 어디서나 무료로 받을 수 있게 되었다. 홈페이지를 방문하면 다양한 운동 정보가 많다.

이번에 소개하는 〈시니어를 위한 간단한 자가 체력 측정 평가〉는 본격적인 운동에 앞서 자신의 체력 수준을 스스로 파악할 수 있는 지표이다. 이 테스트의 목적은 자기 자신을 대상으로 운동 전과 운동 후의 체력 변화를 파악하여 긍정적인 동기 부여를 하고자 하는 것이다. 참고로 나이별·성별 정상 범위를 함께 올렸지만, 말 그대로 참고로만 사용하기 바란다.

나의 체력은 몇 점일까?

시니어를 위한 간단한 자가 체력 측정 평가

- **준비물**

의자 | 초시계 | 30cm자나 줄자 | 2~3kg 덤벨

- **측정** 운동 시작 전, 한 달 후 재측정
- **평가 도구** Fullerton fitness test(Senior fitness test), 노인 작업 치료 이론과 적용

❗ 측정 방법을 숙지한 후 실시하고, 실측을 위한 보조자의 도움이 필요함

통증 검사

통증(Pain)은 그 자체만으로도 고통을 주지만, 관절의 가동 범위를 제한하여 일상적인 활동을 위한 움직임을 억제하기도 한다.

측정 방법

1 가장 불편한 부위의 통증을 가장 낮은 단계 '1'에서부터 가장 높은 단계 '10'의 범주 내에서 스스로 느끼는 통증의 정도를 기록한다.

2 가장 불편하거나 통증이 있는 부위를 1순위로 정한다.

통증 순위	통증 부위	1회	2회	3회	4회	5회
(예)	허리	7	7	6	6	5
1순위						
2순위						
3순위						

정적·동적 평형성 검사

평형성(Balance, 균형 감각)은 직립 자세에서 '지지면 위로 중력 중심선을 유지하는 능력'을 말하며, 보행과 일상적인 자세 변환에 매우 중요하다. 특히 낙상 위험도와 균형을 예측하는 데 유용한 검사이다.

눈 뜨고 외발 서기 *One-leg Balance with Open Eyes*

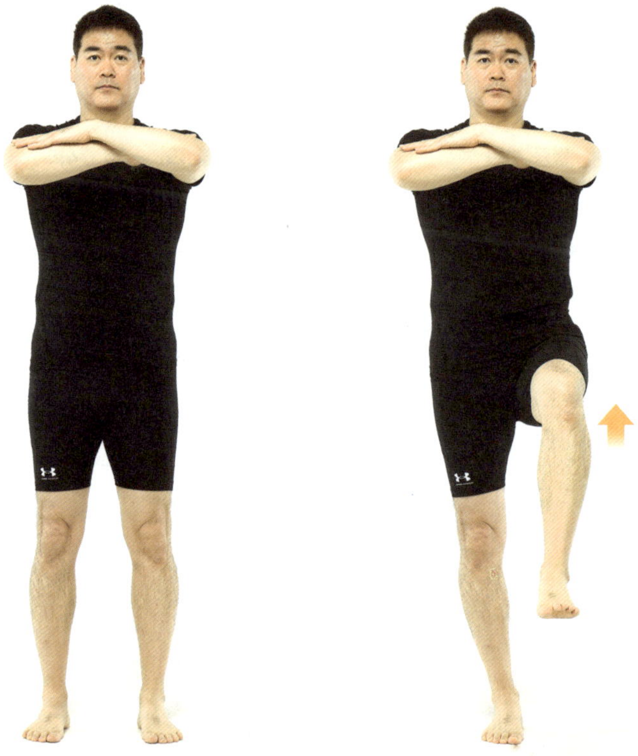

측정 방법

1 바르게 선 자세에서 양팔을 어깨 앞에 교차한다. 이 상태에서 한쪽 다리를 들어 90도로 구부린다.

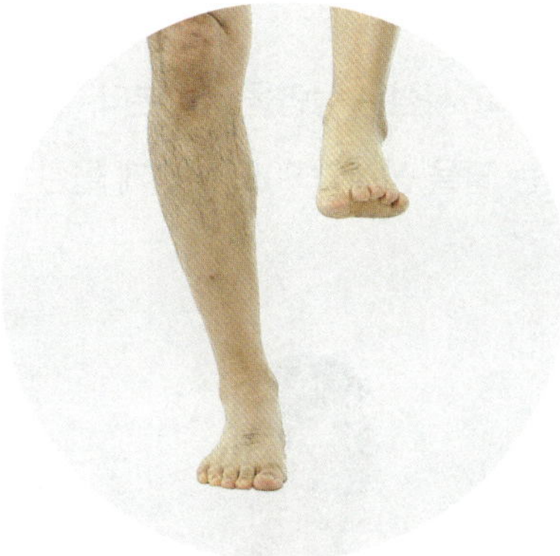

2 시간 측정은 구부린 다리의 발이 바닥에서 떨어지면서부터 닿을 때까지의 시간을 기록한다.

3 각각 3회 실시하여 평균값을 기록한다.

서 있는 다리		1회		2회	
왼쪽	오른쪽	왼쪽	오른쪽	왼쪽	오른쪽
(예)15초	(예)10초	초	초	초	초

3회		4회		5회	
왼쪽	오른쪽	왼쪽	오른쪽	왼쪽	오른쪽
초	초	초	초	초	초

나이별 정상 범위

나이(세)	50~59	60~69	70~79	80~89
남자(초)	36.0	25.1	11.3	7.4
여자(초)	38.1	28.7	18.3	5.6

기능적 뻗기 *Functional Reach*

측정 방법

1 자주 쓰는 팔의 어깨 부분을 벽면에 가까이하고 시선은 정면을 바라본다.

2 양발을 골반 넓이만큼 벌리고, 자주 사용하는 팔을 상체와 90도가 되게 올린 뒤 주먹을 쥔다.

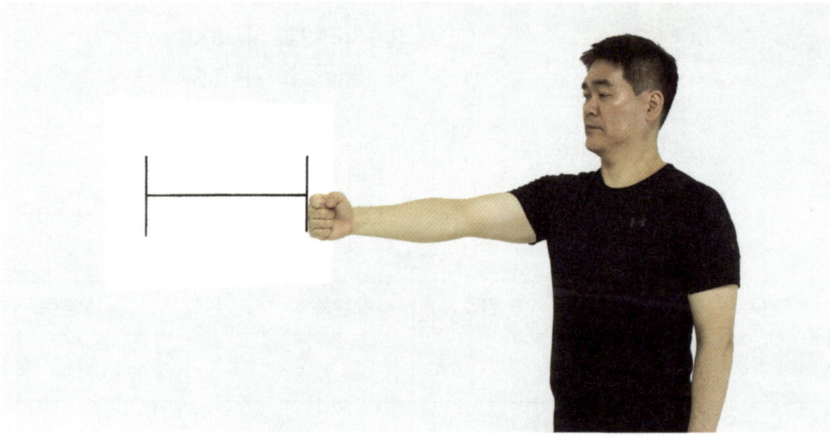

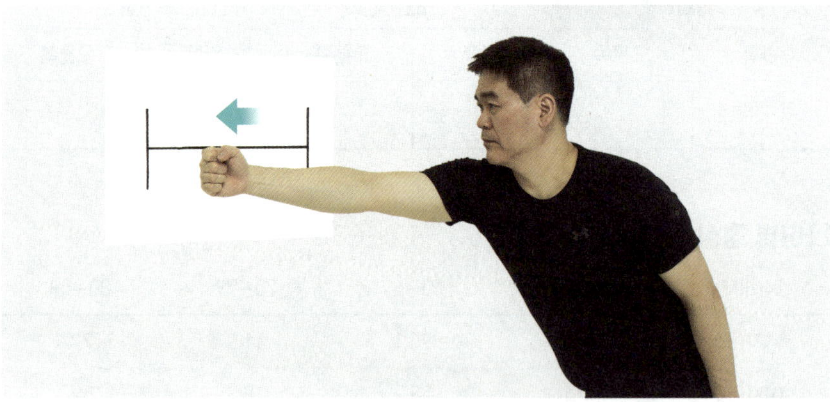

3 허리는 바르게 편 채 엉덩이는 뒤로 빠지지 않은 상태에서 주로 사용하는 팔을 앞으로 뻗는다.

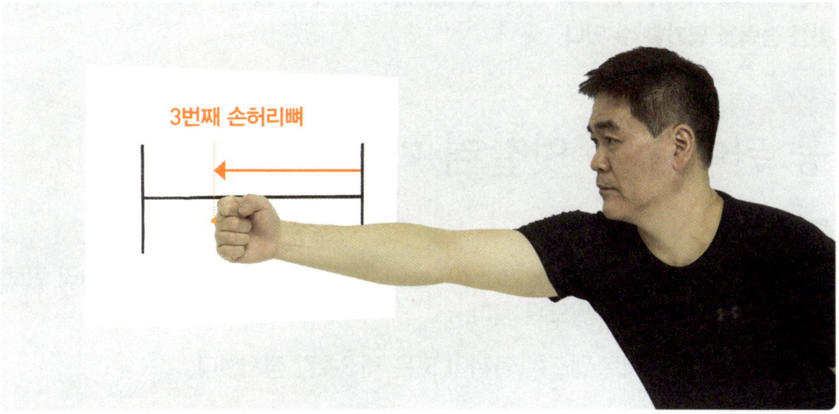

❗ 팔을 뻗는 동안 균형을 잃지 않도록 주의한다.

4 시작 지점과 최대로 뻗은 지점의 거리를 측정하고, **3번째 손허리뼈**를 기준으로 한다.

5 2회 연습 후 3회 수행한 평균값을 기록한다.

뻗은 거리	1회	2회	3회	4회	5회
(예) 20cm	cm	cm	cm	cm	cm

나이별 정상 범위

나이	남자	여자
20~40세	16.7±1.9	14.6±2.2
41~69세	14.9±2.2	13.8±2.2
70~87세	13.2±1.6	10.5±3.5

어깨와 하체의 유연성 검사

유연성(Flexibility)은 관절의 운동 범위를 말하며, 옷을 입거나 승하차 등의 다양한 활동 능력을 평가할 수 있다.

등 뒤에서 손 엇갈려 마주 잡기 *Back Scratch*

측정 방법

1 한 손은 머리 뒤로 넘겨서 손바닥이 등에 닿도록 하고, 다른 쪽 손은 허리 뒤로 넣어서 손등이 등에 닿도록 한다.

2 양쪽 손가락이 서로 닿도록 가까이 모은 채 3초간 정지한다.

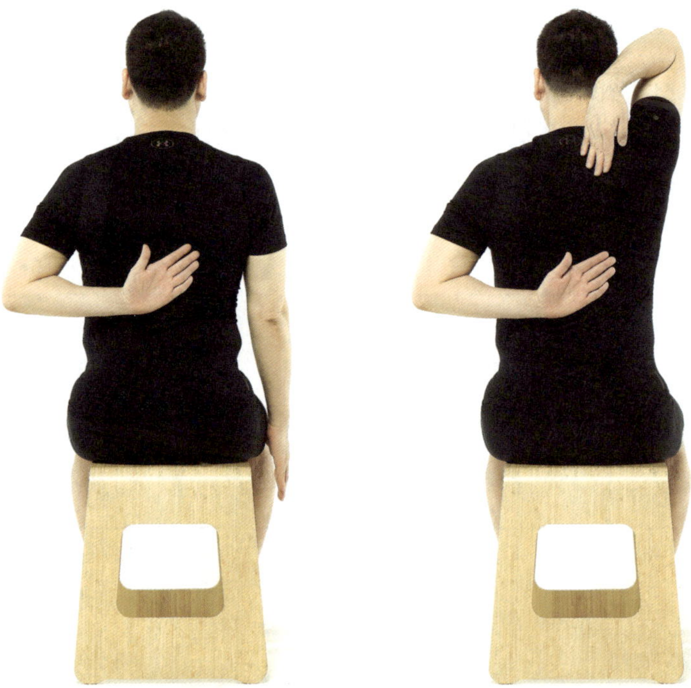

3초간 정지

2회 반복 측정

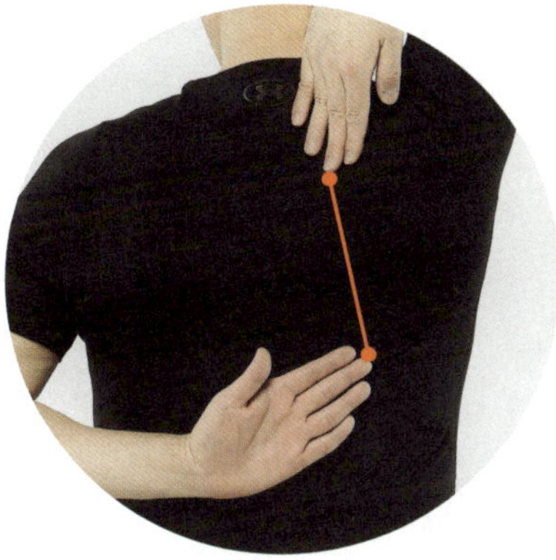

3 양손의 중지와 중지 사이의 거리를 2회 측정하여 기록한다.

4 양손이 닿지 않은 거리는 '–'이고, 닿은 거리는 '+'이다.

닿은 거리	1회	2회	3회	4회	5회
(예) –10cm	cm	cm	cm	cm	cm

나이별 정상 범위

나이(세)	60~64	65~69	70~74	75~79
남자(cm)	–16 ~ 0.0	–19.1 ~ –2.5	–20.3 ~ –2.5	–22.9 ~ –5.1
여자(cm)	–7.6 ~ 3.8	–8.9 ~ 3.8	–10.2 ~ 2.5	–12.7 ~ 1.3

나이(세)	80~84	85~89	90~95
남자(cm)	–22.9 ~ –5.1	–24.1 ~ –7.6	–26.7 ~ –10.2
여자(cm)	–12.7 ~ 0.0	–14.0 ~ –2.5	–20.3 ~ –2.5

의자에 앉아서 팔 뻗기 *Chair sit-and reach*

측정 방법

1 의자의 중간쯤에 앉아서 한쪽 다리의 무릎을 펴고 뻗는다 (발등을 몸쪽으로 당긴다).

2 양손을 모은 채 손끝을 발끝으로 뻗는다.

3 손가락과 발끝 사이의 간격을 측정한다.

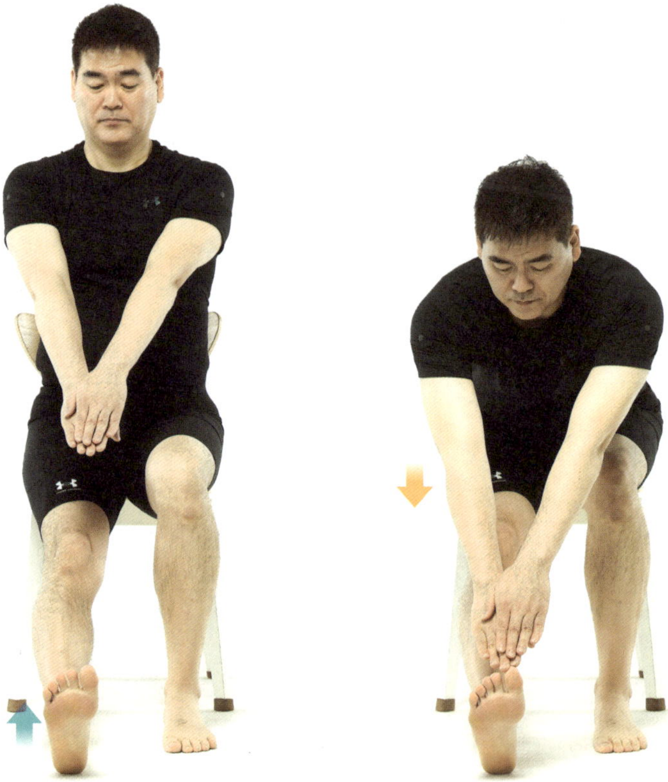

4 손가락이 발끝에 닿지 않았을 때는 '–', 발끝을 넘었을 때는 '+'로 기록한다.

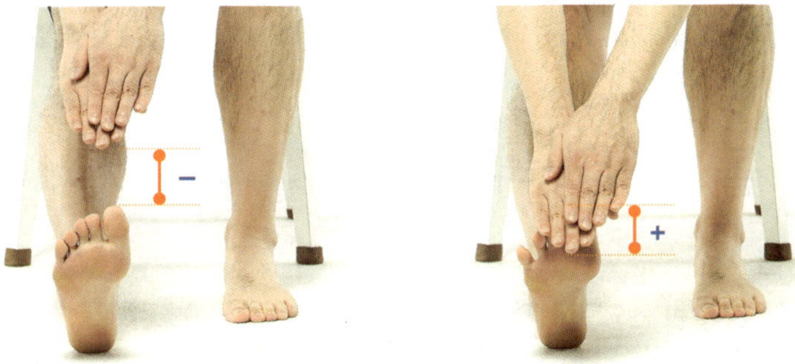

뻗은 거리	1회	2회	3회	4회	5회
(예) –5cm	cm	cm	cm	cm	cm

나이별 정상 범위

나이(세)	60~64	65~69	70~74	75~79
남자(cm)	–6 ~ 10	–7.5 ~ 7.5	–8.5 ~ 6	–10 ~ 5
여자(cm)	–1 ~ 3.5	–1 ~ 11.5	–2.5 ~ 10	–3.5 ~ 8.5

나이(세)	80~84	85~89	90+
남자(cm)	–14 ~ 3.5	–14 ~ 1	–16.5 ~ 1
여자(cm)	–5 ~ 7.5	–6 ~ 6	–11.5 ~ 2.5

상지와 하지 근력 검사

근력(Muscular strength)은 외부 저항이 있을 때 한 번의 최대 노력으로 발휘할 수 있는 근육군의 힘을 말한다.

팔의 근력과 근지구력, 걷기, 계단 오르기 등 다리의 기능적 활동 수준을 알 수 있다.

덤벨 들고 팔굽혀 펴기 *Arm Curl*

측정 방법

1 의자에 앉아 한 손으로 여자 2kg(남자 3kg)의 덤벨을 30초간 굽혔다 펴기를 반복한다.

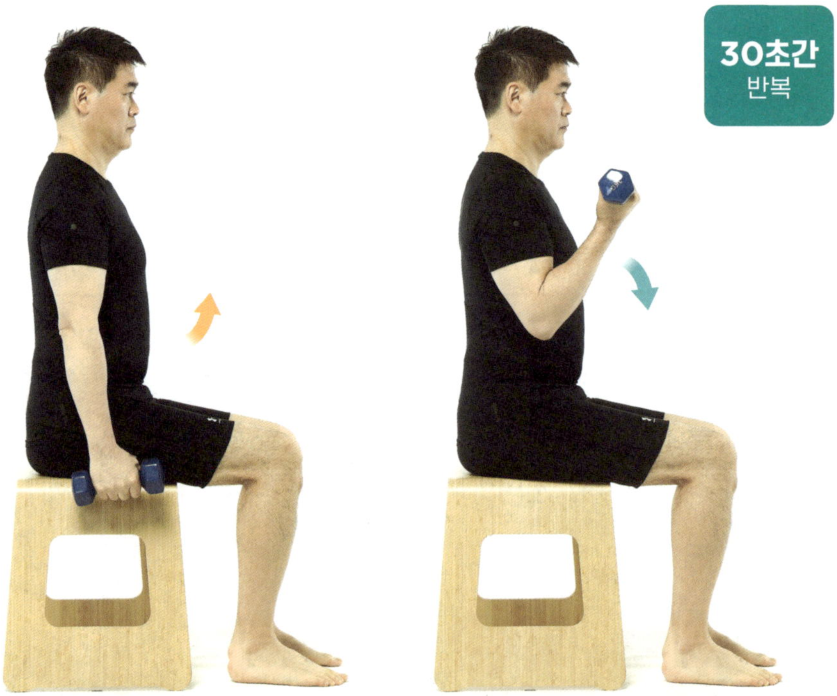

2 악수하는 자세에서 손바닥을 위쪽으로 하고 팔을 굽혔다 편다.

❗ 많이 사용하는 팔 한쪽만 측정한다.

반복 횟수	1회	2회	3회	4회	5회
(예) 25회	회	회	회	회	회

나이별 정상 범위

나이(세)	60~64	65~69	70~74	75~79
남자(회)	16~22	15~21	14~21	13~19
여자(회)	13~19	12~18	12~17	11~17

나이(세)	80~84	85~89	90~95
남자(회)	13~19	11~17	10~14
여자(회)	10~16	10~15	8~13

의자에서 앉았다 일어서기 *Chair Stand*

측정 방법

1 높이 약 40cm 높이의 팔걸이가 없는 의자에 손목을 가슴에 교차시키고 앉는다.

2 제한된 시간 30초 동안 앉았다 일어서기를 1회로 최대한 반복한 횟수를 측정한다.

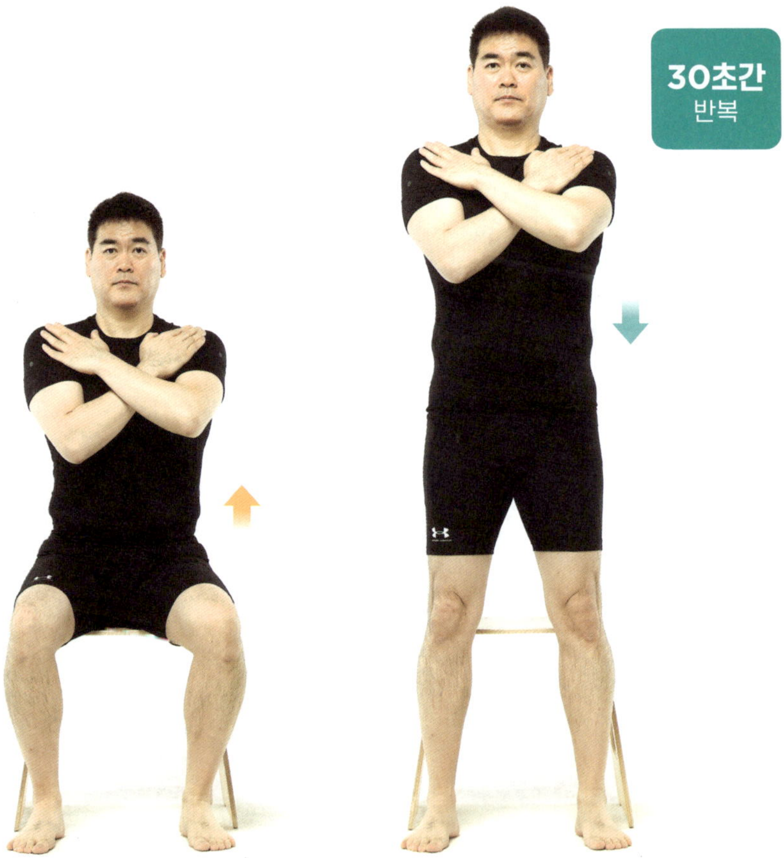

반복 횟수	1회	2회	3회	4회	5회
(예) 22회	회	회	회	회	회

나이별 정상 범위

나이(세)	60~64	65~69	70~74	75~79
남자(회)	14~19	12~18	12~17	11~17
여자(회)	12~17	11~16	10~15	10~15

나이(세)	80~84	85~89	90~95
남자(회)	10~15	8~14	7~12
여자(회)	9~14	8~13	4~11

심폐 지구력

심폐 지구력(Cardiovascular Endurance)은 호흡 기관이나 순환계가 오랜 시간 동안 운동이나 일을 지속하는 능력을 의미하고, 근지구력(Muscular Endurance)은 일정한 시간 동안 반복적인 근수축을 수행하는 능력을 말한다. 장거리 걷기, 쇼핑 등에 중요한 심폐 지구력 또는 전신 지구력을 평가한다.

2분간 제자리 걷기 *2-Minute Walk*

측정 방법

1 계단을 오르듯 각 무릎을 허벅지 중간까지 올렸다 내린다.

2 좌우 반복한 횟수를 1회로 하고 2분간 최대한 반복한 횟수를 측정한다.

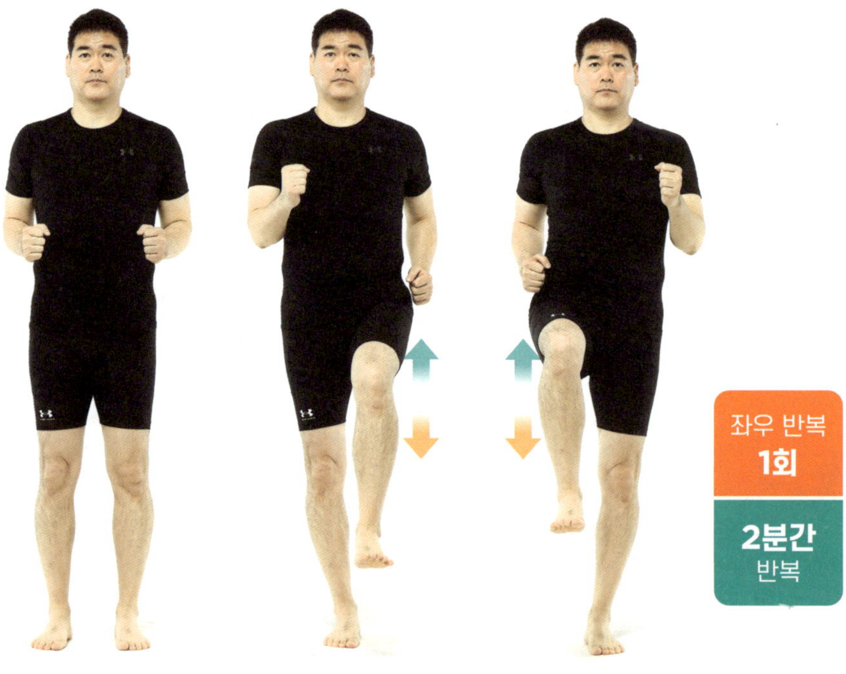

반복 횟수	1회	2회	3회	4회	5회
(예) 120회	회	회	회	회	회

나이별 정상 범위

나이(세)	60~64	65~69	70~74	75~79
남자(회)	87 ~ 115	86 ~ 116	80 ~ 110	73 ~ 109
여자(회)	75 ~ 107	73 ~ 107	68 ~ 101	68 ~ 100

나이(세)	80~84	85~89	90~95
남자(회)	71 ~ 103	59 ~ 91	52 ~ 86
여자(회)	60 ~ 91	55 ~ 85	44 ~ 72

체력이 점차 향상된다는 것은 생체 나이가 더 젊어진다는 의미이다. 운동이 일상의 루틴이 될 수 있도록 우선순위에 올려놓자. 머지않아 좋은 습관으로 자리 잡을 것이다.

8

잠자는 뇌를 깨우는 3분 운동

아침에 눈을 뜨면 가장 먼저 무엇을 하는가? 기도로 하루를 시작하는 사람, 시원한 물을 마시기 위해 냉장고로 향하는 사람 또는 배 속의 노폐물을 배설하기 위해 화장실을 찾는 사람. 본능적으로 몸을 일으키고 각자 할 일을 위해 움직이지만, 우리의 뇌는 아직 가수면 상태에 있다. 완전히 깨어나지 못한 상태에서 본능적으로 움직이다가 거실이나 화장실에서 미끄러지기도 하고 용변을 보고 일어나다가 다리에 힘이 풀려서 바닥에 주저앉기도 한다. 어떤 경우에는 용변을 보다가 배에 힘을 너무 많이 줘서 눈앞이 캄캄해지거나 쓰러지기도 한다. 일반적으로 고령자의 낙상 사고는 70% 이상이 집 안에서 일어나고 주로 컴컴한 새벽이나 야간에 많이 발생한다.

젊어서는 크게 신경 쓰지 않고 하던 일들인데 나이가 들면서 조심해야 하는 경우가 점차 많아지고 있다. 그렇다고 마냥 회피할 수만은 없지 않은가? 문제가 있는 곳에는 답이 있기 마련이다. 지금부터 매일 아침에 눈을 뜨면 가장 먼저 기지개라도 켜 보자. 기지개는 신체의 리듬감을 회복하고 신경을 활성화하는 효과가 있다. 일상의 루틴에 뇌와 몸을 깨우는 운동으로 하루를 시작하면 상해를 예방하거나 건강 관리에 많은 도움이 된다. 유비무환의 자세로 꾸준히 실천하면 한결 가벼운 몸으로 하루를 시작할 수 있을 것이다.

이제부터는 본격적인 운동이 진행될 것이다. 운동에 앞서 운동 프로그램을 구성하는 간단한 용어를 이해한다면 어떤 운동이든지 적절히 조합하여 자신에게 맞는 운동을 할 수 있을 것이다.

운동 프로그램 용어

1. **운동 목표** 운동을 통해 이루고자 하는 몸의 변화를 의미한다.
2. **운동 효과** 운동을 통해 얻을 수 있는 신체적 이득을 의미한다.
3. **운동 프로그램 구성 요소**
   - ❶ **운동 빈도** 일주일 동안에 목표로 하는 운동 일수를 의미한다.
     예) 월, 수, 금 3일을 한다.
   - ❷ **운동 강도** 운동 효과를 얻기 위한 적절한 운동량을 의미한다.
     예) 중량, 횟수, 세트, 속도, 시간 등
     - **반복 횟수** 한 가지 운동을 수행할 때 1세트를 반복하는 횟수
       예) 스쿼트를 10회 반복한다.
     - **운동 세트** 한 가지 운동을 정해진 반복 횟수만큼 수행하는 횟수
       예) 푸시업 10회 3세트를 한다.
   - ❸ **운동 시간** 운동을 수행하는 시간이나 한 가지 동작을 유지하는 시간을 의미한다. 예) 30분간 달리기를 한다. 플랭크를 10초간 유지한다.
   - ❹ **운동 형태** 유산소 운동(걷기, 달리기, 자전거), 무산소 운동(웨이트 트레이닝, 파워 리프팅)
4. **호흡 방법** 힘을 쓰거나 근육을 이완할 때 신체적 부담을 완화하고 더 높은 이완 효과를 얻을 수 있다.
   예) 힘을 쓸 때는 입으로 숨을 내쉬고, 힘을 쓰지 않을 때는 코로 들이마신다.

! 운동 중 부상의 위험이 있거나 통증을 유발할 수 있는 동작은 주의한다.

전신 이완·혈액 순환

기지개 켜기

척추 주변을 늘려서 척추의 압력을 줄이고 전신을 이완하여 혈액 순환을 돕는다.

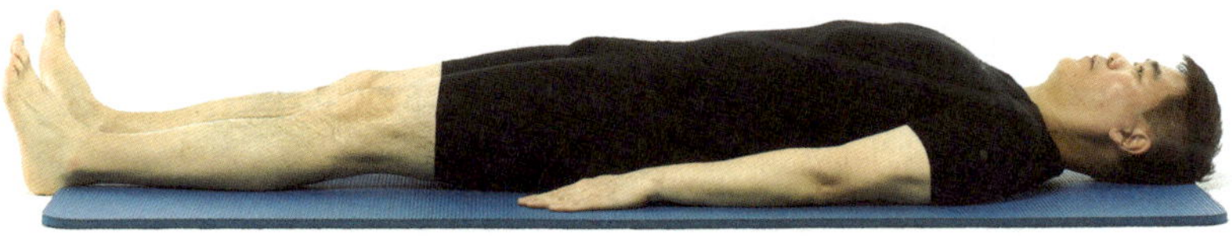

준비 자세

다리를 반듯하게 뻗어 눕는다.
발등은 세우고, 골반 너비로 벌린다.
손바닥은 바닥에 둔다. 골반 옆에 자연스럽게 놓이면 된다.
턱은 목 쪽으로 살짝 당기고 시선은 천장을 바라본다.

운동 강도

5초간 유지

2회 반복

참고 사항 힘을 쓰면서 입으로 숨을 내쉬고, 힘을 쓰지 않을 때는 코로 들이마신다. 유지할 때는 숨을 참지 않고 자연스럽게 한다. 허리를 과도하게 들지 않는다.

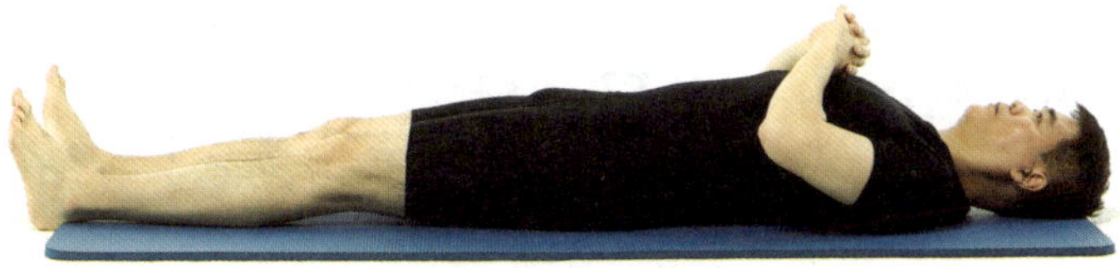

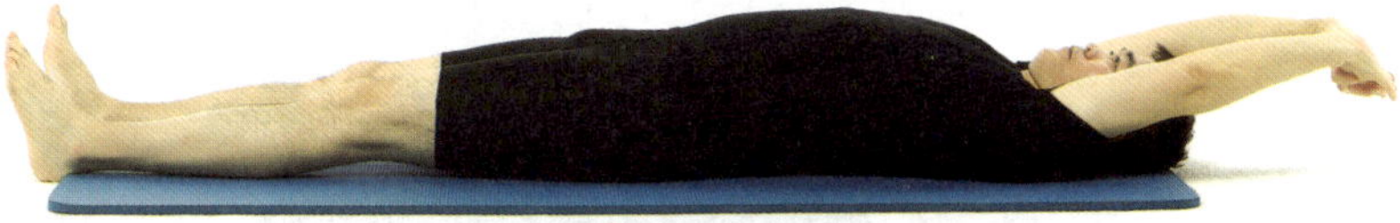

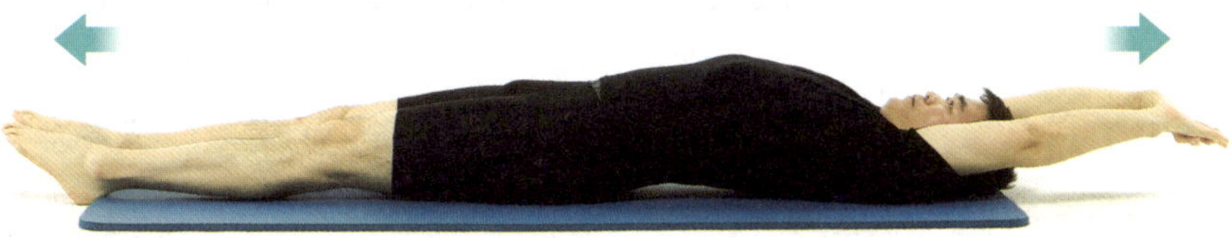

운동 자세

1 발등을 세우고 깍지를 낀 손바닥이 위쪽으로 가도록 손을 돌려서 머리 위에 놓는다. 손바닥을 위쪽으로 돌리기 어렵다면 주먹을 쥐고 해도 무방하다.

2 숨을 내쉬면서 손은 머리 위로 뻗고, 발등을 눕히듯 뻗는다. 키가 커지는 느낌으로 전신을 늘린다. 5초 유지, 2회 반복한다. 유지하는 동안에는 호흡을 참지 않고 자연스럽게 한다.

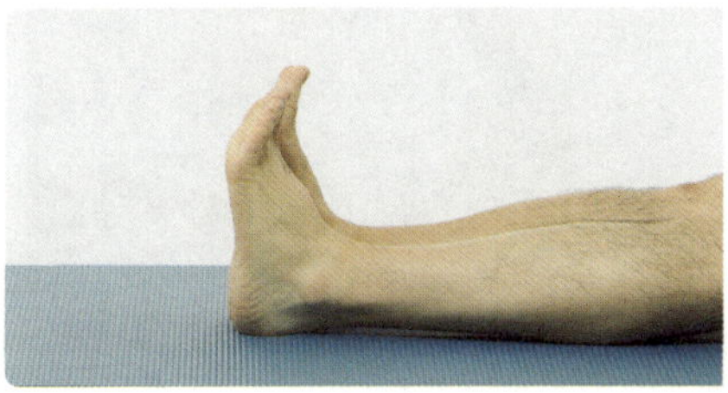

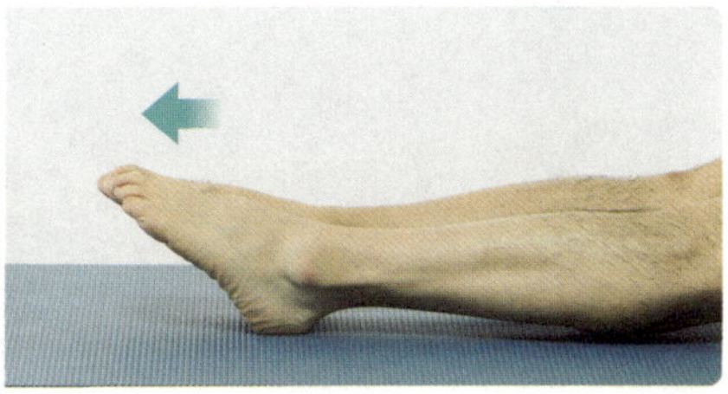

발과 발목의 안전한 움직임 향상

누워서 발목 운동하기

서 있거나 걸어 다닐 때 발과 발목의 안전한 움직임을 향상한다.
특히 발목 염좌(삠)을 예방하거나 회복하는 데 도움이 된다.

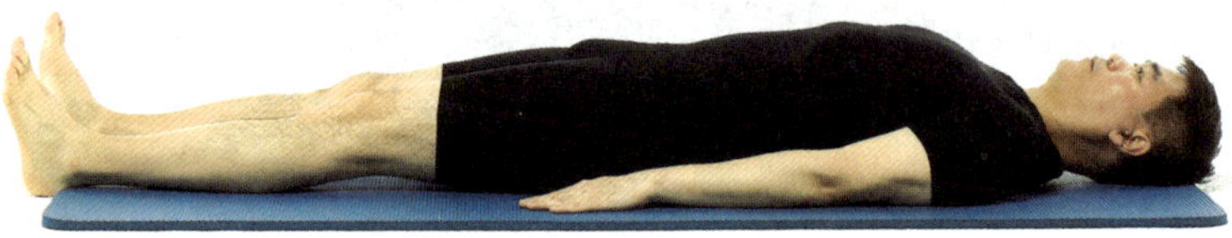

준비 자세

다리를 반듯하게 뻗어 눕는다.
발등은 세우고 다리는 골반 너비로 벌린다.
손바닥은 바닥에 둔다. 골반 옆에 자연스럽게 놓이면 된다.
턱은 목 쪽으로 살짝 당기고 시선은 천장을 바라본다.

운동 강도

각각 **5초씩** 유지

2회 반복

운동 자세

1 숨을 내쉬면서 **양쪽 발등을 눕히듯 뻗는다.** 5초간 유지한 후 숨을 내쉬면서 발을 **발등을 세운다.** 각각 5초 유지, 2회 반복한다.

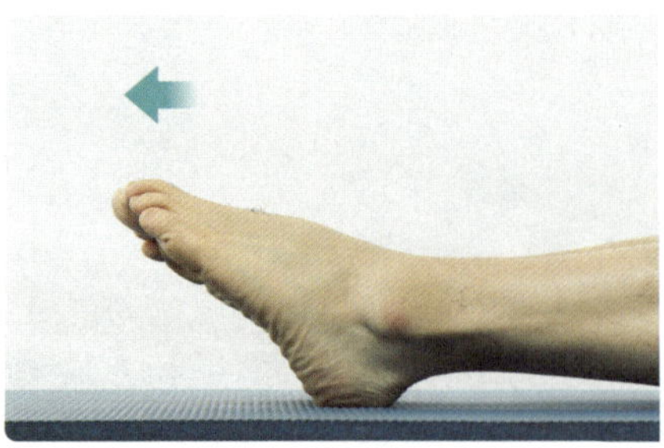

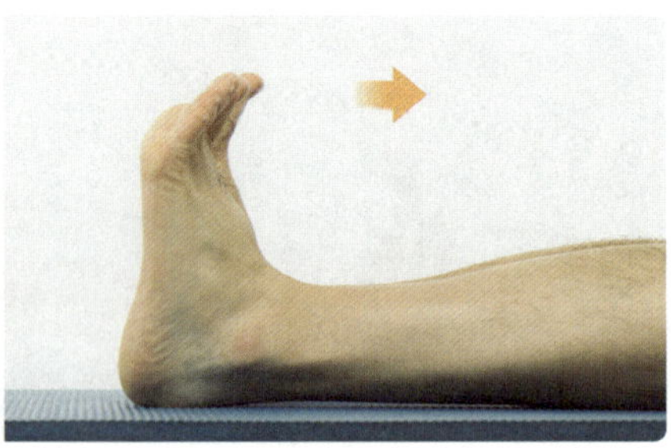

2 숨을 내쉬면서 **양쪽 발바닥을 안쪽으로 모아 준다.** 5초간 유지 후 숨을 내쉬면서 **바깥쪽으로 벌려 준다.** 각각 5초 유지, 2회 반복한다.

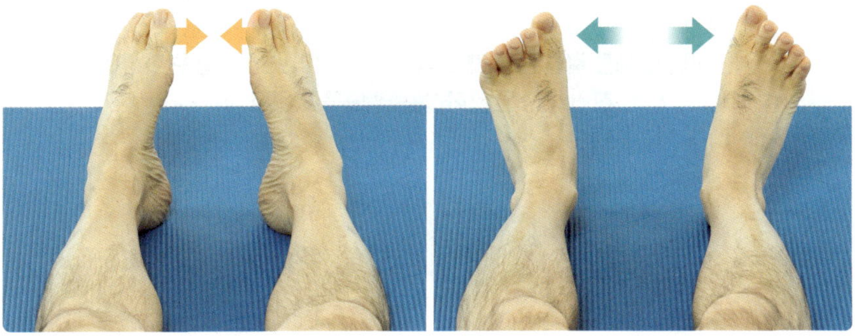

3 양쪽 발을 핸드볼 공 크기만큼 왼쪽에서 오른쪽으로 오른쪽에서 왼쪽으로 크게 원을 그린다. 각각 5회 반복한다. 호흡은 참지 않고 자연스럽게 한다.

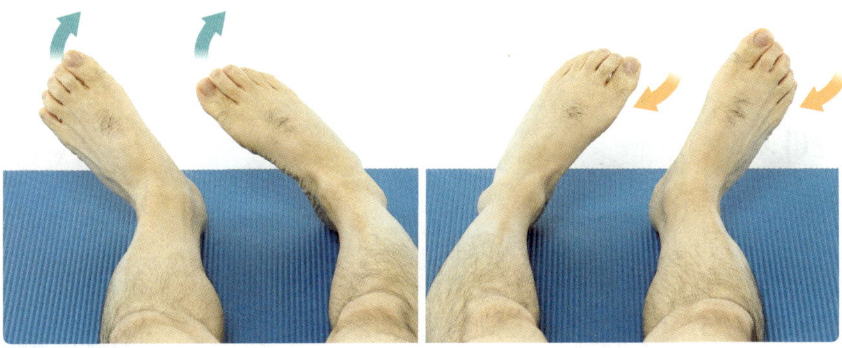

참고 사항 힘을 쓸 때는 입으로 숨을 내쉬고, 힘을 쓰지 않을 때는 코로 들이마신다. 유지할 때는 숨을 참지 않고 자연스럽게 한다.

허리 통증 완화에 도움

누워서 한쪽 무릎 가슴 쪽으로 당기기

계단이나 경사진 길을 걸을 때 도움이 되고 허리의 긴장을 완화하여
허리 통증을 완화하는 데 도움이 된다.

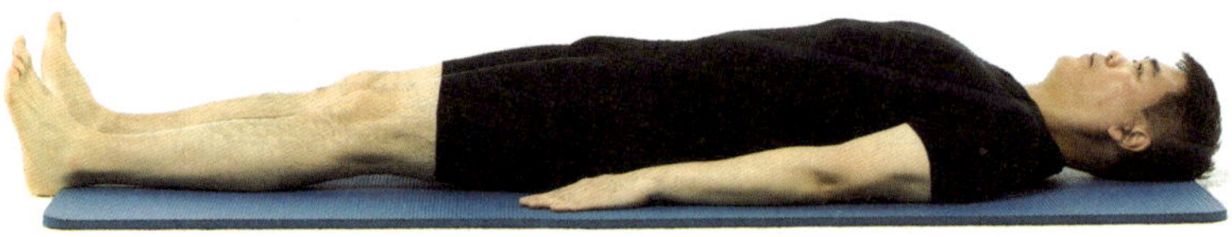

준비 자세

다리를 반듯하게 뻗어 눕는다.
발등은 세우고 다리는 골반 너비로 벌린다.
손바닥은 바닥에 둔다. 골반 옆에 자연스럽게 놓이면 된다.
턱은 목 쪽으로 살짝 당기고 시선은 천장을 바라본다.

운동 강도

각각 **10초씩** 유지

1회 반복

참고 사항 힘을 쓸 때는 입으로 숨을 내쉬고, 힘을 쓰지 않을 때는 코로 들이마신다. 유지할 때는 숨을 참지 않고 자연스럽게 한다. 허리를 과도하게 들지 않는다.

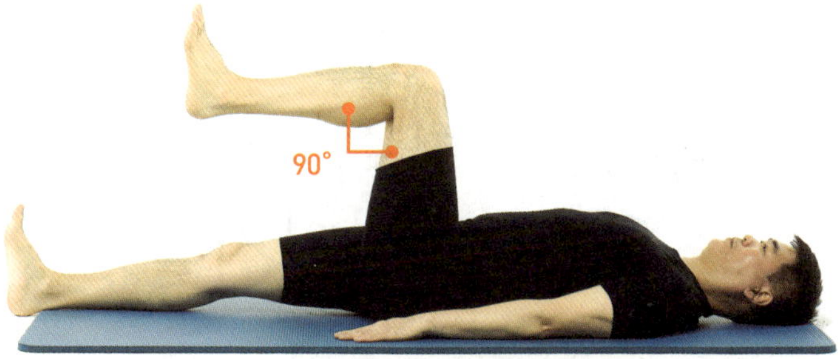

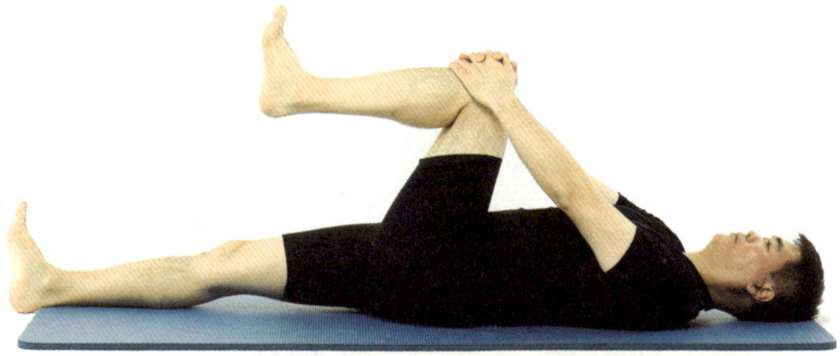

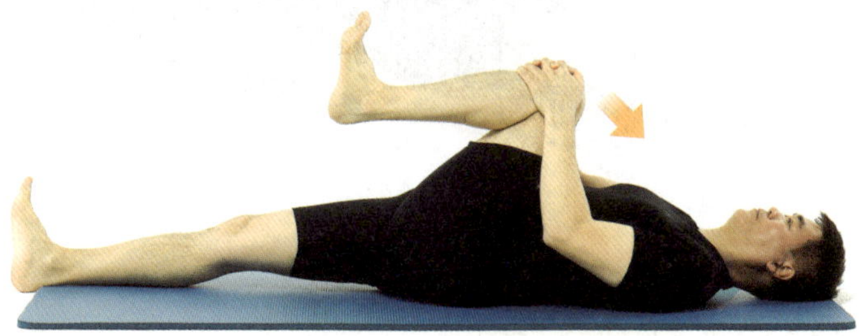

운동 자세

1 왼쪽 발목과 무릎 그리고 엉덩관절을 90도로 굽혀서 든다. 오른쪽 다리의 오금은 바닥에 붙인다.

2 깍지를 낀 손으로 무릎을 잡는다(무릎을 잡기가 힘들면 무릎 뒤 오금을 잡는다).

3 숨을 내쉬면서 가슴 쪽으로 당긴다. **머리와 양쪽 어깨는 바닥에 붙인 상태에서 팔로만 당긴다.** 10초간 유지한 후 같은 방법으로 오른쪽도 한다. 유지하는 동안에는 호흡을 참지 않고 자연스럽게 한다.

중간볼기근과 허리네모근을 부드럽게

누워서 한쪽 무릎 옆으로 넘기기

걷기에 중요한 중간볼기근과 허리네모근을 부드럽게 하여 안정된 걸음을 걷게 한다.

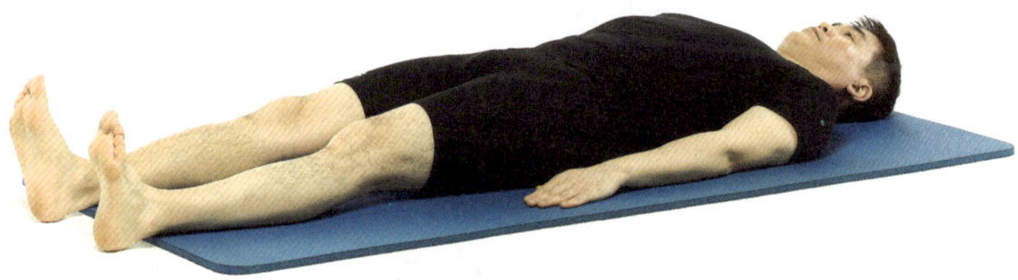

준비 자세

다리를 반듯하게 뻗어 눕는다.
발등은 세우고 다리는 골반 너비로 벌린다.
손바닥은 바닥에 둔다. 골반 옆에 자연스럽게 놓이면 된다.
턱은 목 쪽으로 살짝 당기고 시선은 천장을 바라본다.

운동 강도

좌우 각각 10초씩 유지

1회 반복

참고 사항 힘을 쓸 때는 입으로 숨을 내쉬고, 힘을 쓰지 않을 때는 코로 들이마신다. 유지할 때는 숨을 참지 않고 자연스럽게 한다.

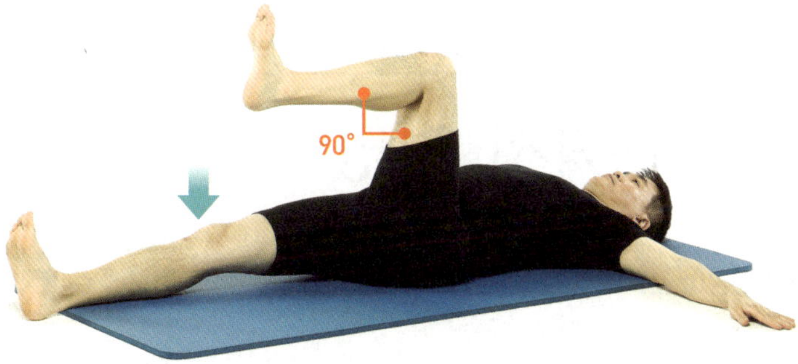

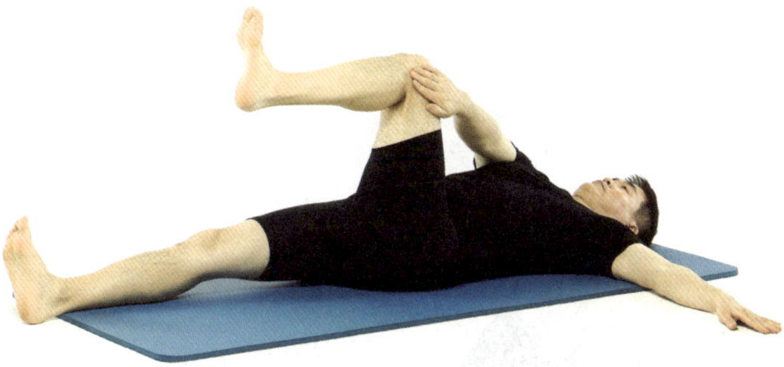

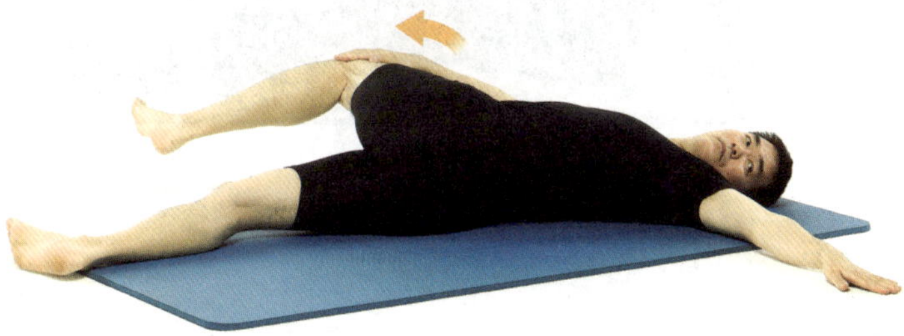

운동 자세

1 왼쪽 발목과 무릎 그리고 엉덩관절을 90도로 굽혀서 든다.
오른쪽 다리의 오금은 바닥에 붙인다. 양팔을 어깨높이 정도로 벌린다.

2 오른손으로 왼쪽 무릎의 바깥쪽 측면을 잡는다.

3 숨을 내쉬면서 왼쪽 무릎을 오른쪽 골반 쪽으로 당긴다. 이때 **왼쪽 어깨는 바닥에 붙이고, 머리는 왼쪽으로 돌려 준다.** 10초간 유지한 후 반대쪽도 같은 방법으로 한다. 유지하는 동안에는 호흡을 참지 않고 자연스럽게 한다.

허리와 엉덩이 근육 강화

누워서 엉덩이 들기

허리와 엉덩이 근육이 강화되고, 특히 '엉덩이 기억 상실증' 회복에 효과적이다.

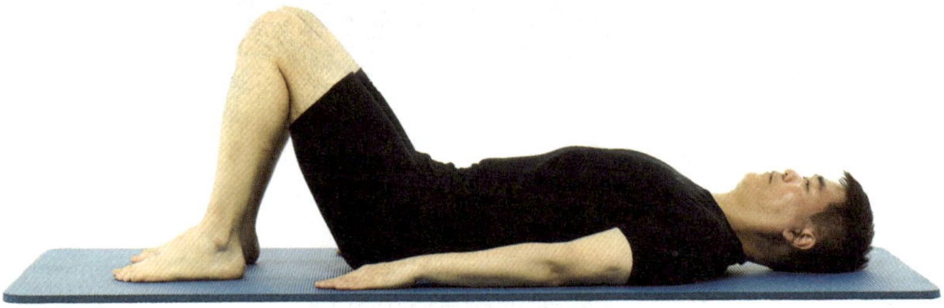

운동 강도

10초간 유지

1회 반복

준비 자세

반듯하게 누운 뒤 무릎을 45도 정도 굽혀서 세운다.
두 다리를 골반 너비로 벌려서 11자 형태를 만든다.
손바닥은 바닥에 둔다. 골반 옆에 자연스럽게 놓이면 된다.
턱은 목 쪽으로 살짝 당기고 시선은 천장을 바라본다.

참고 사항 힘을 쓰면서 입으로 숨을 내쉬고, 힘을 쓰지 않을 때는 코로 들이마신다. 유지할 때는 숨을 참지 않고 자연스럽게 한다.

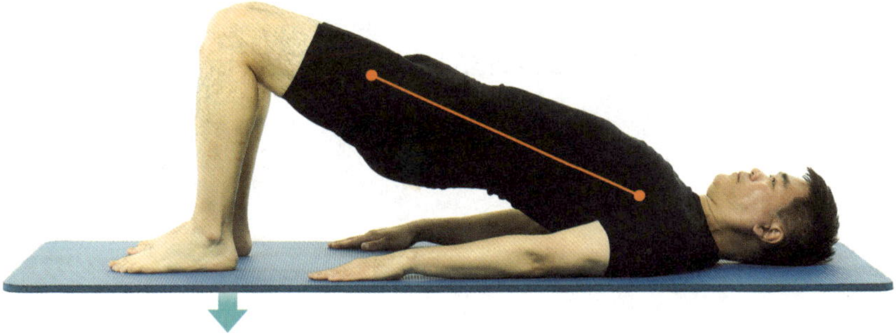

운동 자세

양쪽 발뒤꿈치로 바닥을 누르면서 **엉덩이 힘으로 골반을 들어 올린다.**
숨을 내쉬면서 하고 어깨부터 무릎까지 일직선이 되게 유지한다.
10초간 유지하고, 유지하는 동안에는 호흡을 참지 않고 자연스럽게 한다.

❗ 무릎이 벌어지거나 허리가 꺾이지 않도록 주의한다.

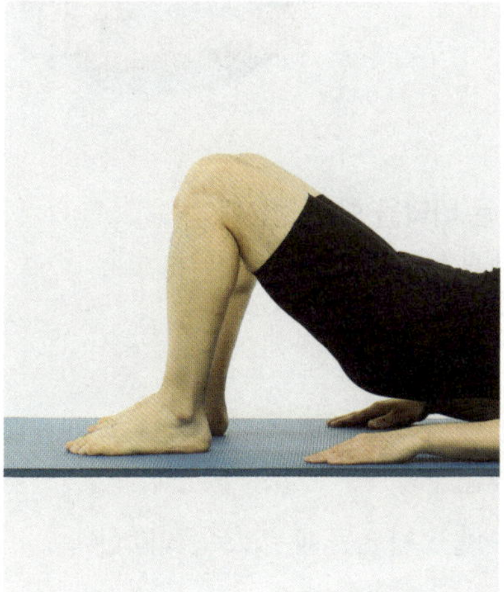

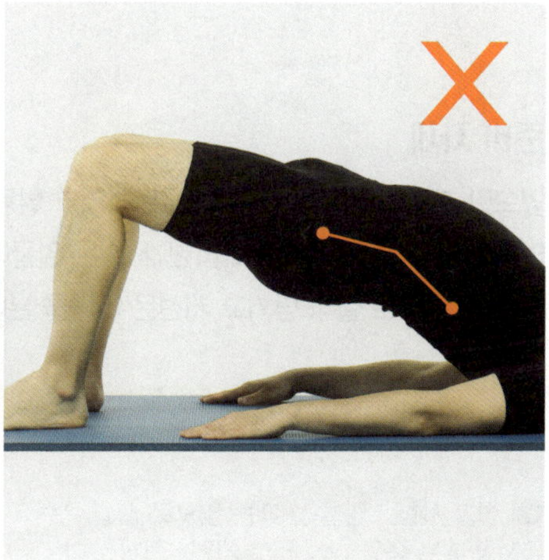

척추를 펴고 가슴과 배 근육 이완

엎드려 가슴 펴기

굽은 척추를 펴고 가슴과 배 근육을 이완한다.

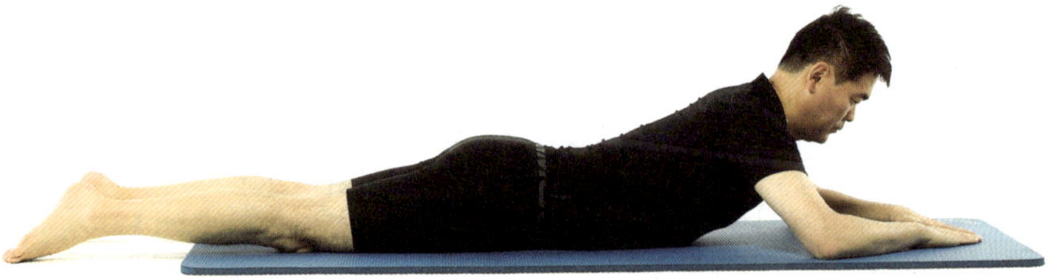

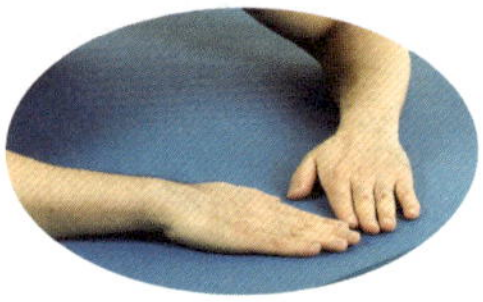

준비 자세

엎드린 자세에서 발은 골반 너비로 벌리고 발등은 바닥을 향해 놓는다.
양쪽 팔을 마름모 모양으로 굽힌다. 손은 얼굴에서 한 뼘 정도 위에 놓는다.
턱은 목 쪽으로 살짝 당기고 시선은 바닥을 본다.

참고 사항 힘을 쓸 때는 입으로 숨을 내쉬고, 힘을 쓰지 않을 때는 코로 들이마신다. 유지할 때는 숨을 참지 않고 자연스럽게 한다.

운동 강도

10초간 유지

1회 반복

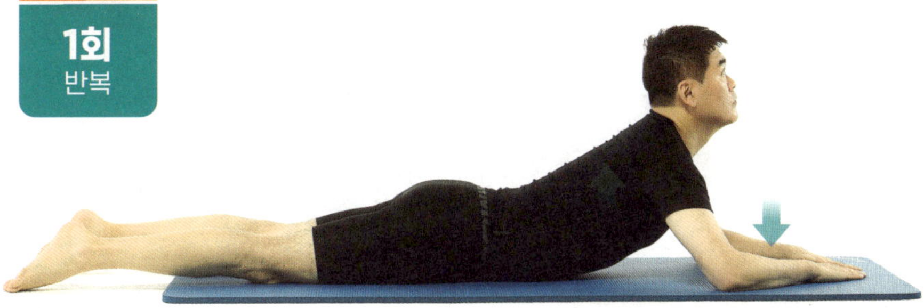

운동 자세

양쪽 손과 팔꿈치로 바닥을 누르고 가슴을 천장 쪽으로 밀어 올리면서 머리를 뒤로 젖힌다(양쪽 손과 어깨뼈를 엉덩이 쪽으로 당기면서 가슴과 머리를 천장 쪽으로 들어 올린다). 숨을 내쉬면서 하고 10초 동안 유지한다. 유지하는 동안에는 호흡을 참지 않고 자연스럽게 한다.

❗ 팔은 마름모 모양으로 굽힌다.

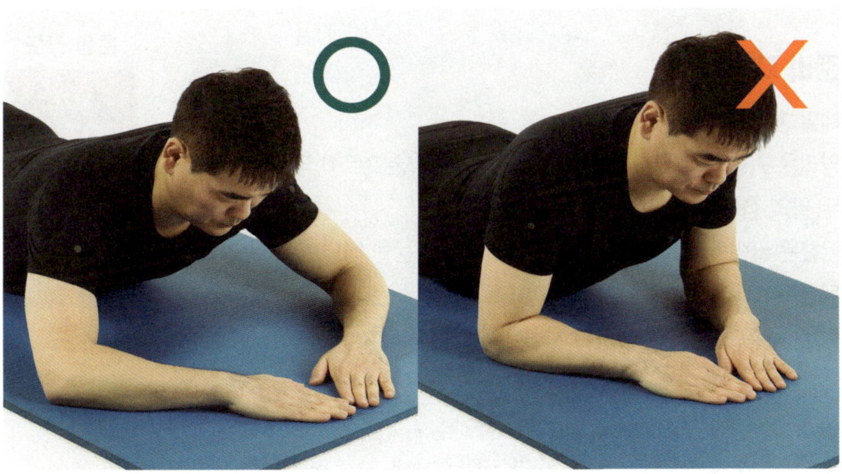

골반 및 허리의 유연성 향상

고양이 등 만들기

척추를 바르게 정렬시키고 골반 및 허리의 유연성이 향상된다.

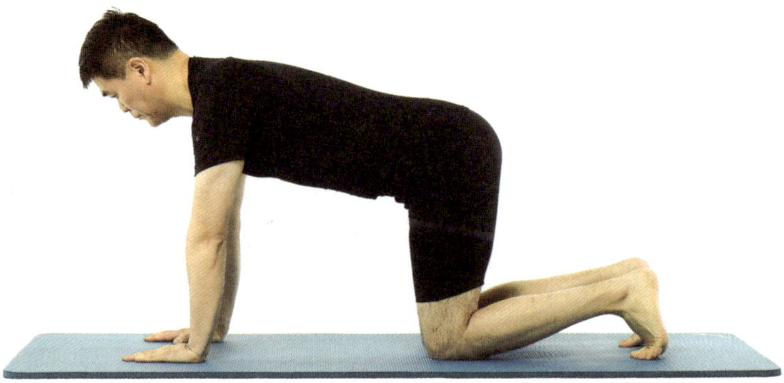

운동 강도

각각 10초씩 유지

1회 반복

준비 자세

네발 기기 자세를 취한다.
양팔은 가슴과 수직을 이루게 똑바로 내려 양손으로 바닥을 짚는다.
두 팔의 형태가 11자를 이루는지 확인한다.
무릎은 골반 밑에 놓고 발가락은 굽히거나 발등을 바닥 쪽으로 놓는다.
뒤통수부터 엉덩이까지 일직선이 되도록 등을 편다.
턱은 목 쪽으로 살짝 당기고 시선은 바닥을 본다.

참고 사항 힘을 쓰면서 입으로 숨을 내쉬고, 힘을 쓰지 않을 때는 코로 들이마신다. 유지할 때는 숨을 참지 않고 자연스럽게 한다.

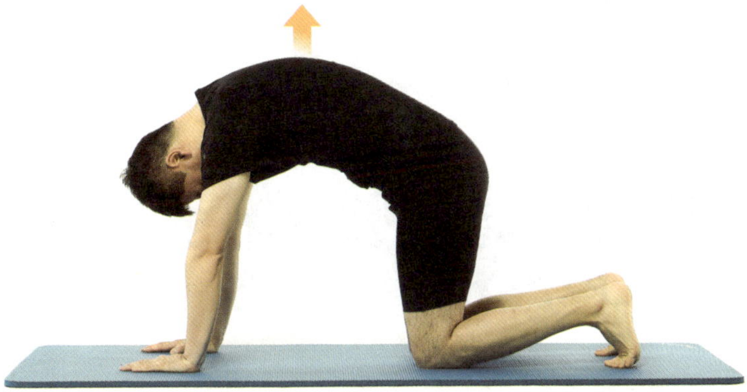

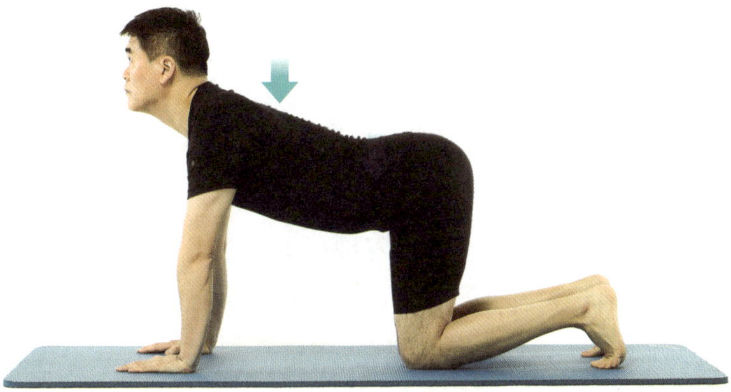

운동 자세

1 손바닥과 무릎을 바닥 쪽으로 누른다. **허리부터 시작해서** 등까지 천장 쪽으로 밀어서 늘려 준다. 턱을 당겨서 머리를 바닥 쪽으로 숙인다. 숨을 내쉬면서 하고 10초간 유지한다. 유지하는 동안에는 호흡을 참지 않고 자연스럽게 한다.

2 손바닥과 무릎을 바닥 쪽으로 누른다. **허리부터 시작해서** 등까지 바닥 쪽으로 누르면서 가슴을 천장 쪽으로 펴 준다. 머리를 뒤로 젖혀서 천장을 바라본다. 숨을 내쉬면서 하고 10초간 유지한다. 유지하는 동안에는 호흡을 참지 않고 자연스럽게 한다.

8

관절의 통증을 완화하는 재활 스트레칭

휴일 아침 상쾌한 바람을 맞으며 가족과 함께 걷기나 달리기를 하려고 할 때, 또는 지인들과 함께하는 아름다운 산행을 앞두고 무릎이나 허리가 아파서 참여하지 못한다면 얼마나 안타까울까? 아무리 좋아하는 운동이라도 근골격계에 통증이 있다면 즐거운 시간이 오히려 고통의 시간이 될 것이다. 평소에 우리 몸이 보내는 아픈 신호를 무시하고 방치하면 더 큰 만성 통증으로 찾아올 것이다. 또한, 너무나도 강인한 정신력을 발휘해서 아픈 것을 참아 가며 운동을 강행하면 결국 그마저도 하지 못하게 될 수도 있다. 자신의 몸을 회복력이 왕성하던 청년 시절의 몸으로 여기지 말고 이제는 살뜰히 살필 필요가 있다.

여기서 소개하는 운동법은 병원 치료를 받아야 할 정도의 상태가 아닌 노화나 신체 활동의 부족으로 근골격계가 약해졌을 때 활용하면 도움이 될 것이다. 많은 사람이 약화에 의한 통증을 겪는데, 가벼운 스트레칭이나 근력 운동이 통증을 개선하는 데 도움이 된다. 경직된 관절과 근육을 가볍게 풀어 주기만 해도 통증이나 움직임이 개선되는 일이 많다.

일반적으로 스트레칭에는 정적, 동적, 능동적, 수동적, 보조적 스트레칭 등이 있다. 이 외에도 통증을 완화하거나 관절의 가동 범위 및 근신경을 촉진하여 유연성을 증진하는 고유수용성 신경근 촉진법PNF 등이 있다. 여기서 소개하는 재활 스트레칭 운동은 정적, 동적, 능동적 스트레칭을 기본으로 하였다. 욕심내지 않고 꾸준히 따라 하다 보면 통증뿐만 아니라 컨디션도 향상됨을 느낄 수 있을 것이다. 여러분의 노력이 머지않아 평소에 참여하고 싶던 운동을 더 잘할 수 있도록 촉진제 역할을 하게 될 것이다.

재활 스트레칭 운동 시 참고 사항

1. **운동 목표** 관절의 가동 범위와 근력을 증진하여 일상생활에 활력을 찾는다.
2. **운동 효과** 근골격계의 통증을 완화한다.
3. **운동 강도** 통증 완화와 근력 증진을 위해 자신의 체력 수준에 맞게 한다.
   - ❶ **운동 빈도** 일주일에 2~3일 정도 한다.
   - ❷ **유지 시간** 5~10초 정도 유지한다.
   - ❸ **반복 횟수** 5~10회 정도 반복한다.
   - ❹ **운동 세트** 1~2세트 정도 반복한다.
4. **호흡 방법** 힘을 쓸 때는 입으로 숨을 내쉬고, 힘을 쓰지 않을 때는 코로 들이마신다. 동작을 유지할 때는 숨을 참지 않고 자연스럽게 한다.

! 통증이 발생하기 전 단계까지만 이완한다.

목 통증 완화

목 스트레칭

스마트폰의 과사용으로 생긴 거북 목과 같은 자세 불균형과
통증을 개선하는 데 효과가 있다.

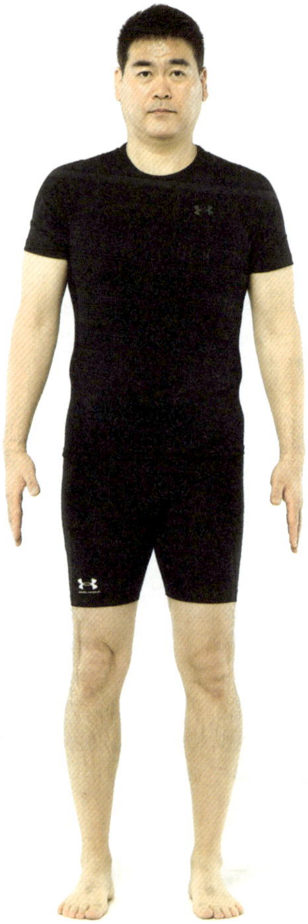

준비 자세

등을 곧게 편 자세에서
어깨는 등 뒤로 당기고 바르게 선다.

턱은 목 쪽으로 살짝 당기고
시선은 정면을 바라본다.

손바닥을 펴서 골반 옆에 놓는다.

두 다리를 11자 형태로 세우고
골반 너비 정도로 간격을 유지한다.

운동 강도

각각 10초 유지	1~2회 반복

참고 사항 힘을 쓸 때는 입으로 숨을 내쉬고, 힘을 쓰지 않을 때는 코로 들이마신다. 유지할 때는 숨을 참지 않고 자연스럽게 한다.

운동 자세

목 후면 스트레칭

1 바르게 선 자세에서
머리를 발 쪽으로 숙인다.
시선은 바닥을 본다.

2 깍지를 낀 손을 뒤통수에 대고
숨을 내쉬면서 발 쪽으로 당긴다.
10초간 유지한다.

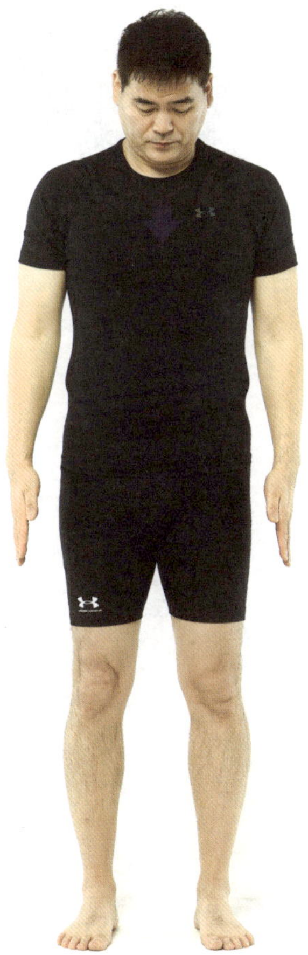

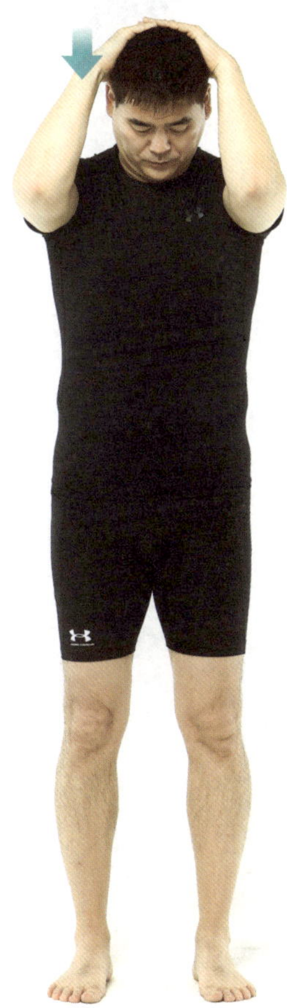

운동 자세

목 전면 스트레칭

1 양쪽 손바닥을 붙이고
엄지손가락을 턱 밑에 댄다.

2 숨을 내쉬면서 엄지손가락으로
턱을 천장 쪽으로 밀어 올린다.
10초간 유지한다.

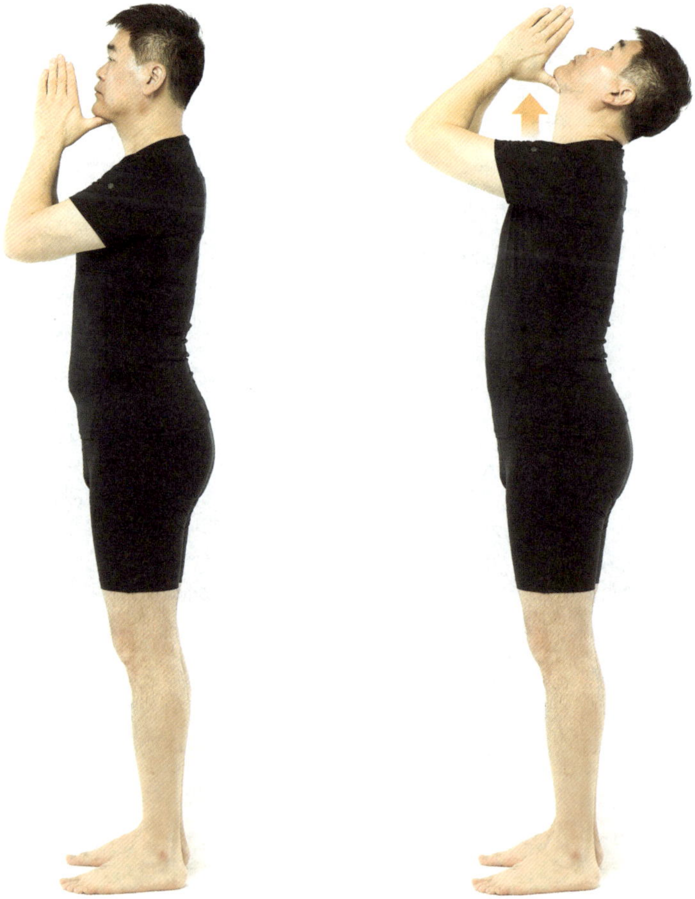

목 좌우 측면 스트레칭

1 목을 오른쪽으로 기울인다.

2 왼쪽 귀 위쪽의 관자뼈에 오른쪽 손바닥을 대고 오른쪽 어깨 방향으로 숨을 내쉬면서 당긴다. **왼쪽 어깨는 움직이지 않고 제자리를 유지한다.** 10초간 유지한 후 반대쪽도 같은 방법으로 한다.

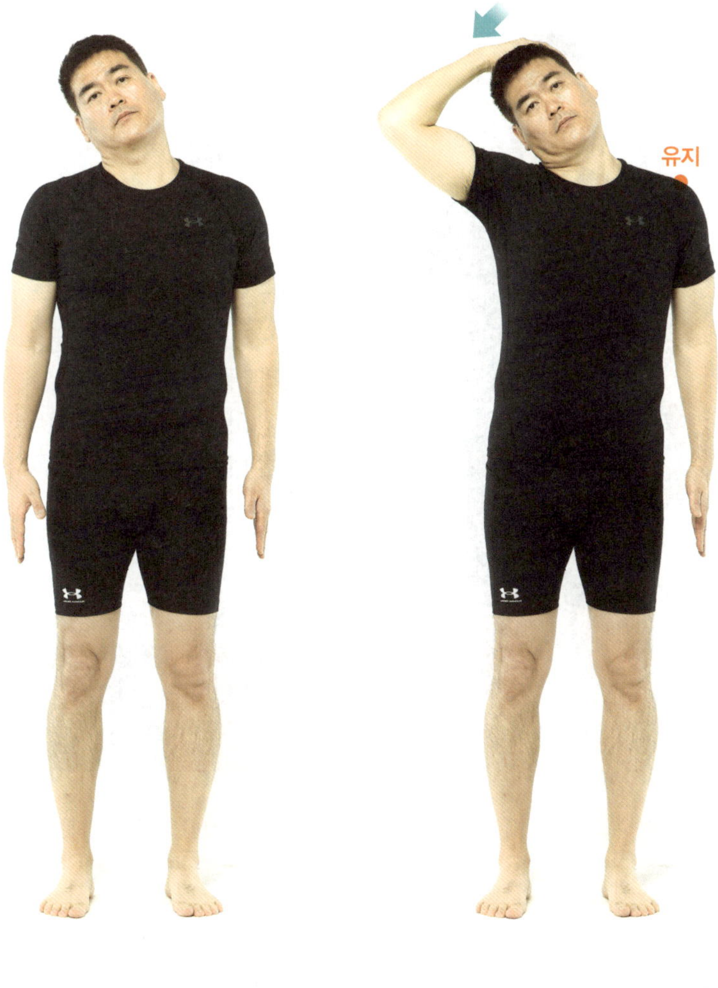

목 통증 완화

목 근력 강화하기

목의 근력을 강화하고 자세를 바르게 한다.

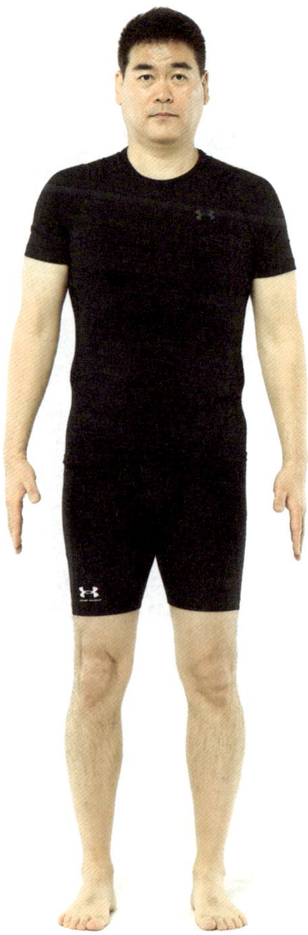

준비 자세

등을 곧게 편 자세에서
어깨는 등 뒤로 당기고 바르게 선다.

턱은 목 쪽으로 살짝 당기고
시선은 정면을 바라본다.

손바닥을 펴서 골반 옆에 놓는다.

두 다리를 11자 형태로 세우고
골반 너비 정도로 간격을 유지한다.

운동 강도

각각 10초 유지	1~2회 반복

참고 사항 힘을 쓸 때는 입으로 숨을 내쉬고, 힘을 쓰지 않을 때는 코로 들이마신다. 유지할 때는 숨을 참지 않고 자연스럽게 한다.

운동 자세

목 전면 근육 강화

양손을 겹쳐서 이마 앞에 놓는다. 이마로 양손을 밀어 내고 양손은 **목이 구부러지지 않도록** 저항한다. 숨을 내쉬면서 하고 10초간 유지한다.

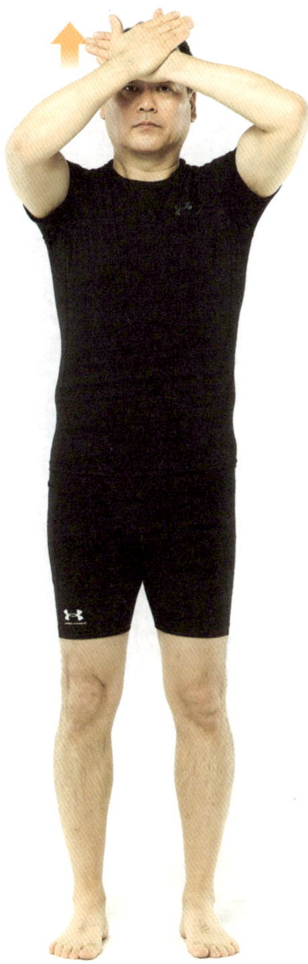

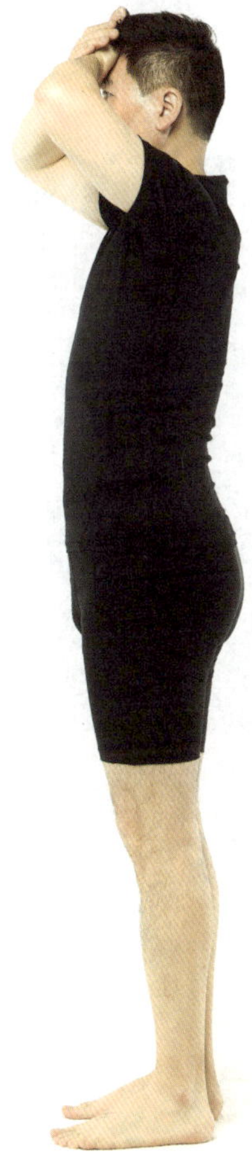

운동 자세

목 후면 근육 강화

깍지를 낀 손을 뒤통수에 댄 뒤 머리에 힘을 주어 마주 댄 손바닥과 서로 저항이 생기도록 한다. 머리가 뒤로 **젖혀지지 않도록** 주의한다.
숨을 내쉬면서 하고 10초간 유지한다.

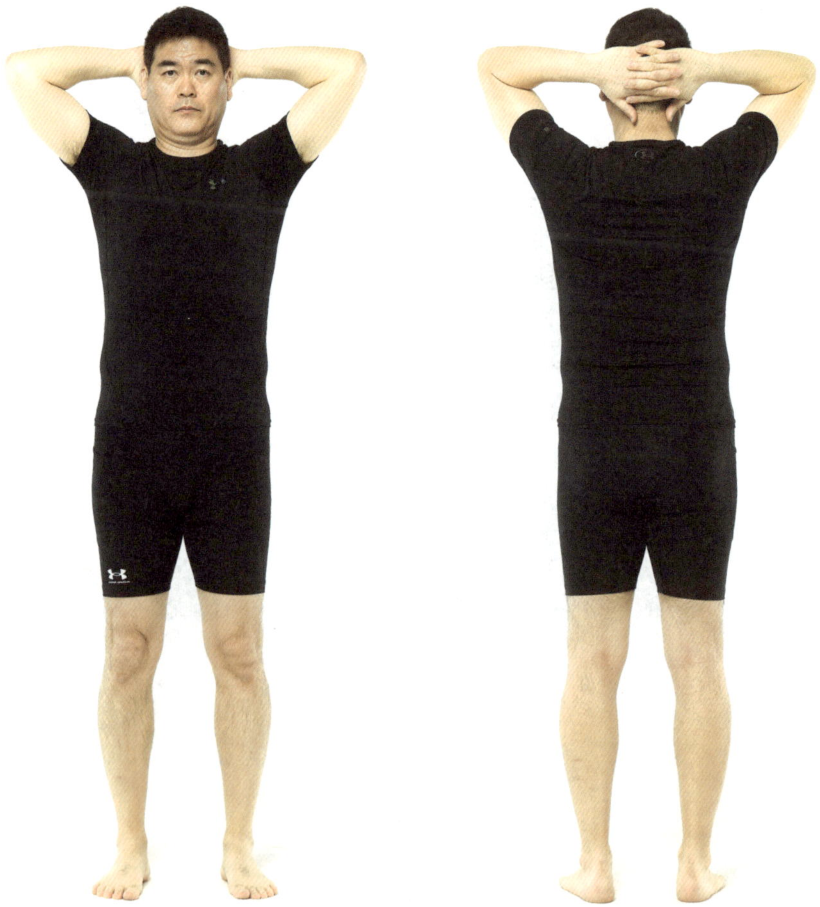

목 좌우 측면 강화

왼쪽 귀 위쪽에 왼쪽 손바닥을 대고 서로 힘을 준다.
10초간 유지한 후 반대쪽도 같은 방법으로 한다.

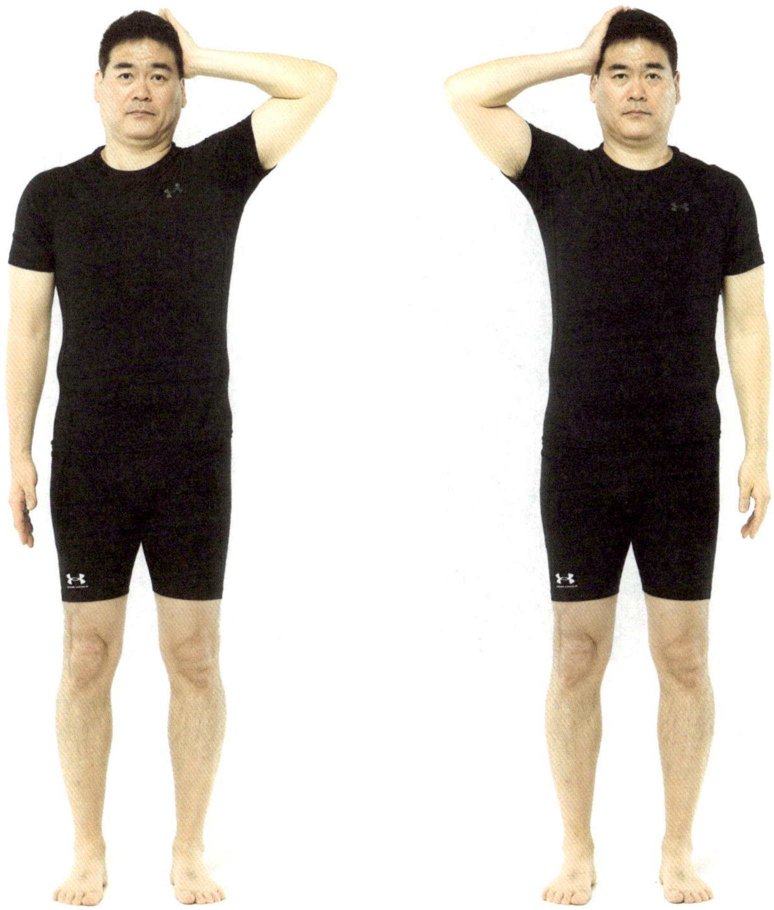

목 통증 완화

목 가동성 운동

목의 좌우 움직임이 불편하거나 통증이 있을 때 개선하는 효과가 있다.

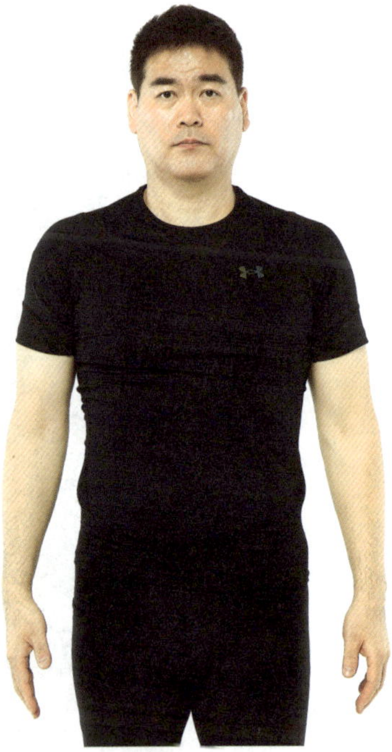

운동 강도

각각
5~10회
반복

참고 사항
힘을 쓰면서 입으로 숨을 내쉬고, 힘을 쓰지 않을 때는 코로 들이마신다.

준비 자세

등을 곧게 편 자세에서 어깨는 등 뒤로 당기고 바르게 선다.

턱은 목 쪽으로 살짝 당기고 시선은 정면을 바라본다.

손바닥을 펴서 골반 옆에 놓는다.

발은 11자 모양으로 골반 너비 정도 벌리고 선다.

운동 자세

1 오른쪽 팔꿈치를 굽혀서 손목을 뒤통수에 대고 선다.
목이 구부러지지 않도록 목에 힘을 주어 바르게 세운다.
시선은 정면을 바라본다.

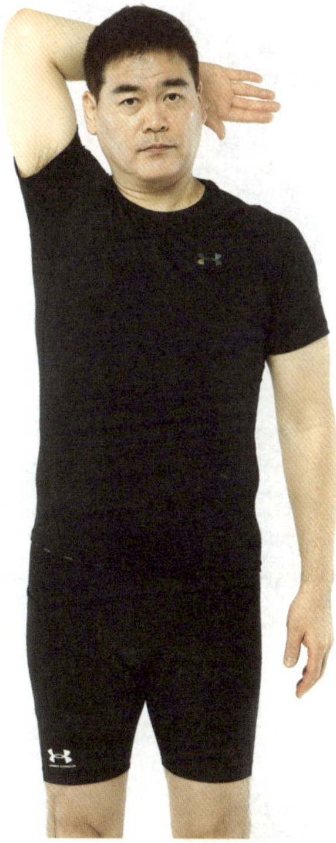

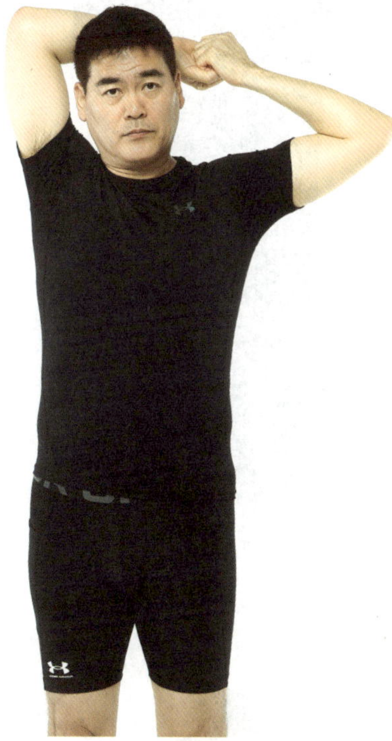

❗ **얼굴이 정면으로 향해 있는 것이 중요 포인트!**

2 오른쪽 손가락으로 왼쪽 손가락을 맞잡는다.

3 숨을 내쉬면서 머리를 오른쪽으로 최대한 돌려 준다.
숨을 마시면서 시작 자세로 돌아온다. 머리가 구부러지지 않도록
목을 바르게 세우고 한다. 5회 반복한 후 반대쪽도 같은 방법으로 한다.

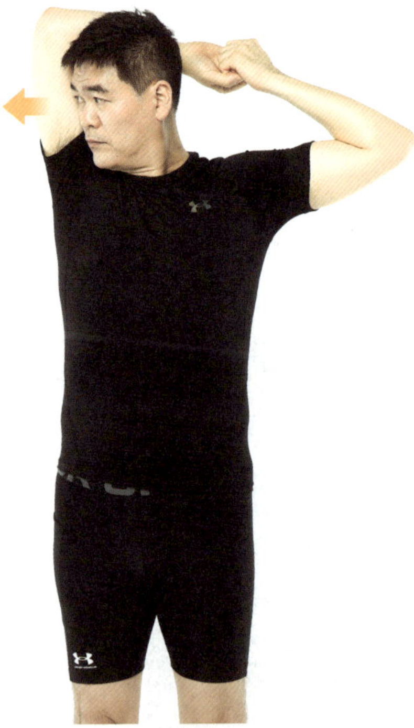

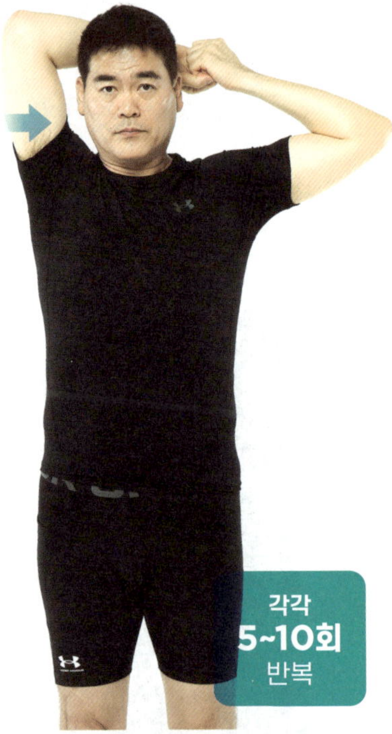

❗ 손바닥이 위를 향하거나 머리가 앞이나 옆으로 구부러지지 않도록 주의한다.

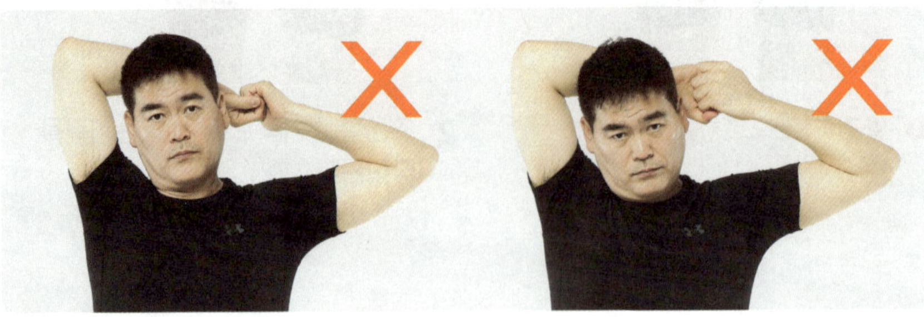

어깨, 등 통증 완화

어깨 측면 근육 늘리기 1

어깨 관절과 근육의 긴장을 완화하고 부드럽게 한다.

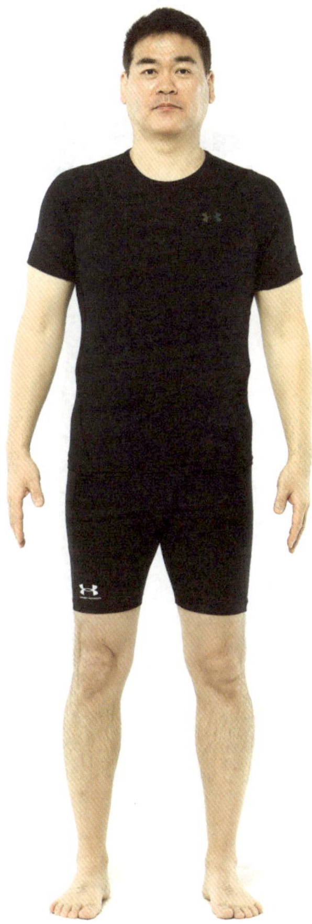

준비 자세

등을 곧게 편 자세에서
어깨는 등 뒤로 당기고 바르게 선다.

턱은 목 쪽으로 살짝 당기고
시선은 정면을 바라본다.

손바닥을 펴서 골반 옆에 놓는다.

두 다리를 11자 형태로 세우고
골반 너비 정도로 간격을 유지한다.

운동 강도

각각 10초 유지	1~2회 반복

참고 사항 힘을 쓸 때는 입으로 숨을 내쉬고, 힘을 쓰지 않을 때는 코로 들이마신다. 유지할 때는 숨을 참지 않고 자연스럽게 한다.

운동 자세

1 왼쪽 팔을 어깨높이까지 들어 앞으로 뻗는다.

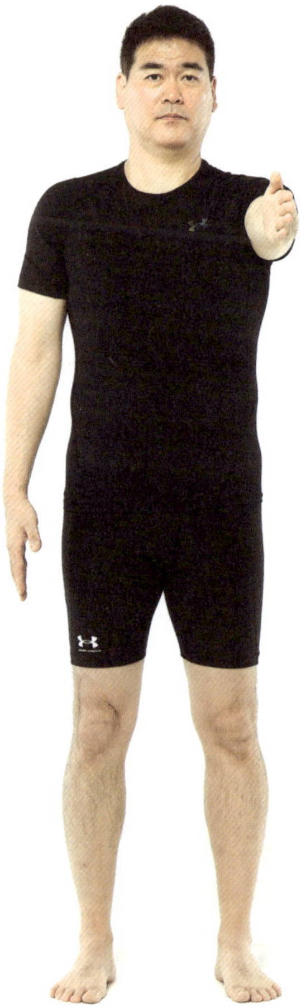

2 왼쪽 팔을 가슴 쪽으로 모아 준다.

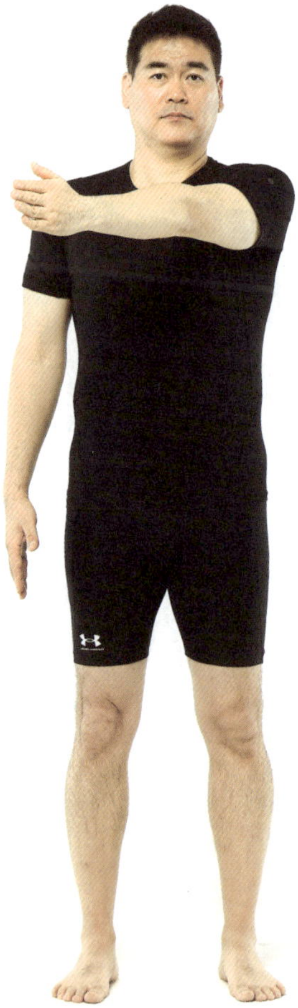

3 왼쪽 팔의 팔꿈치에
오른쪽 손목을 댄다.

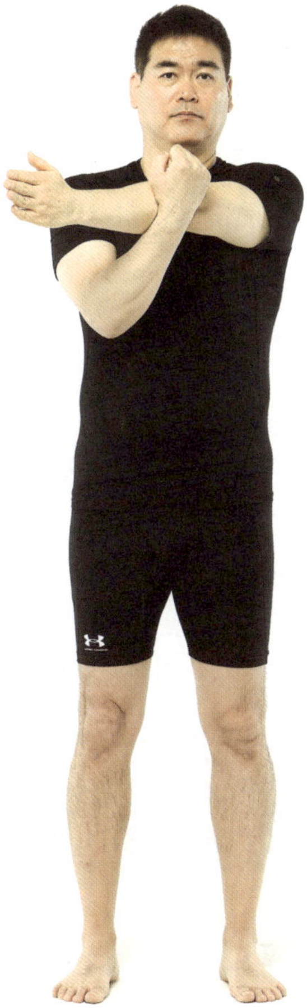

4 숨을 내쉬면서 오른쪽 어깨 방향으로
당기고, 머리는 왼쪽으로 돌린다.
10초간 유지한 후 반대쪽도 같은
방법으로 한다.

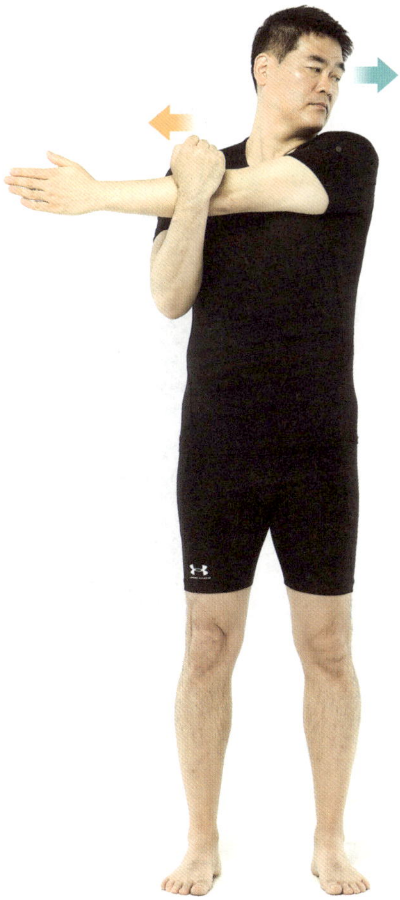

어깨 측면 근육 늘리기 2

동결견(오십견) 등 어깨 통증 완화 및 유연성을 증진한다.

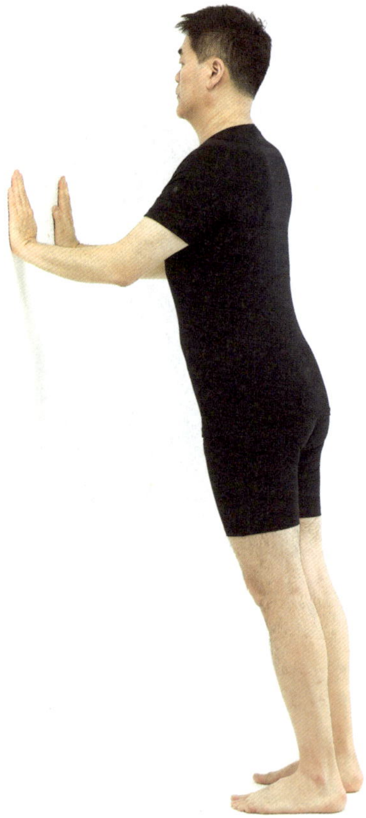

준비 자세

벽에서 한 걸음 뒤로 물러나 벽을 정면으로 바라보며 선다.

발은 11자 모양으로 골반 너비 정도 벌리고 선다.

등은 곧게 펴고 턱은 목 쪽으로 살짝 당긴다.

두 팔을 가슴 너비만큼 벌린 뒤 손바닥은 벽에 가볍게 댄다.

운동 강도

점진적으로 늘려 가며	각각 10초 유지	1~5회 반복

참고 사항
힘을 쓸 때는 입으로 숨을 내쉬고, 힘을 쓰지 않을 때는 코로 들이마신다. 유지할 때는 숨을 참지 않고 자연스럽게 한다.

운동 자세

한쪽 어깨 이완

왼쪽 손바닥으로는 벽을 짚고 오른쪽 손바닥은 사다리 계단을 오르듯 천장 쪽으로 밀어준다. 허리가 꺾이지 않도록 배에 힘을 주고 숨을 내쉬면서 어깨에 체중을 살짝 실어서 한다. **통증이 발생하는 전 단계까지만 이완한다**.

10초간 유지한 후 천천히 준비 자세로 돌아와서 같은 방법으로 반대쪽도 한다. 각각 1~5회 반복한다.

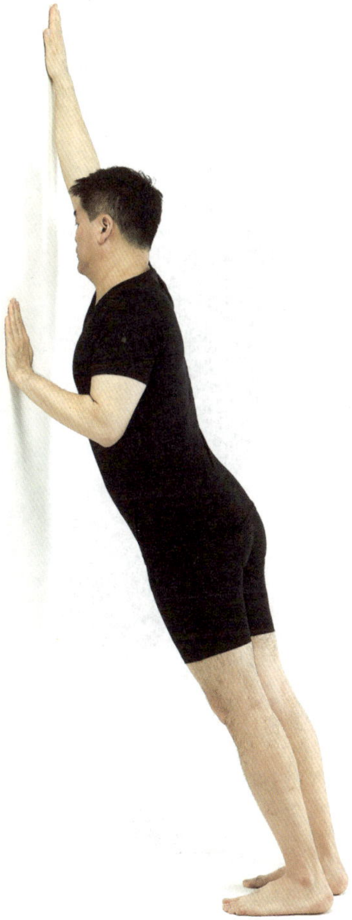

운동 자세

양쪽 어깨 이완

양쪽 손바닥으로 벽을 짚고 사다리 계단을 오르듯 천장 쪽으로 밀어 준다. 허리가 꺾이지 않도록 배에 힘을 주고 숨을 내쉬면서 어깨에 체중을 살짝 실어서 한다. 통증이 발생하는 전 단계까지만 이완한다.

10초간 유지한 후 천천히 준비 자세로 돌아온다. 같은 방법으로 1~5회 반복한다.

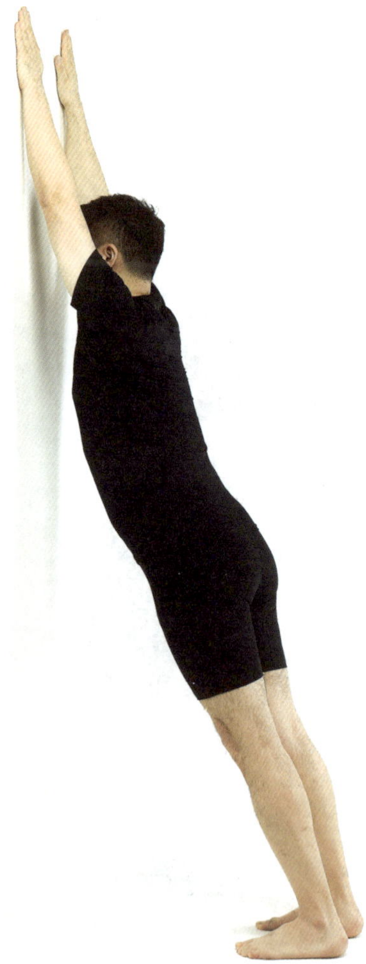

어깨, 등 통증 완화

양쪽 팔 등 뒤로 모아 W자 만들기

어깨뼈와 등 근육을 강화하고 굽은 등을 펴는 데 도움이 된다.

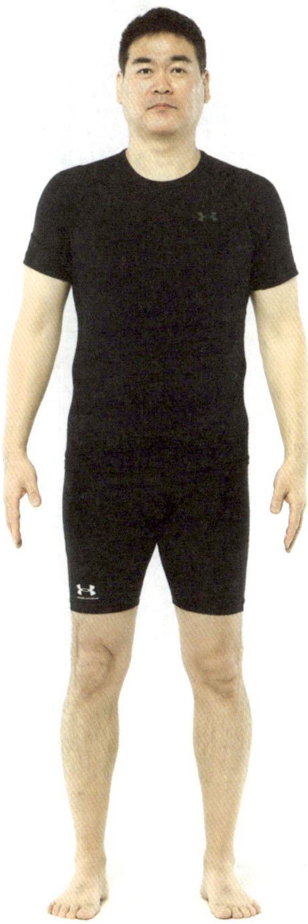

준비 자세

등을 곧게 편 자세에서
어깨는 등 뒤로 당기고 바르게 선다.

턱은 목 쪽으로 살짝 당기고
시선은 정면을 바라본다.

손바닥을 펴서 골반 옆에 놓는다.

두 다리를 11자 형태로 세우고
골반 너비 정도로 간격을 유지한다.

운동 강도

점진적으로 늘려 가며	각각 **10초** 유지	**1~5회** 반복

참고 사항
힘을 쓸 때는 입으로 숨을 내쉬고, 힘을 쓰지 않을 때는 코로 들이마신다. 유지할 때는 숨을 참지 않고 자연스럽게 한다.

운동 자세

1 양쪽 팔을 V자 모양으로 든다.

2 양쪽 팔꿈치를 **바지 뒷주머니에 넣는다는 생각으로** W자 모양으로 어깨뼈 양쪽을 가운데로 모아 준다. 숨을 내쉬면서 하고 10초간 유지한 후 1~5회 반복한다.

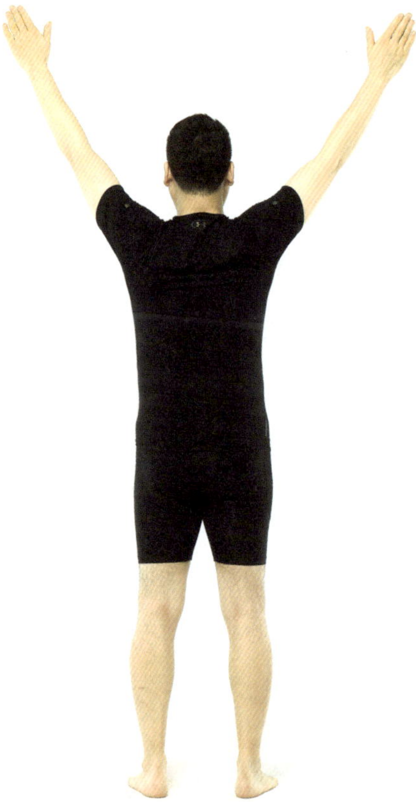

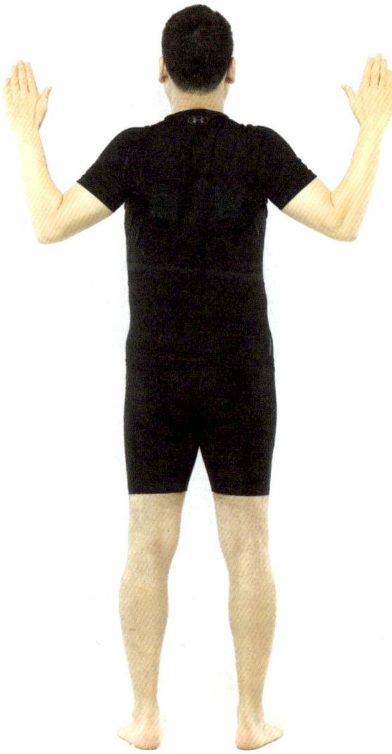

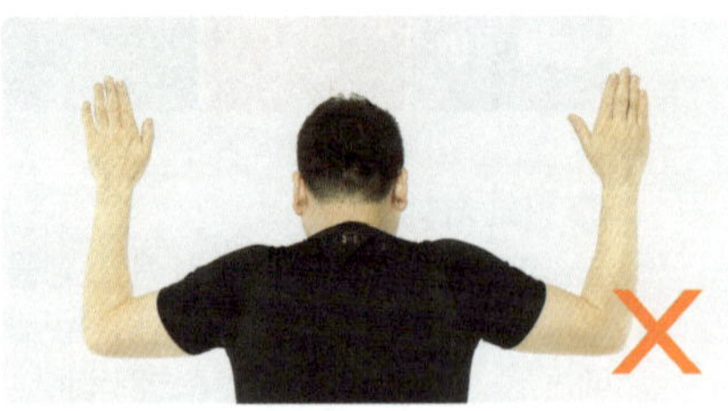

너무 과도하게 등에 힘을 주면 경련이 생길 수 있으니 부드럽게 한다.

어깨, 등 통증 완화

양팔을 등 뒤로 뻗어서 어깨 돌리기

어깨뼈와 등 근육을 강화하고 굽은 등과 어깨를 펴 준다.

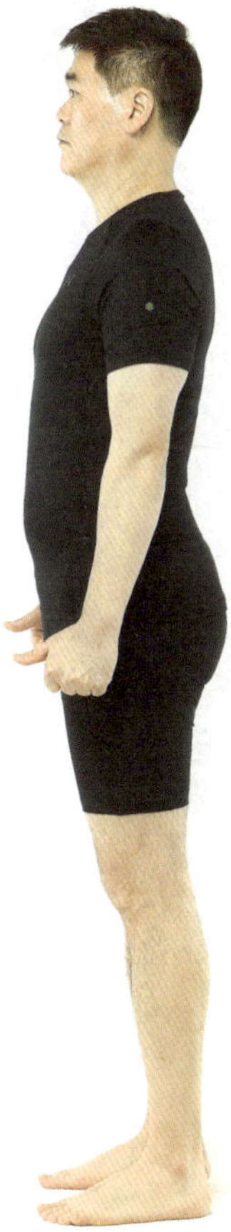

준비 자세

등을 곧게 편 자세에서
어깨는 등 뒤로 당기고 바르게 선다.

턱은 목 쪽으로 살짝 당기고
시선은 정면을 바라본다.

손바닥을 펴서 골반 옆에 놓는다.

두 다리를 11자 형태로 세우고
골반 너비 정도로 간격을 유지한다.

운동 강도

점진적으로 늘려 가며	각각 10초 유지	1~5회 반복

참고 사항
힘을 쓰면서 입으로 숨을 내쉬고,
힘을 쓰지 않을 때는 코로 들이마신다.
유지할 때는 숨을 참지 않고
자연스럽게 한다.

운동 자세

1 양쪽 팔을 등 뒤로 뻗는다.

2 머리를 뒤로 젖히면서 **어깨뼈를 모아 준다는 느낌으로** 양쪽 팔과 어깨를 바깥쪽으로 돌린다.

숨을 내쉬면서 하고 10초간 유지한 후 ❶번 운동 자세로 돌아와서 같은 방법으로 1~5회 반복한다.

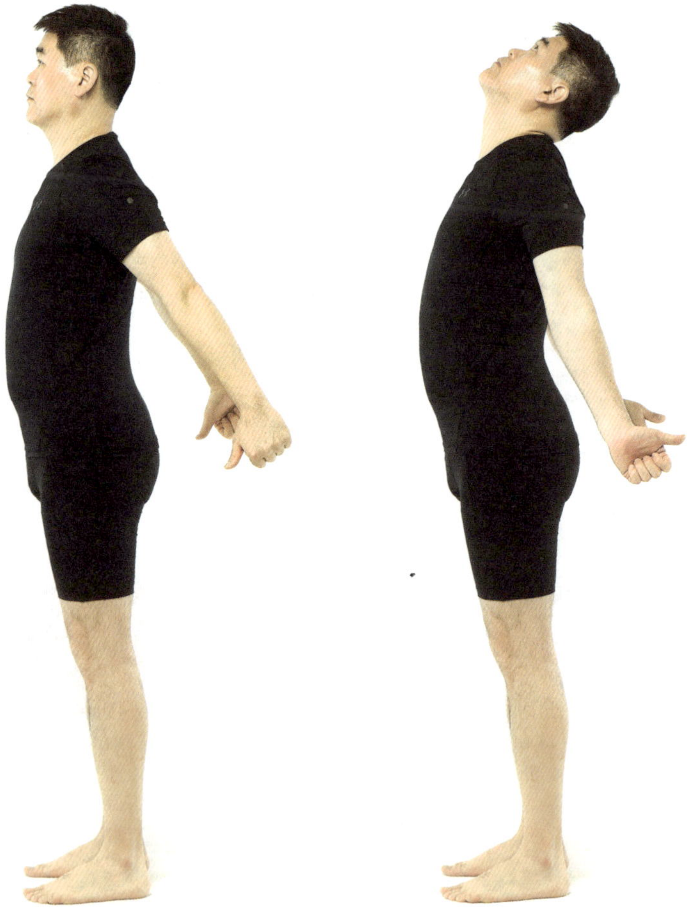

어깨뼈 수축이 포인트!

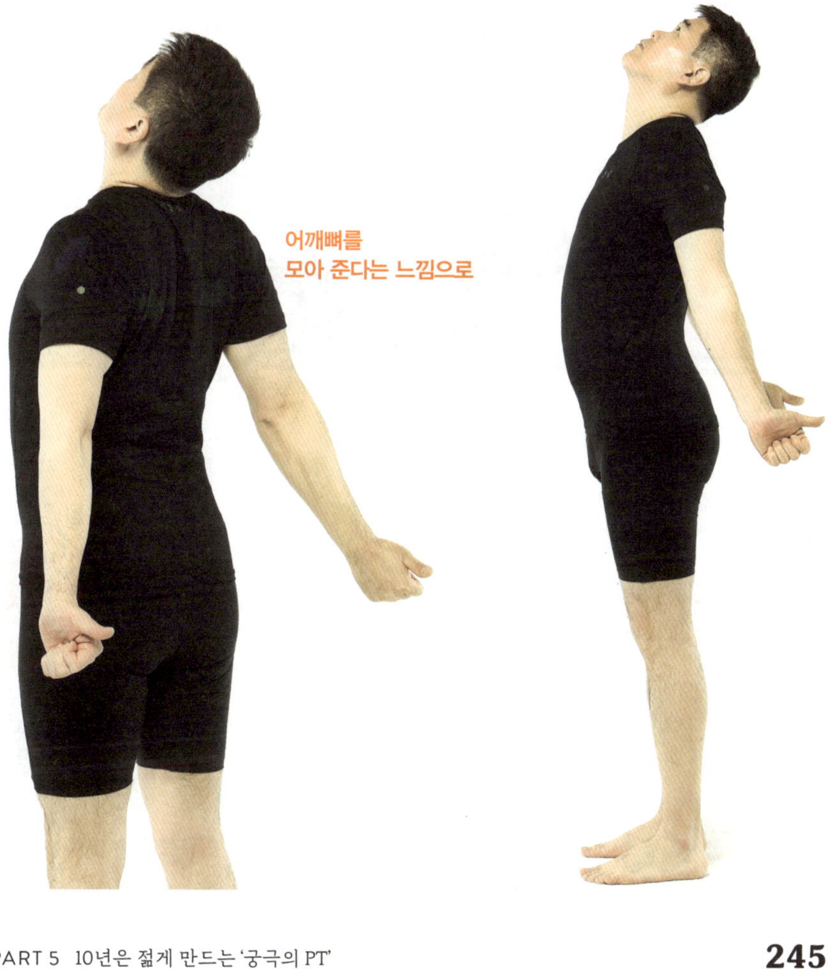

허리 통증 완화

누운 자세에서 골반 기울이기

골반의 움직임과 배와 허리 근육을 강화하고 요통을 완화한다.

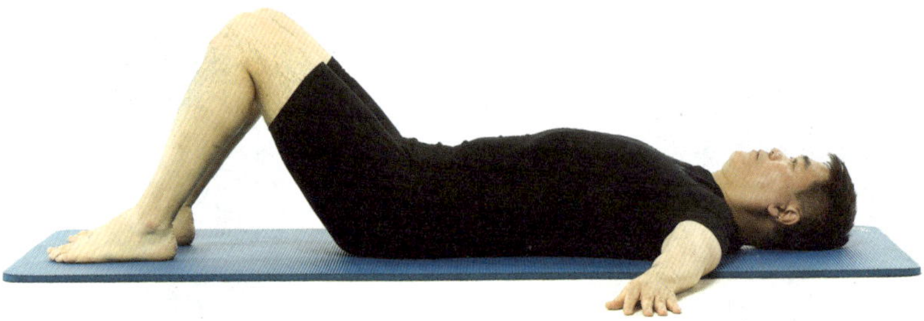

준비 자세

반듯하게 누운 뒤 무릎을 45도 정도 굽혀서 세운다.
두 다리를 골반 너비로 벌려서 11자 형태를 만든다.
손바닥은 바닥에 둔다. 골반 옆에 자연스럽게 놓이면 된다.
턱은 목 쪽으로 살짝 당기고 시선은 천장을 바라본다.

운동 강도

각각 **10초간** 유지

1~3회 반복

참고 사항 힘을 쓰면서 입으로 숨을 내쉬고, 힘을 쓰지 않을 때는 코로 들이마신다. 유지할 때는 숨을 참지 않고 자연스럽게 한다.

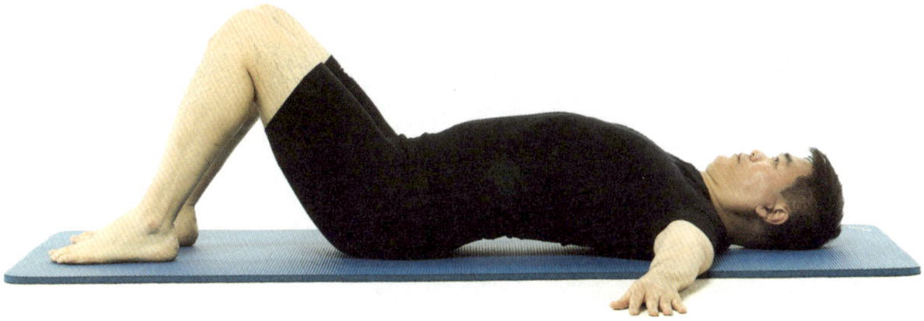

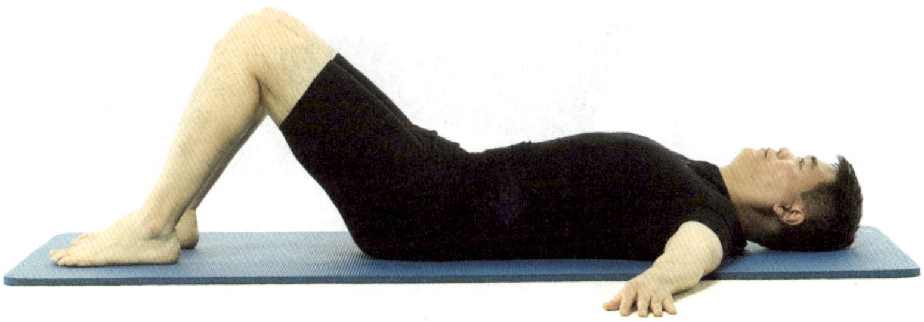

운동 자세

1 엉덩이와 어깨를 바닥에 붙인 상태에서 허리를 천장 쪽으로 밀어 올린다. 숨을 내쉬면서 하고 10초간 유지한다.

2 엉덩이와 어깨를 바닥에 붙인 상태에서 허리를 바닥 쪽으로 눌러 준다. 숨을 내쉬면서 하고 10초간 유지한다. 같은 방법으로 1~3회 반복한다.

허리 통증 완화

누워서 엉덩이 들기

엉덩이와 허리 근육이 강화되고, 허리를 펴는 데 도움이 된다.

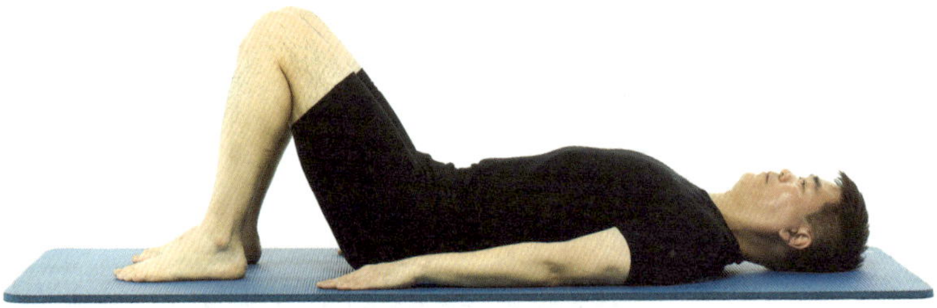

준비 자세

반듯하게 누운 뒤 무릎을 45도 정도 굽혀서 세운다.
두 다리를 골반 너비로 벌려서 11자 형태를 만든다.
손바닥은 바닥에 둔다. 골반 옆에 자연스럽게 놓이면 된다.
턱은 목 쪽으로 살짝 당기고 시선은 천장을 바라본다.

운동 강도

각각 **10초간** 유지

1~3회 반복

참고 사항 힘을 쓸 때는 입으로 숨을 내쉬고, 힘을 쓰지 않을 때는 코로 들이마신다. 유지할 때는 숨을 참지 않고 자연스럽게 한다.

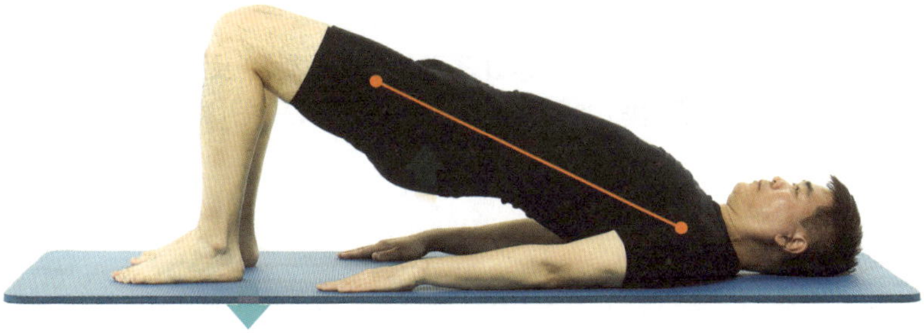

운동 자세

어깨와 손 그리고 발을 바닥 쪽으로 눌러 주면서 어깨부터 무릎까지 일직선이 되도록 **엉덩이에 힘을 주고 들어 올린다.** 다리 뒤쪽 햄스트링에 경련이 일어날 수 있으니 엉덩이에 힘을 주어 밀어 올린다.

숨을 내쉬면서 하고 10초간 유지한 후 준비 자세로 돌아온다.
같은 방법으로 1~3회 반복한다.

무릎이 벌어지거나 허리가 꺾이지 않도록 주의한다.

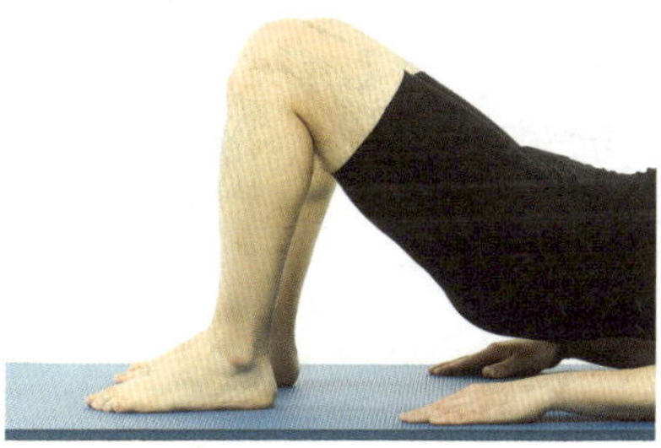

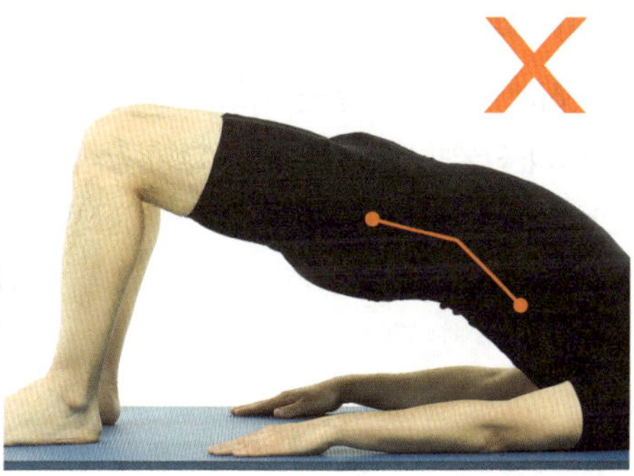

허리 통증 완화

누운 자세에서 상체 일으키기

배와 허리 근육이 강화되고, 척주관의 확장으로
디스크 압력을 줄여 주어 허리 통증이 완화된다.

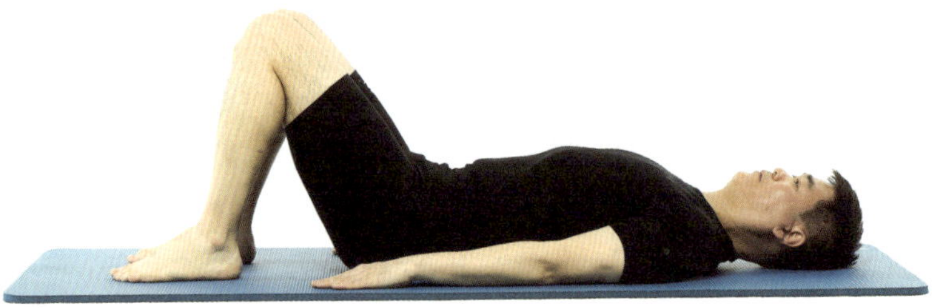

준비 자세

반듯하게 누운 뒤 무릎을 45도 정도 굽혀서 세운다.
두 다리를 골반 너비로 벌려서 11자 형태를 만든다.
손바닥은 바닥에 둔다. 골반 옆에 자연스럽게 놓이면 된다.
턱은 목 쪽으로 살짝 당기고 시선은 천장을 바라본다.

운동 강도

각각 **10초간** 유지

1~3회 반복

참고 사항 힘을 쓰면서 입으로 숨을 내쉬고, 힘을 쓰지 않을 때는 코로 들이마신다. 유지할 때는 숨을 참지 않고 자연스럽게 한다.

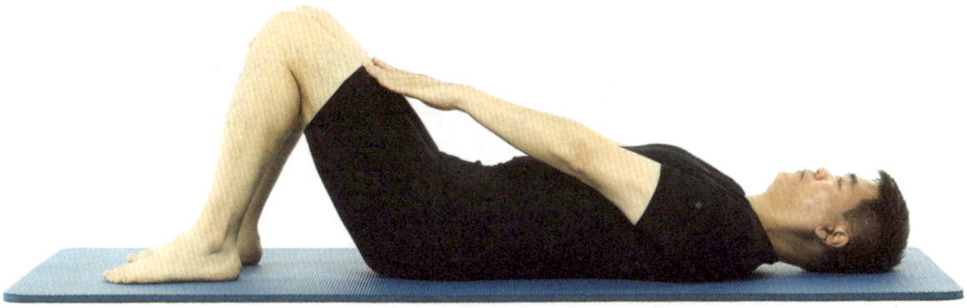

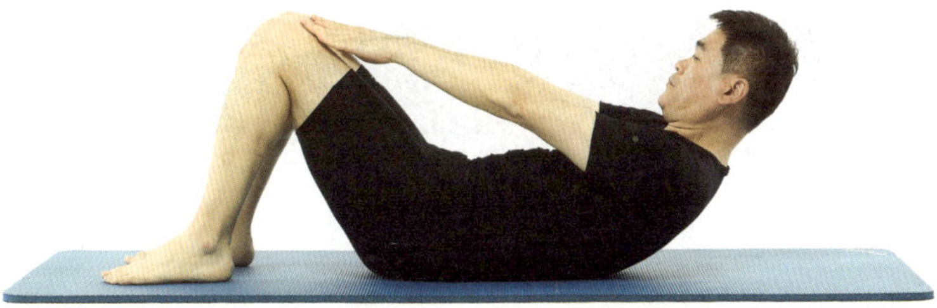

운동 자세

1 양쪽 손가락 끝을 허벅지 위에 놓는다.

2 숨을 내쉬면서 배의 힘으로 어깨뼈와 바닥 사이에 주먹 하나 들어갈 정도로 몸통을 일으킨다. 목은 과도하게 굽히거나 뒤로 젖히지 않고 등과 일자가 되도록 한다. 10초간 유지하고 같은 방법으로 1~3회 반복한다.

허리 통증 완화

엎드린 자세에서 팔다리 들기

등허리 척추 근육과 엉덩이 근육을 강화하여
허리의 바른 자세를 유지하는 데 도움이 된다.

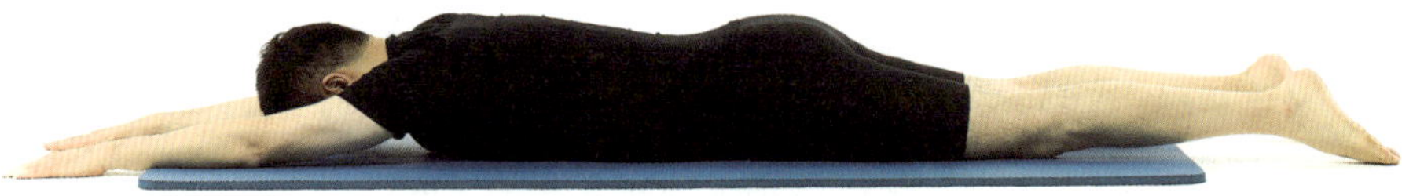

운동 강도

각각 **10초간** 유지

1~2회 반복

준비 자세

엎드린 자세에서 두 다리를 골반 너비 정도로 벌리고,
발등은 바닥 쪽으로 한다.

이 때 손바닥은 바닥에 가볍게 댄다.

턱은 목 쪽으로 살짝 당기고 시선은 바닥을 본다.

참고 사항 힘을 쓸 때는 입으로 숨을 내쉬고, 힘을 쓰지 않을 때는 코로 들이마신다. 유지할 때는 숨을 참지 않고 자연스럽게 한다.

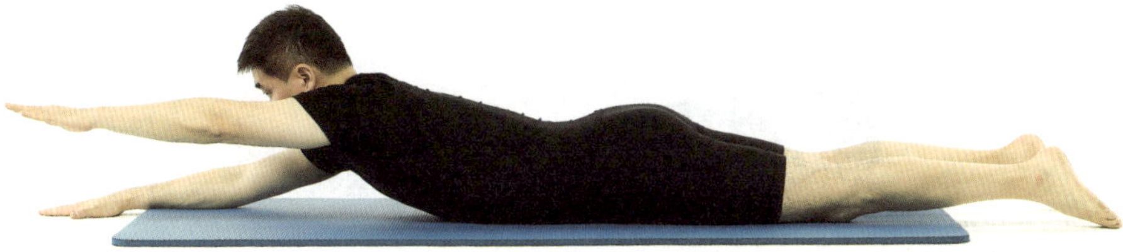

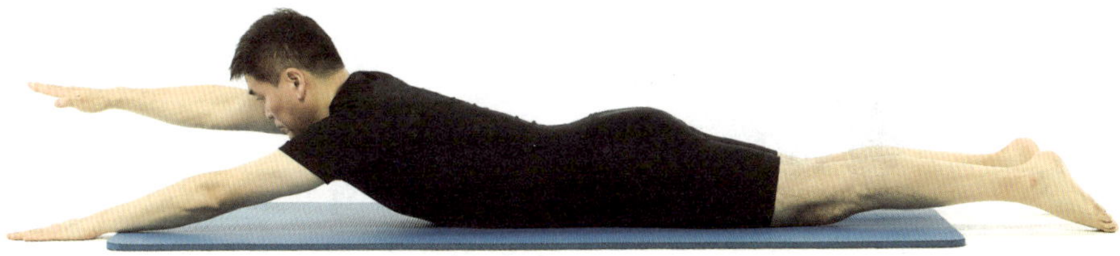

운동 자세

한쪽 팔 들기

오른손으로 바닥을 누르고 왼팔과 함께 몸통을 위로 든다.
골반은 바닥에 붙이고 머리는 몸통과 일직선이 되도록 한다.

숨을 내쉬면서 하고 10초간 유지한다. 같은 방법으로 반대쪽도 한다.

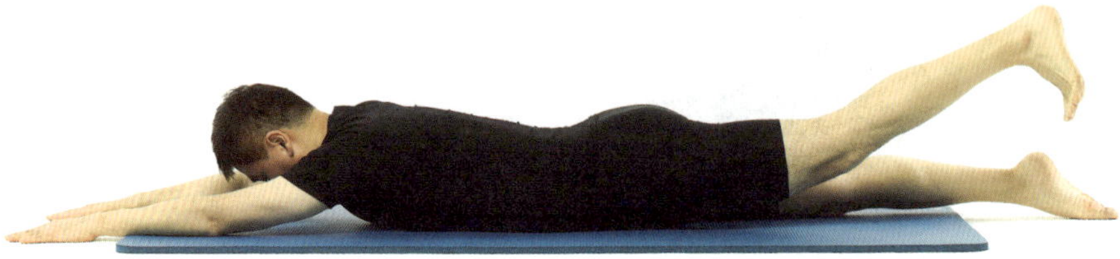

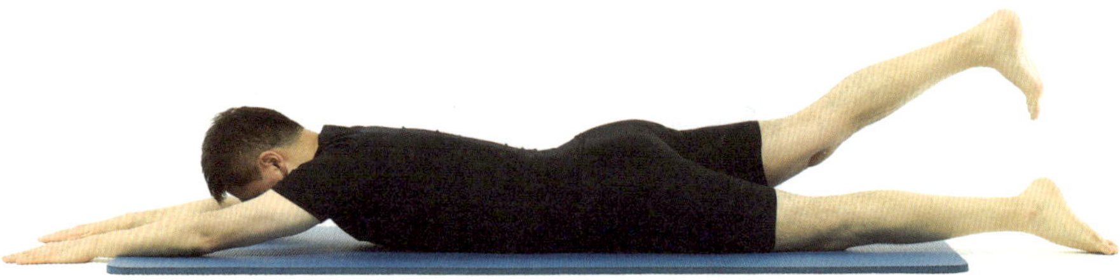

운동 자세

한쪽 다리 들기

오른쪽 다리로 바닥을 누르고 왼쪽 다리를 위로 든다.
몸이 좌우로 기울지 않도록 중립을 유지한다.

숨을 내쉬면서 하고 10초간 유지한다. 같은 방법으로 반대쪽도 한다.

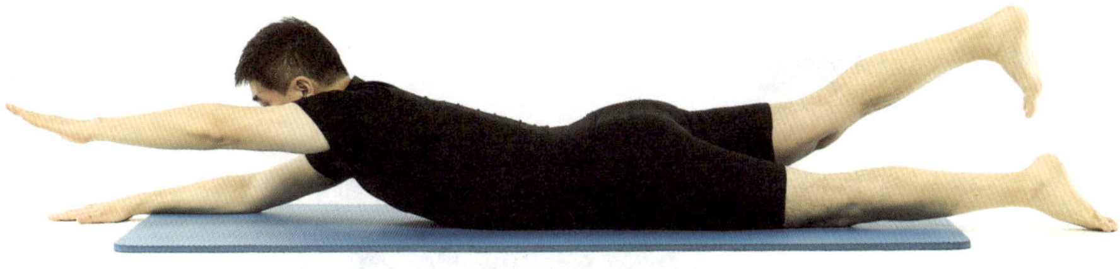

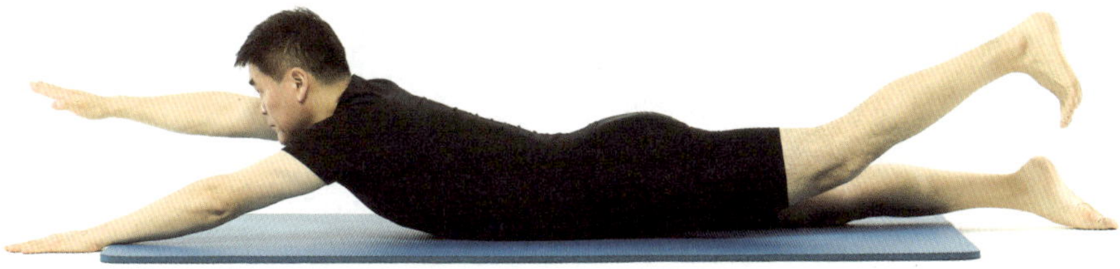

팔과 다리 엇갈려 들기

왼쪽 팔과 오른쪽 다리를 동시에 들어 올린다.
오른쪽 팔과 왼쪽 다리는 바닥을 지지하면서 몸이 기울지 않도록 **중립을 유지**한다.

숨을 내쉬면서 하고 10초간 유지한다. 같은 방법으로 반대쪽도 한다.

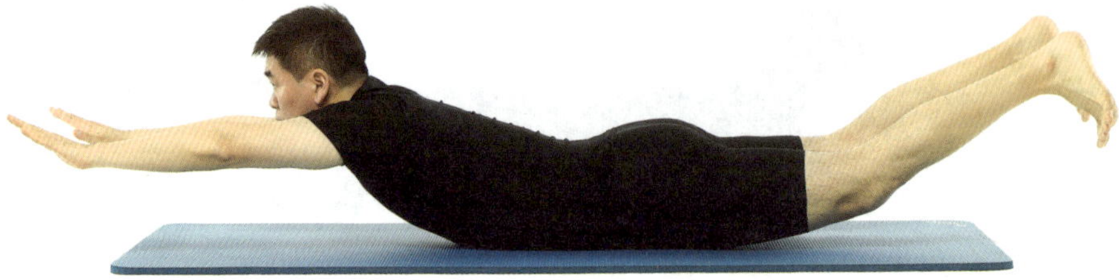

양쪽 팔과 다리 동시에 들기

숨을 내쉬면서 양쪽 팔과 양쪽 다리를 동시에 든다.
과도하게 목과 허리를 젖히면 경련이 일어날 수 있으니 무리하지 않는다.

숨을 내쉬면서 하고 10초간 유지한다.

무릎 통증 완화

앉은 자세에서 발뒤꿈치 들기

허벅지 앞쪽 넙다리네갈래근과 무릎뼈를 강화하여 무릎 통증을 완화한다.

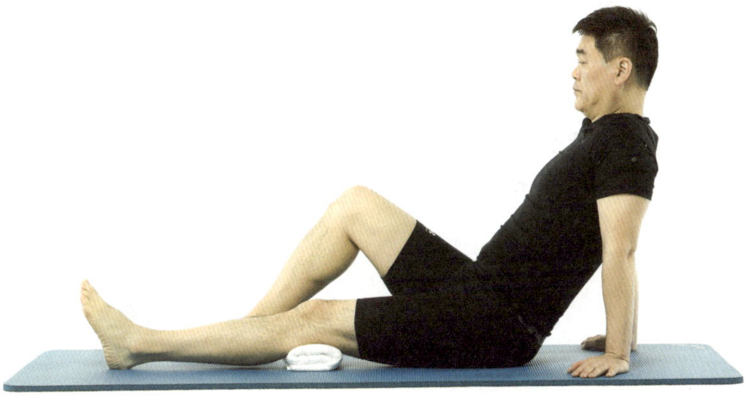

운동 강도

각각 10초간 유지

1~3회 반복

준비 자세

앉은 자세에서 오른쪽 무릎을 45도 정도 세운다.
왼쪽 다리를 곧게 펴고 무릎 밑에 수건을 둥글게 접어서 넣는다.
몸을 15도 정도 뒤로 기울이고 엉덩이 뒤로 양쪽 팔을 뻗어 지지한다.
턱은 목 쪽으로 살짝 당기고 시선은 정면을 바라본다.

참고 사항 힘을 쓸 때는 입으로 숨을 내쉬고, 힘을 쓰지 않을 때는 코로 들이마신다. 유지할 때는 숨을 참지 않고 자연스럽게 한다.

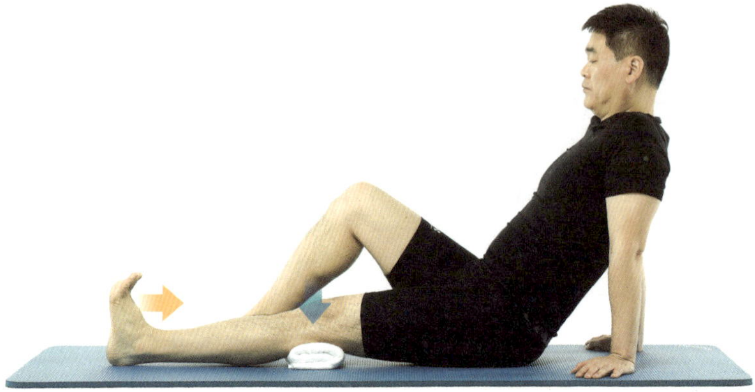

무릎 누르기

왼쪽 발을 발등 쪽으로 굽힌 채 **무릎은 바닥 쪽으로 눌러 준다.**
숨을 내쉬며 하고 10초간 유지한다.

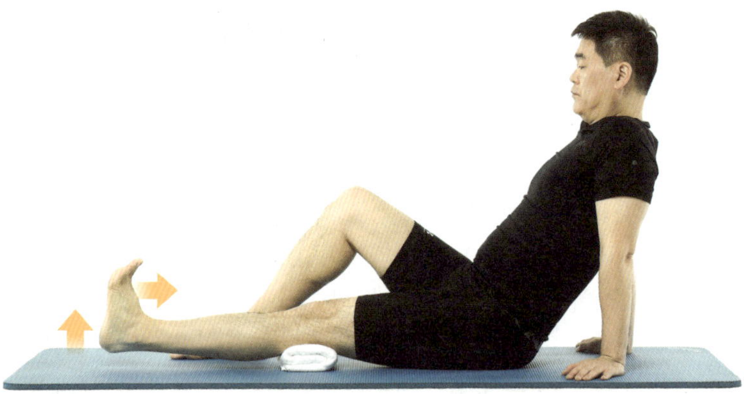

발뒤꿈치 들기

발을 발등 쪽으로 굽힌 채 **발뒤꿈치를 바닥에서 들어 준다.**
숨을 내쉬며 하고 10초간 유지한다.

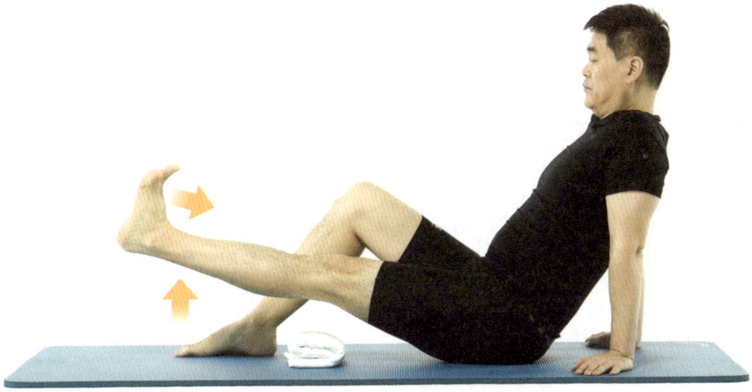

다리 들기

발을 발등 쪽으로 굽힌 채 **무릎까지 바닥에서 들어 올린다**.
숨을 내쉬며 하고 10초간 유지한다. 같은 방법으로 반대쪽도 한다.

무릎 통증 완화

앉은 자세에서 한쪽 무릎 접어 발등 당기기

허벅지 뒤쪽 햄스트링 근육의 긴장을 완화하고 유연성을 증진하여 무릎 통증을 완화한다.

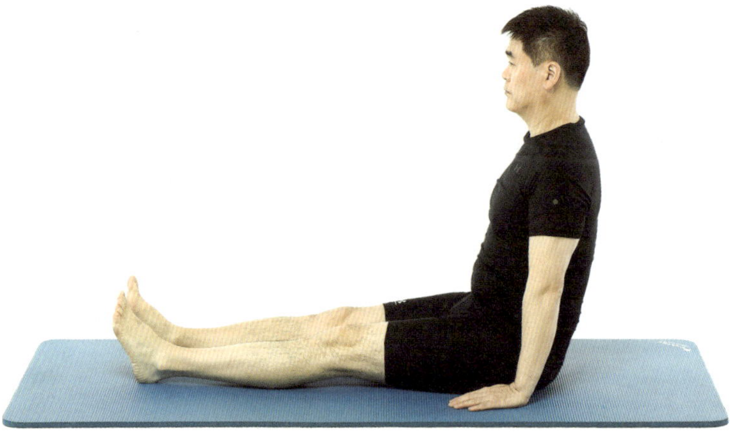

준비 자세

등을 곧게 편 자세에서 양쪽 다리를 뻗어 앉는다.
발등은 세우고 양쪽 손은 골반 옆에 놓는다.
턱은 목 쪽으로 살짝 당기고 시선은 정면을 바라본다.

운동 강도

각각 **10초간** 유지

1~3회 반복

참고 사항 힘을 쓸 때는 입으로 숨을 내쉬고, 힘을 쓰지 않을 때는 코로 들이마신다. 유지할 때는 숨을 참지 않고 자연스럽게 한다.

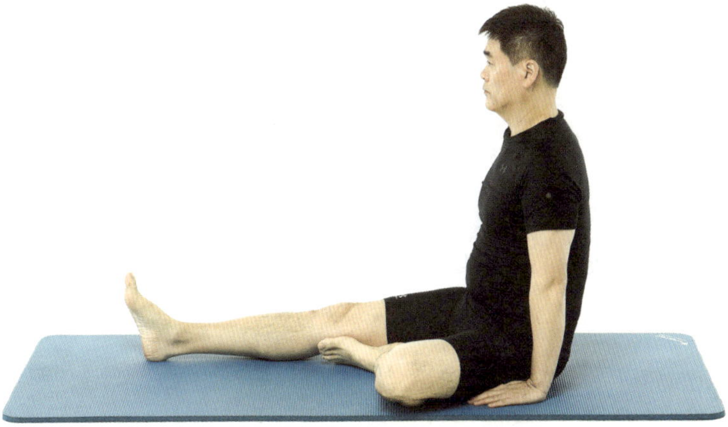

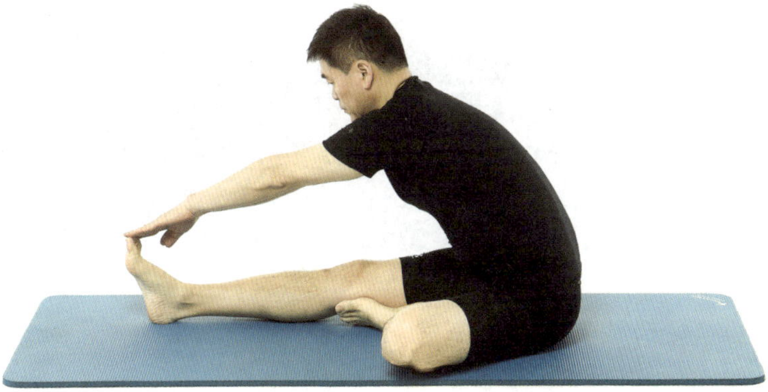

운동 자세

1 왼쪽 발이 오른쪽 무릎에 닿도록 무릎을 안으로 접는다.

2 허리를 반듯하게 유지한 상태에서 손으로 발끝을 잡아 **무릎 쪽으로 당긴다.**
10초간 유지한 후 같은 방법으로 반대쪽도 한다.

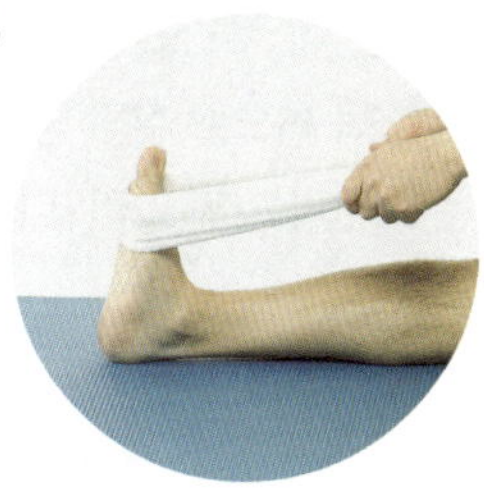

❗ 발끝을 잡아당기기 어렵다면 수건을 이용한다.

무릎 통증 완화

옆으로 누워 한쪽 다리 굽혀 당기기

허벅지 앞쪽 넙다리네갈래근을 이완해 무릎뼈 통증을 완화한다.

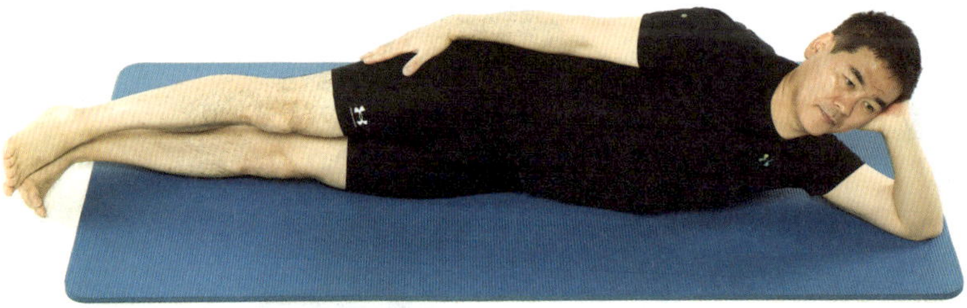

운동 강도

각각 **10초간** 유지

1~3회 반복

준비 자세

왼쪽 팔꿈치를 굽혀서 손바닥으로 머리 옆을 받치고
양쪽 다리를 위아래로 겹쳐서 옆으로 눕는다.

발등은 세우고 오른손은 골반 옆에 놓는다.

턱은 목 쪽으로 살짝 당기고 시선은 정면을 바라본다.

왼쪽 팔과 다리 그리고 배에 힘을 주어 중심을 잃지 않도록 한다.

참고 사항 힘을 쓰면서 입으로 숨을 내쉬고, 힘을 쓰지 않을 때는 코로 들이마신다. 유지할 때는 숨을 참지 않고 자연스럽게 한다.

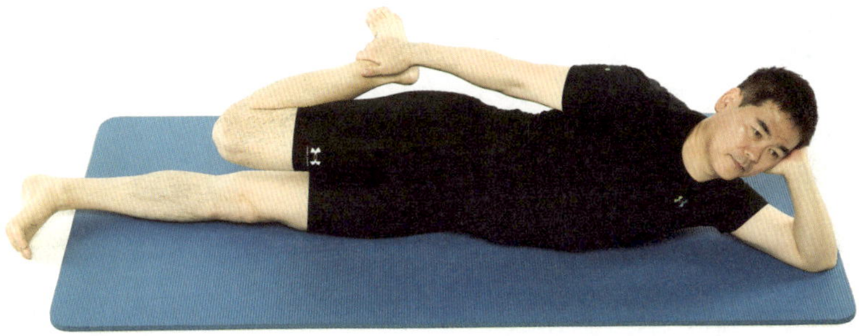

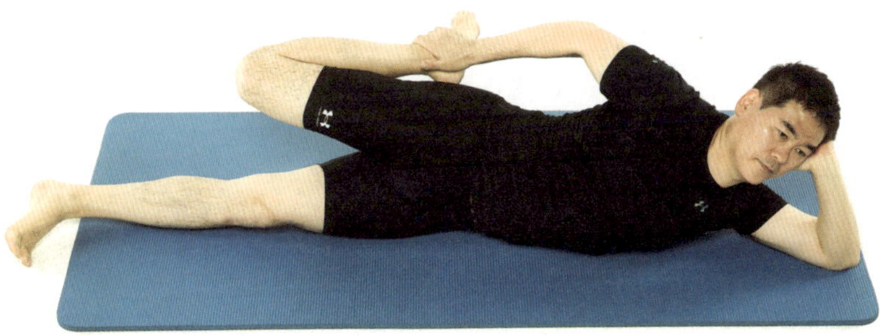

운동 자세

1 오른쪽 다리를 뒤로 굽히고 오른손으로 발등을 잡는다.

2 **오른쪽 엉덩이에 힘을 주어 앞으로 살짝 밀어 준다.**
통증에 주의하고 무릎 사이가 많이 벌어지지 않도록 한다.

앞에서 소개한 운동은 극히 일부분에 속한다. 하지만 그중에서 따라 하기 쉬우면서도 효과가 좋은 운동만을 선별하였다. 참고로 관절과 근육에서 느껴지는 통증이나 저림 증세는 스트레칭이나 근력을 강화하면 좋아지는 경우가 많다. 다만 감각 이상이나 근육에 힘이 들어가지 않는 심각한 단계에서는 의사의 도움이 반드시 필요하다. 통증이 있어서 운동을 못 하는 것이 아니다. 하지 않기에 통증이 발생하는 것이다. 이 점을 명심하고 꾸준히 실천하기 바란다.

8

웃고 걷게 하는 '궁극의 PT'

세상에는 수없이 많은 운동이 있다. 지금도 새로운 운동이 만들어지고 있다. 수많은 운동 중에서 과연 시니어에게 가장 좋은 운동은 무엇일까? 내가 생각하기에는 지속적으로 오랫동안 할 수 있는 운동이다. 그렇다면 가장 안 좋은 운동은 무엇일까? 부상의 위험이 크거나 생명을 앗아 가는 운동이다. 사실 어떤 운동이든지 조금만 방심하면 다치기도 한다. 그렇다 보니 시니어에게 부상은 자칫 어렵게 시작한 운동과 더 멀어지는 결과를 낳는다. 가능한 한 처음 운동을 시작할 때는 좋아하는 운동도 중요하지만 부상 위험이 낮은 운동을 선택하기 바란다. 추후 기초 체력과 몸의 움직임이 향상되면 운동 강도를 조금씩 높여 평소에 하고 싶거나 좋아하는 운동에 참여해 보자.

이제 본격적으로 다치지 않고 오래 할 수 있는 운동을 소개할까 한다. 이 운동의 핵심은 인체 발달 과정과 유사하다는 점이다. 아기가 태어나면 발달 과정에 따라 성장하는데, 목을 가누고 몸통을 좌우로 뒤집으면서 네 발로 기어 다니게 된다. 그러다 한 살 때쯤 일어서고 두 발로 아장아장 걷는다. 넘어지기를 반복하면서 마침내 안정감 있게 걷게 된다. 이러한 과정을 건너뛰고 걸을 수 없듯 다음 단계로 나아가려면 하나의 과정이 이루어져야 한다. 순차적으로 동작을 수행하려면 통합적인 에너지가 비축되어야 정상적인 발달을 성취할 수 있다.

몸이 정상적으로 움직이려면 근력과 평형감각 등 운동감각신경이 발달해야 하며 이러한 기능이 갖추어져야 다음 단계를 성취할 수 있다. 그렇게 성장과 발달 과정을 거듭하다가 30대 중반에 성장의 정점을 거치면서 노화의 영향으로 근력이나 평형감각이 점차 감소한다. 중년이 되면 오랫동안 걷는 게 점점 힘들어지고, 서 있기보다는 앉을 곳을 찾게 된다. 앉으면 눕고 싶고 누우면 자고 싶다. 자꾸만 힘에 부쳐 누우려고만 한다. 오랫동안 중력에 대항해서 일상생활에 필요한 자세를 유지할 수 있는 근력이 부족해지기 때문이다.

본 운동 프로그램의 목표는 시니어들의 관절과 근육의 힘 그리고 평형감각을 개선하여 일상생활에 활력을 불어넣을 수 있도록 하는 데 있다. 신체적으로 허약하거나 운동 경험이 없어도 충분히 따라 할 수 있도록 구성하였다. 무리해서 하지 말고 자신의 체력과 통증 유무에 따라 꾸준히 하기를 바란다.

준비 운동

본 운동에 앞서 가벼운 준비 운동을 하게 되면 관절과 근육의 가동 범위와 유연성 향상을 기대할 수 있다. 그리고 운동 중 일어날 수 있는 부상의 위험을 낮출 수 있다.

척추를 잘 움직일 수 있도록

척추 가동성 운동

Spine Mobilization

척추의 관절 마디마디를 잘 움직일 수 있도록 한다.

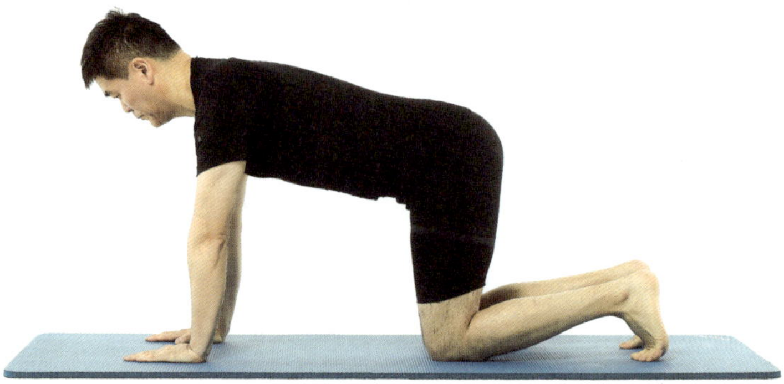

운동 강도

굽힘과 폄을 연결해서

5회 반복

준비 자세

네발 기기 자세를 취한다.
양팔은 가슴과 수직을 이루게 똑바로 내려 양손으로 바닥을 짚는다.
두 팔의 형태가 11자를 이루는지 확인한다.
무릎은 골반 밑에 놓고 발가락은 굽히거나 발등을 바닥에 놓는다.
뒤통수부터 엉덩이까지 일직선이 되도록 등을 편다.
턱은 목 쪽으로 살짝 당기고 시선은 바닥을 본다.

참고 사항 힘을 쓸 때는 입으로 숨을 내쉬고, 힘을 쓰지 않을 때는 코로 들이마신다. 일정한 시간 동안 **동작을 유지하는 것이 아니라,** 척추의 굽힘과 폄의 **동작을 연결해서 반복하는 것이다.**

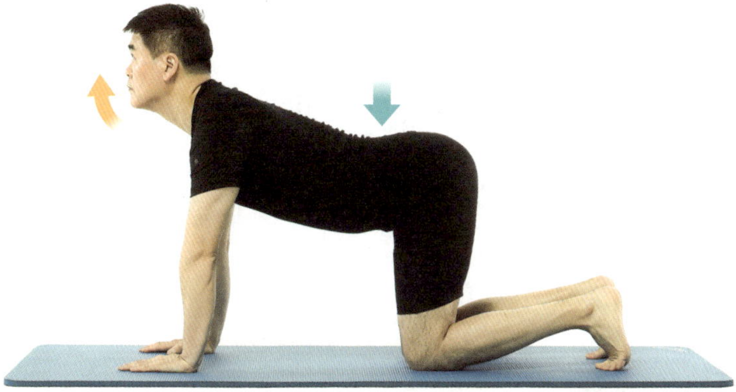

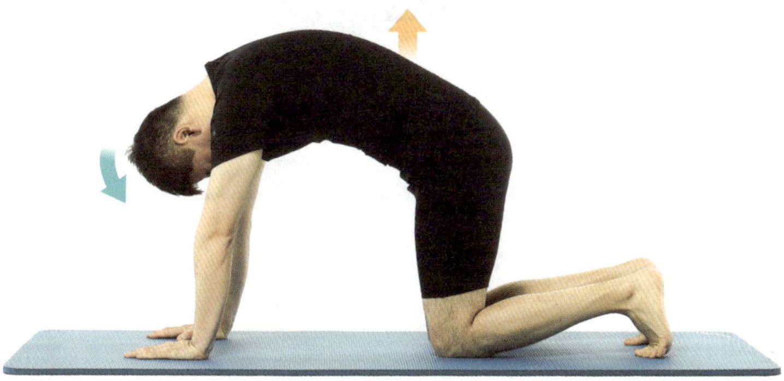

운동 자세

1 골반과 허리를 바닥 쪽으로 누르면서 가슴과 등을 펴고 머리는 뒤로 젖힌다. 숨을 들이마시면서 한다.

2 곧바로 골반과 허리를 천장 쪽으로 올리면서 등을 둥글게 말아 주고 머리는 아래로 숙인다. 숨을 내쉬면서 하고 굽힘과 폄 동작을 연결해서 5회 반복한다.

몸통 회전 움직임 향상

몸통 회전 운동

Thoracic Rotation

몸통의 회전 움직임이 향상된다.

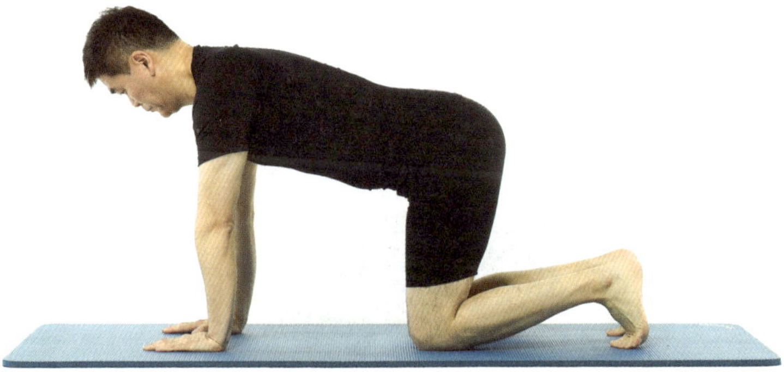

운동 강도

좌우 각각

5회 반복

준비 자세

네발 기기 자세를 취한다.
양팔은 가슴과 수직을 이루게 똑바로 내려 양손으로 바닥을 짚는다.
두 팔의 형태가 11자를 이루는지 확인한다.
무릎은 골반 밑에 놓고 발가락은 굽히거나 발등을 바닥에 놓는다.
뒤통수부터 엉덩이까지 일직선이 되도록 등을 편다.
턱은 목 쪽으로 살짝 당기고 시선은 바닥을 본다.

참고 사항 힘을 쓰면서 입으로 숨을 내쉬고, 힘을 쓰지 않을 때는 코로 들이마신다. 운동 중 몸의 중심이 흔들리지 않도록 자세를 잘 유지한다.

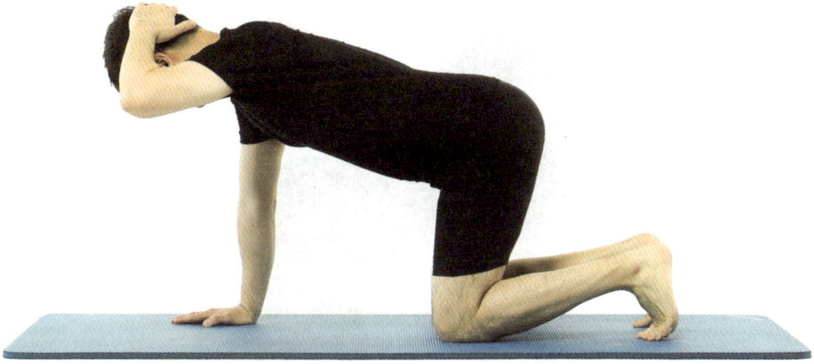

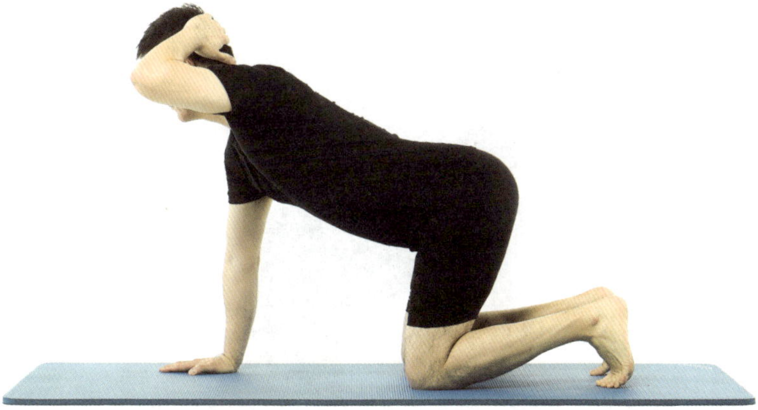

운동 자세

1 네발 기기 자세에서 왼손을 머리 뒤에 올린다. 오른손과 무릎을 이용해서 몸통이 흔들리지 않도록 잘 지지한다.

2 머리와 몸통을 천장 쪽으로 들어 준다. 머리부터 골반까지 일직선이 되게 한다.

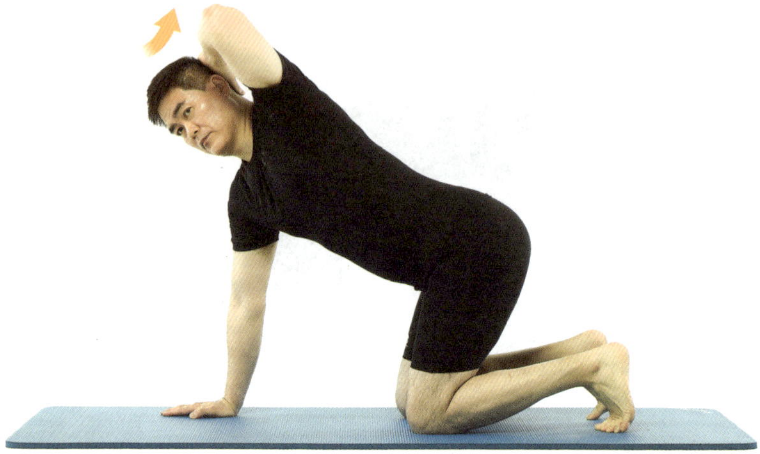

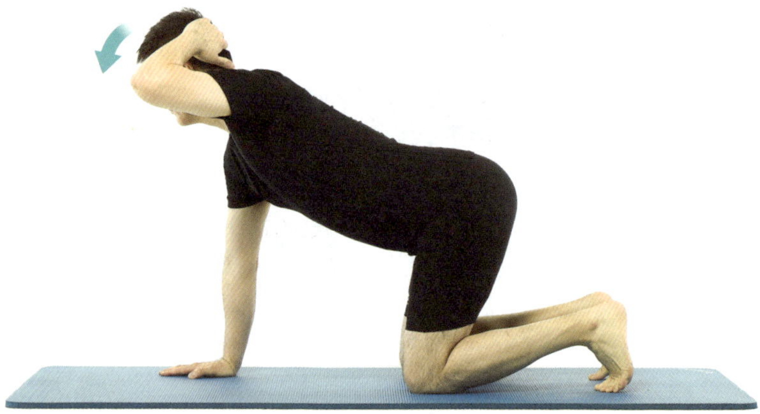

3 숨을 내쉬면서 팔꿈치를 바깥쪽으로 돌린다. 몸통이 충분히 회전되는 것을 느끼며 숨을 들이마시면서 ❷번 자세로 돌아온다. 5회 반복한 후 같은 방법으로 반대쪽도 한다.

어깨 관절·근육 움직임 향상

넓은등근 이완 운동

Lat Stretch

어깨의 관절과 근육의 움직임이 향상된다.

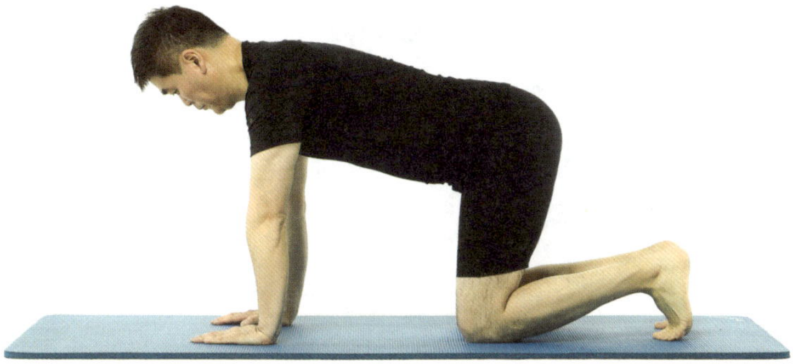

운동 강도

좌우 각각

5회 반복

준비 자세

네발 기기 자세를 취한다.
양팔은 가슴과 수직을 이루게 똑바로 내려 양손으로 바닥을 짚는다.
두 팔의 형태가 11자를 이루는지 확인한다.
무릎은 골반 밑에 놓고 발가락은 굽히거나 발등을 바닥에 놓는다.
뒤통수부터 엉덩이까지 일직선이 되도록 등을 편다.
턱은 목 쪽으로 살짝 당기고 시선은 바닥을 본다.

참고 사항 힘을 쓸 때는 입으로 숨을 내쉬고, 힘을 쓰지 않을 때는 코로 들이마신다. 운동 중 몸의 중심이 흔들리지 않도록 자세를 잘 유지한다. 무릎이 불편하거나 통증이 있으면 운동을 중단하거나 가능한 범위 내에서 한다.

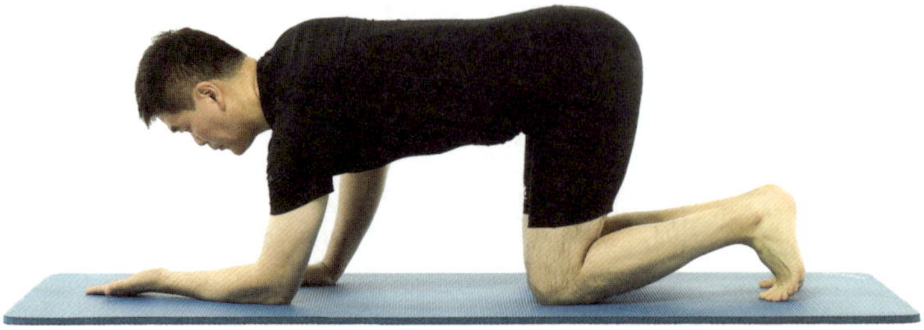

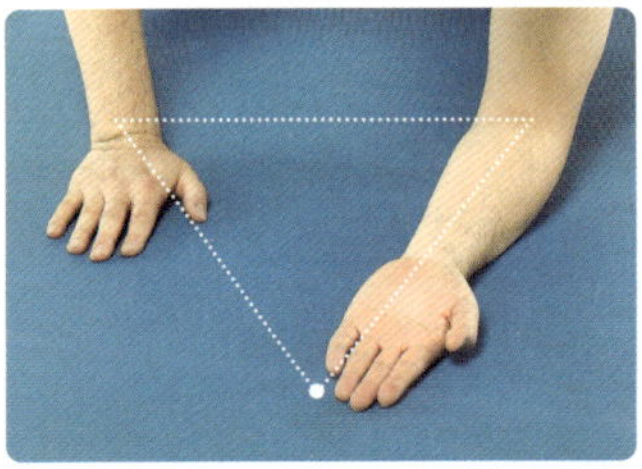

운동 자세

1 네발 기기 자세에서 팔꿈치를 왼손 손바닥 자리에 놓는다. 왼손과 오른손 사이 삼각형 꼭짓점에 왼손의 손등이 바닥에 놓이도록 댄다.

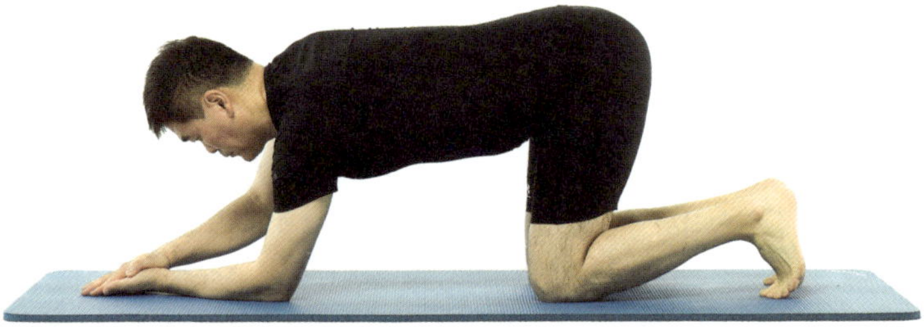

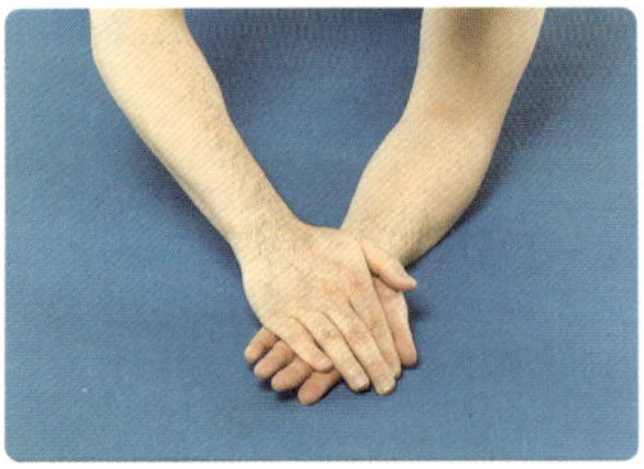

2 오른쪽의 손바닥을 왼쪽 손바닥 위에 겹쳐 놓고 왼손이 움직이지 않도록 고정한다.

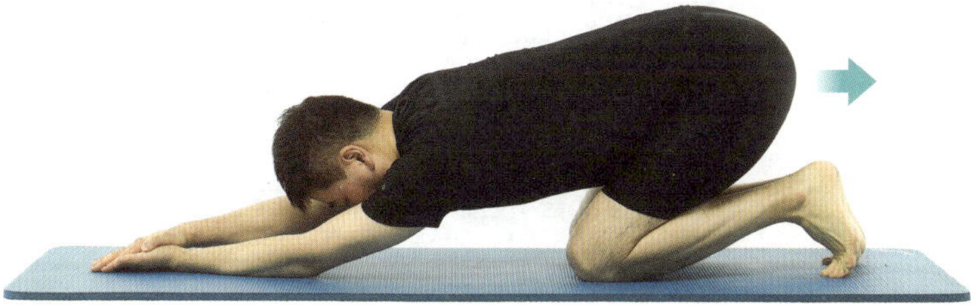

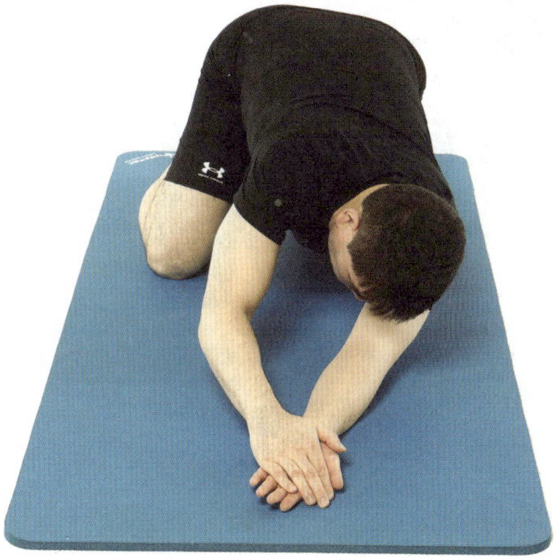

3 손과 팔꿈치를 고정한 상태에서 숨을 내쉬면서 엉덩이를 뒤로 낮춘다. 왼쪽 넓은등근이 이완되는 것을 느낀다. 숨을 들이마시면서 ❷번 자세로 돌아온다. 동작을 연결해서 5회 반복한 후 같은 방법으로 반대쪽도 한다.

❗ **몸이 왼쪽으로 기울어지도록 하는 것이 포인트!**

엉덩관절 움직임을 부드럽게

엉덩관절 이완

Squat Stretch

엉덩관절의 움직임을 부드럽게 한다.

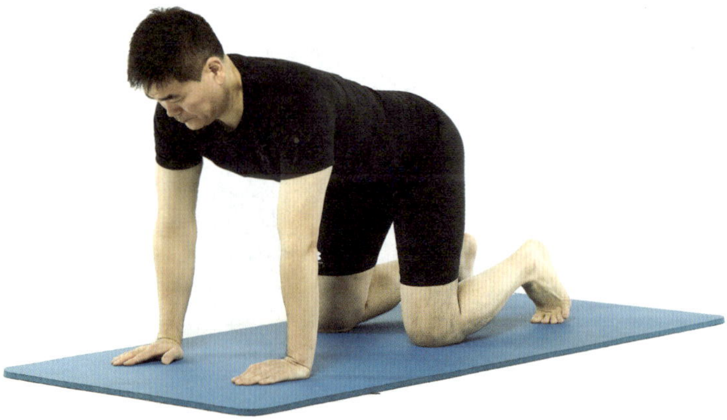

운동 강도

5회
반복

준비 자세

네발 기기 자세를 취한다.

양팔은 가슴과 수직을 이루게 똑바로 내려 양손으로 바닥을 짚는다.

두 팔의 형태가 11자를 이루는지 확인한다.

무릎은 골반 밑에 놓고 발가락은 굽히거나 발등을 바닥에 놓는다.

뒤통수부터 엉덩이까지 일직선이 되도록 등을 편다.

턱은 목 쪽으로 살짝 당기고 시선은 바닥을 본다.

참고 사항 힘을 쓰면서 입으로 숨을 내쉬고, 힘을 쓰지 않을 때는 코로 들이마신다. 무릎이 불편하거나 통증이 있다면 중단하거나 가능한 범위 내에서 한다.

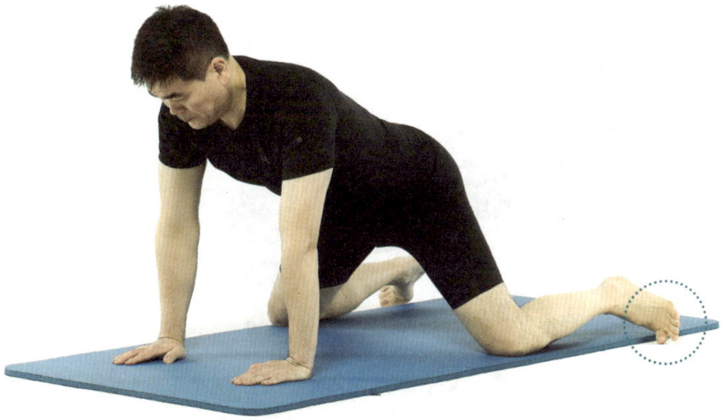

운동 자세

1 네발 기기 자세에서 무릎과 발을 어깨너비보다 조금 더 넓게 벌린다. **발가락은 바깥쪽을 향하게 뻗고** 무릎이나 허벅지 안쪽이 아프지 않을 정도만 벌린다.

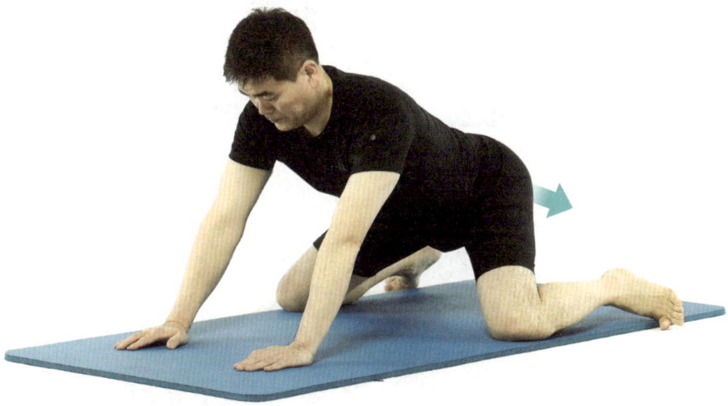

2 숨을 내쉬면서 엉덩이를 뒤로 낮춘다. 무릎이나 발목이 아프면 중단하거나, 가능한 범위 내에서 한다. 숨을 들이마시면서 ❶번 자세로 돌아온다. 동작을 연결해서 5회 반복한다.

옆에서 본 모습

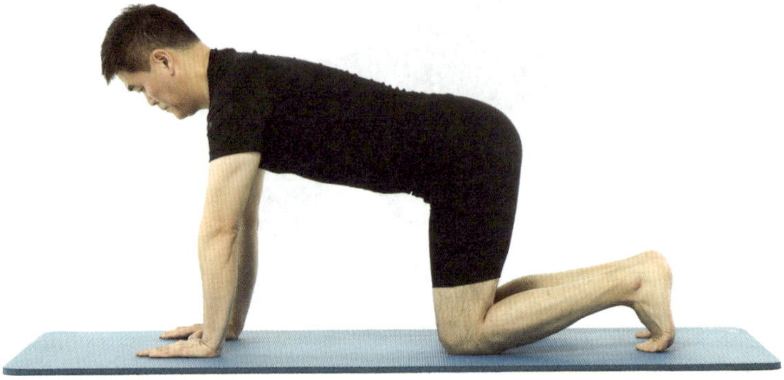

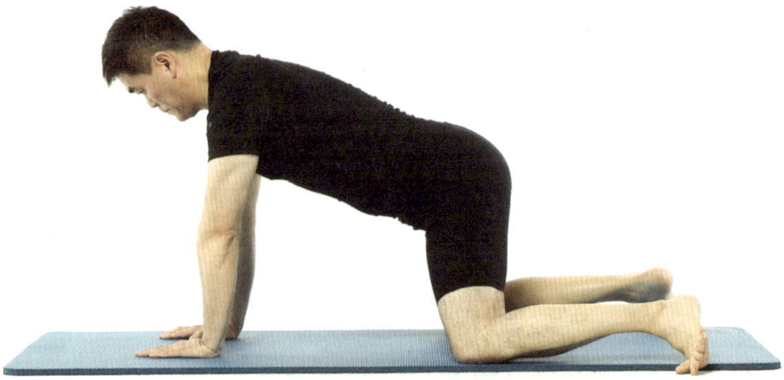

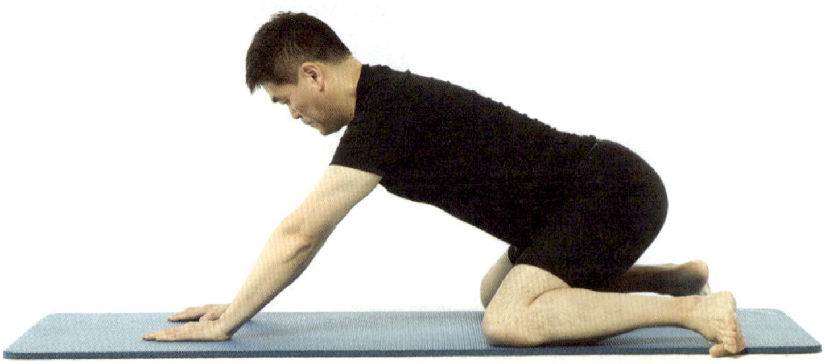

서혜부 움직임을 부드럽게

서혜부 이완 1

Groin Stretch 1

서혜부의 움직임을 부드럽게 한다.

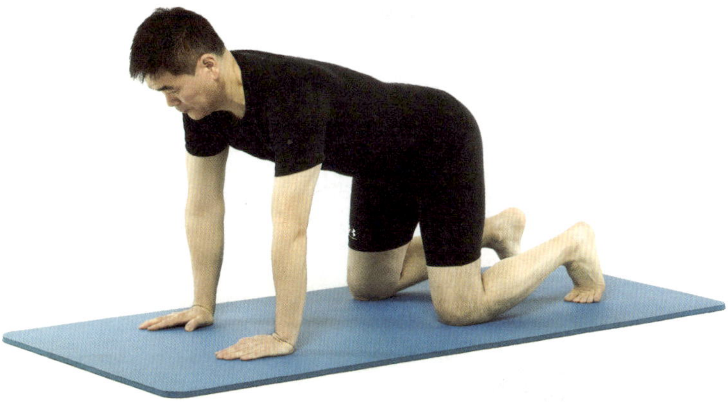

준비 자세

네발 기기 자세를 취한다.
양팔은 가슴과 수직을 이루게 똑바로 내려 양손으로 바닥을 짚는다.
두 팔의 형태가 11자를 이루는지 확인한다.
무릎은 골반 밑에 놓고 발가락은 굽히거나 발등을 바닥에 놓는다.
뒤통수부터 엉덩이까지 일직선이 되도록 등을 편다.
턱은 목 쪽으로 살짝 당기고 시선은 바닥을 본다.

운동 강도

좌우 각각

5회 반복

참고 사항 힘을 쓸 때는 입으로 숨을 내쉬고, 힘을 쓰지 않을 때는 코로 들이마신다. 무릎이 불편하거나 통증이 있다면 중단하거나 가능한 범위 내에서 한다.

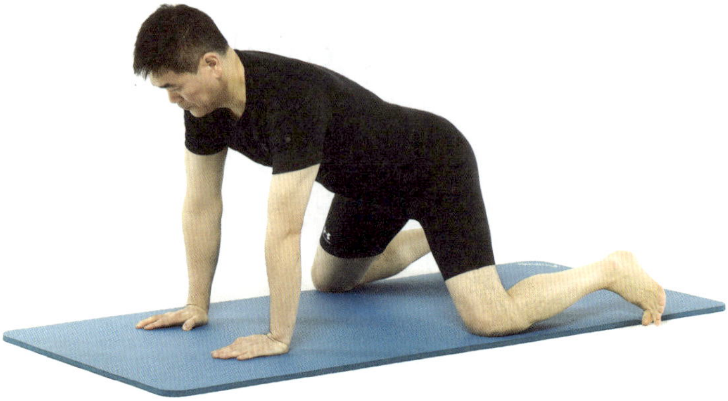

운동 자세

1 네발 기기 자세에서 무릎과 발을 어깨너비보다 조금 더 넓게 벌린다. 발가락은 바깥쪽을 향하게 뻗고 무릎이나 허벅지 안쪽이 아프지 않을 정도만 벌린다.

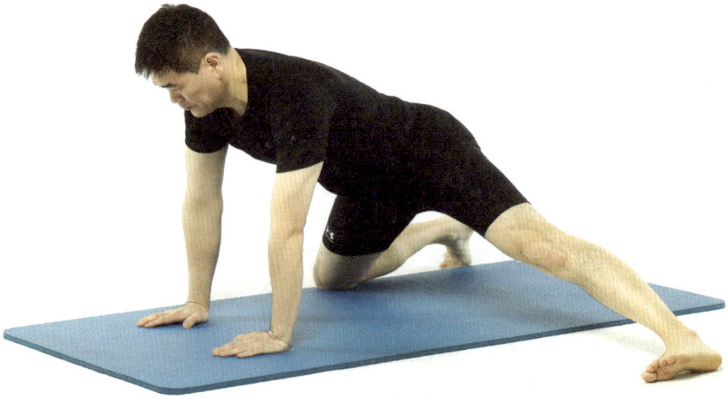

2 왼쪽 다리를 옆으로 뻗는다(가능한 범위 내에서 뻗는다).

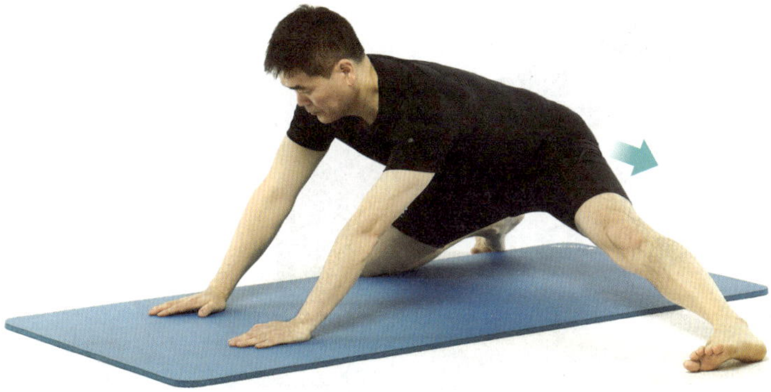

3 숨을 내쉬면서 엉덩이를 뒤로 낮춘다. 통증이 있다면 중단하거나, 가능한 범위 내에서 한다. 숨을 들이마시면서 ❷번 자세로 돌아온다. 동작을 연결해서 5회 반복한다.

옆에서 본 모습

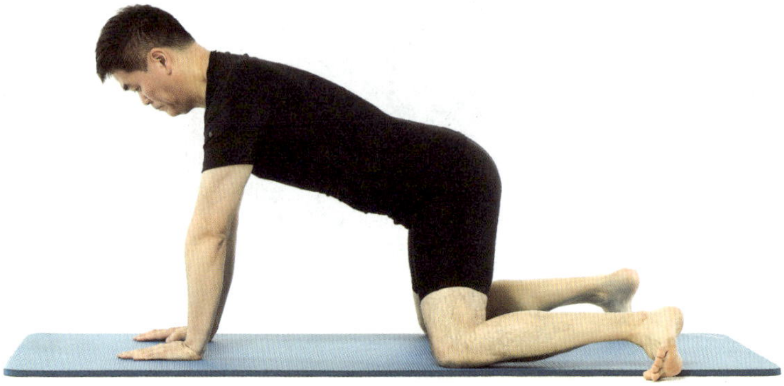

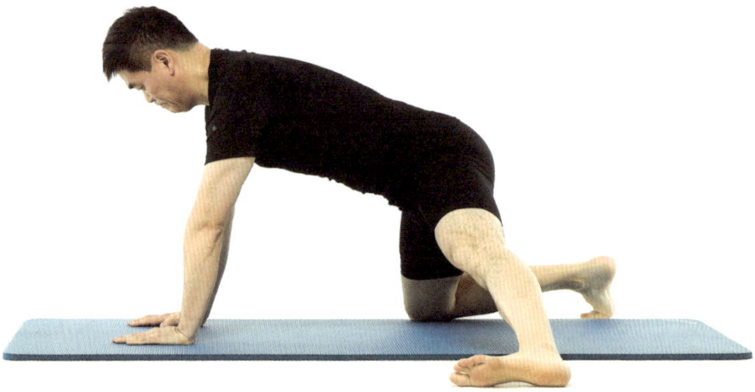

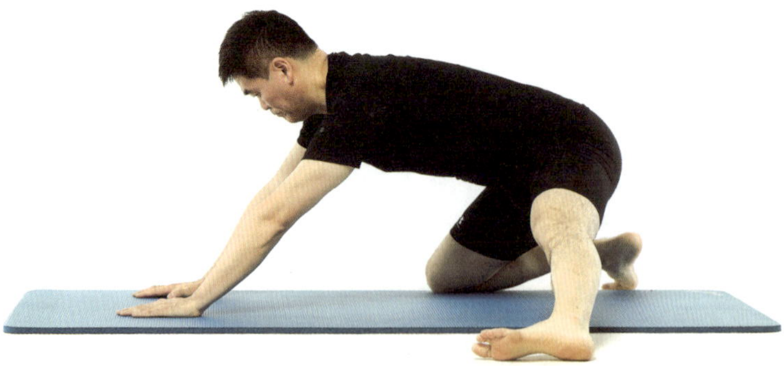

서혜부 움직임을 부드럽게

서혜부 이완 2

Groin Stretch 2

서혜부의 움직임을 부드럽게 한다.

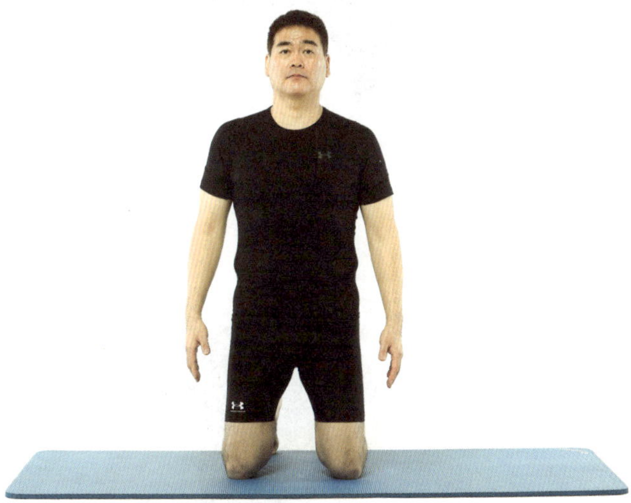

준비 자세

무릎을 골반 너비 정도로 벌리고 엉덩관절을 곧게 세워 무릎 굽혀 선 자세를 취한다.

뒤통수부터 무릎까지 일직선이 되도록 등을 곧게 편다.

손은 골반 옆에 나란히 놓는다.

턱은 목 쪽으로 살짝 당기고 시선은 정면을 바라본다.

운동 강도

좌우 각각

5회 반복

참고 사항 힘을 쓸 때는 입으로 숨을 내쉬고, 힘을 쓰지 않을 때는 코로 들이마신다. 무릎이 불편하거나 통증이 있는 경우 중단하거나 가능한 범위 내에서 한다. 유연성이 좋은 경우 발을 더 넓게 벌리고 한다.

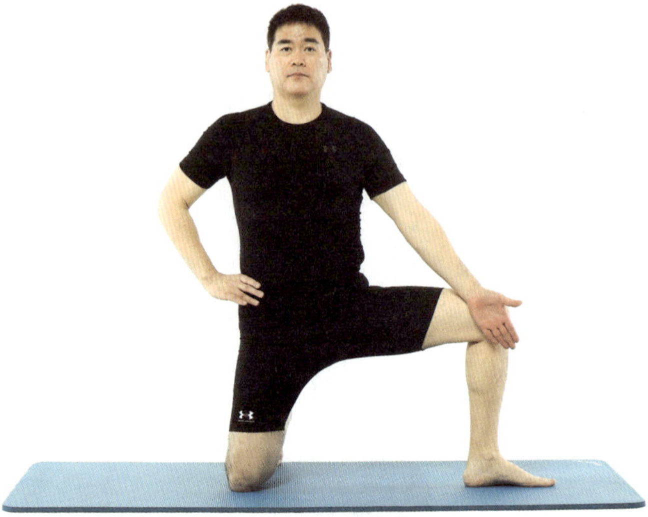

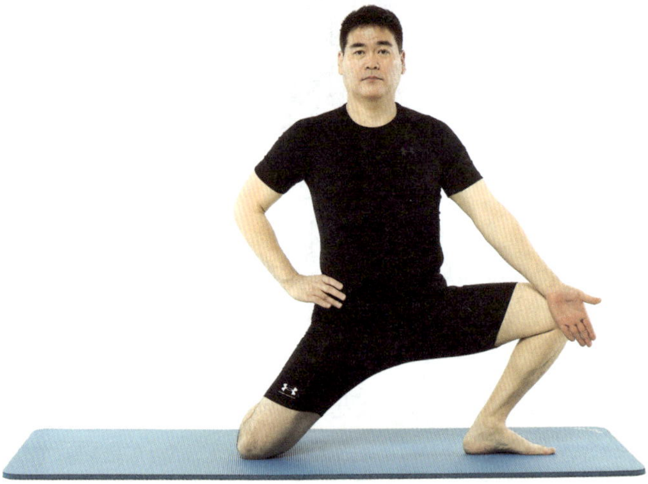

운동 자세

1 왼쪽 무릎을 90도 정도 굽혀서 왼쪽에 놓는다. 왼쪽 손등을 왼쪽 무릎 안쪽에 대서 무릎이 흔들리지 않도록 지지한다. 오른손은 옆구리를 잡는다.

2 숨을 내쉬면서 왼쪽 무릎 방향으로 골반을 밀어 준다. 몸통이 움직이지 않도록 주의하며 오른쪽 서혜부가 이완되는 것을 느낀다.
숨을 들이마시면서 ❶번 자세로 돌아온다. 동작을 연결해서 5회 반복한다.

엉덩관절굽힘근 움직임을 부드럽게

몸통 옆으로 굽히기

Side Bend

엉덩관절굽힘근의 움직임을 부드럽게 한다.

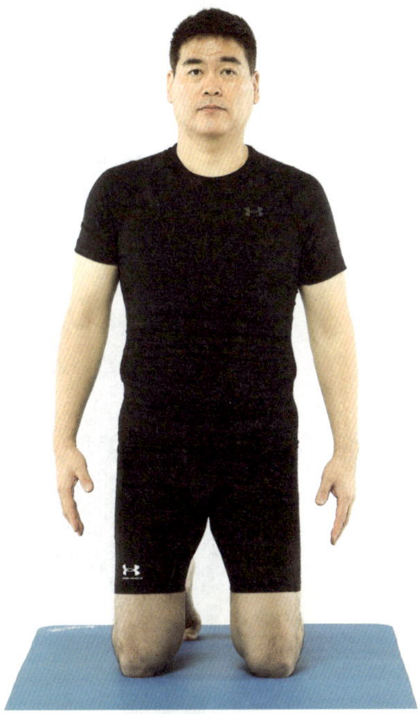

운동 강도

좌우 각각	5회 반복

참고 사항 힘을 쓸 때는 입으로 숨을 내쉬고, 힘을 쓰지 않을 때는 코로 들이마신다. 호흡은 자연스럽게 한다. 허리에 통증이 있다면 중단하거나 가능한 범위 내에서 한다.

준비 자세

무릎을 골반 너비 정도 벌리고 엉덩관절을 곧게 세워 무릎 굽혀 선 자세를 취한다.

뒤통수부터 무릎까지 일직선이 되도록 등을 곧게 편다.

손은 골반 옆에 나란히 놓는다.

턱은 목 쪽으로 살짝 당기고 시선은 정면을 바라본다.

운동 자세

1 왼쪽 무릎을 90도 굽혀 한 걸음 앞에 놓는다.

2 오른쪽 무릎과 왼발을 바닥에 누른 상태에서 왼손은 바닥으로 오른손은 천장 쪽으로 뻗는다.

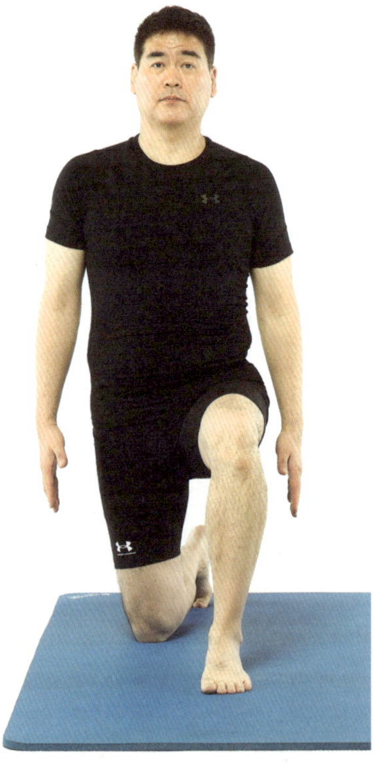

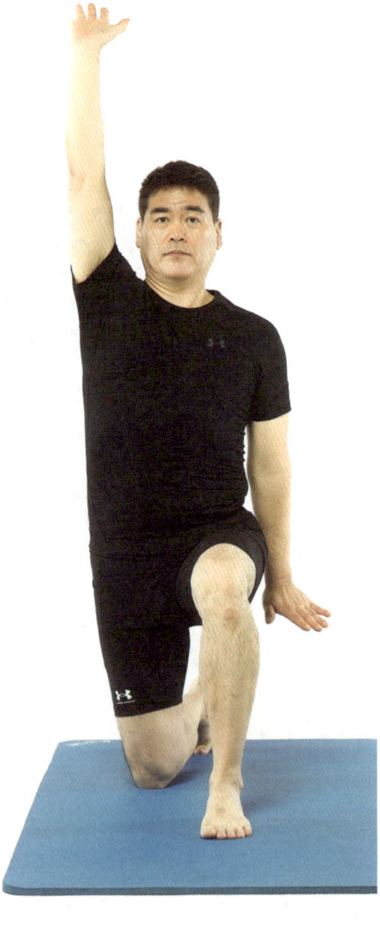

3 숨을 들이마셨다가 내쉬면서 몸을 왼쪽으로 굽힌다.

4 숨을 들이마셨다가 내쉬면서 몸통을 왼쪽으로 돌려 준다.
오른쪽 옆구리의 이완을 느낀다. 숨을 들이마시면서 ❷번 자세로 돌아온다.
동작을 연결해서 5회 반복한다. 같은 방법으로 반대쪽도 한다.

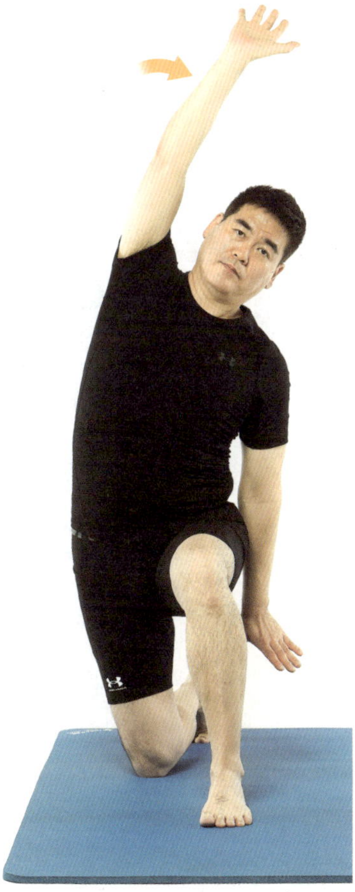

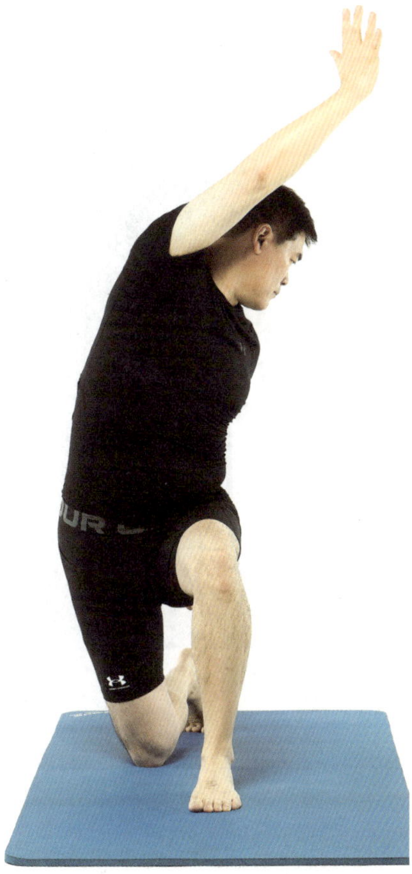

흉추 회전력 향상

한쪽 무릎 세우고 몸통 회전하기

Spine Twist

흉추의 회전력이 향상된다.

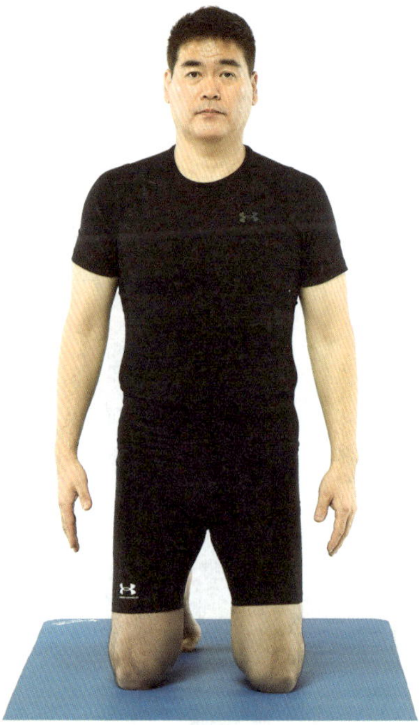

운동 강도

좌우 각각	5회 반복

참고 사항 힘을 쓸 때는 입으로 숨을 내쉬고, 힘을 쓰지 않을 때는 코로 들이마신다. 허리에 통증이 나타나면 중단하거나, 가능한 범위 내에서 한다. 유연성이 좋다면 발을 더 넓게 벌리고 한다.

준비 자세

무릎은 골반 너비 정도로 벌리고 발가락은 굽히거나 발등을 바닥에 놓는다.

엉덩관절을 곧게 세워 무릎 굽혀 선 자세를 취한다.

뒤통수부터 무릎까지 일직선이 되도록 등을 곧게 편다.

손은 골반 옆에 나란히 놓는다.

턱은 목 쪽으로 살짝 당기고 시선은 정면을 바라본다.

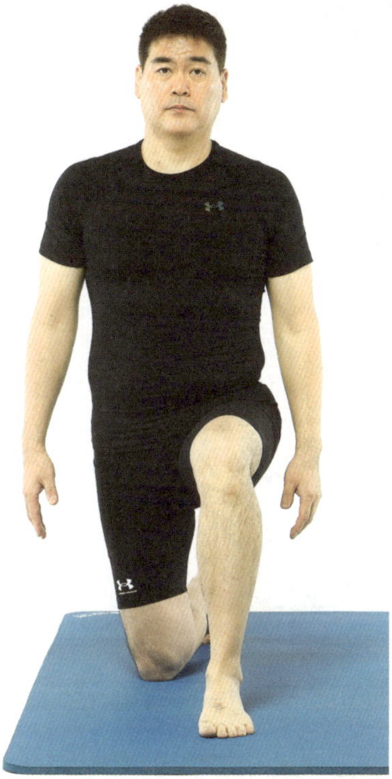

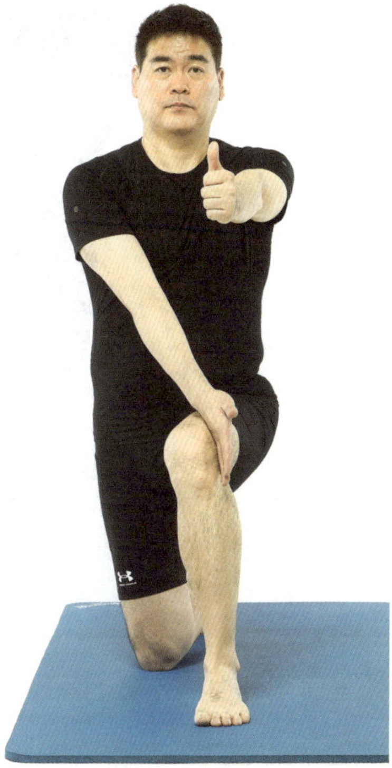

운동 자세

1 왼쪽 무릎을 90도 굽혀 한 걸음 앞에 놓는다.

2 왼손은 주먹을 쥐고 오른손은 무릎이 흔들리지 않도록 손등을 왼쪽 무릎 바깥쪽에 고정한다. 왼손은 엄지척을 한 채 팔을 어깨높이 정도 올려 앞으로 뻗는다.

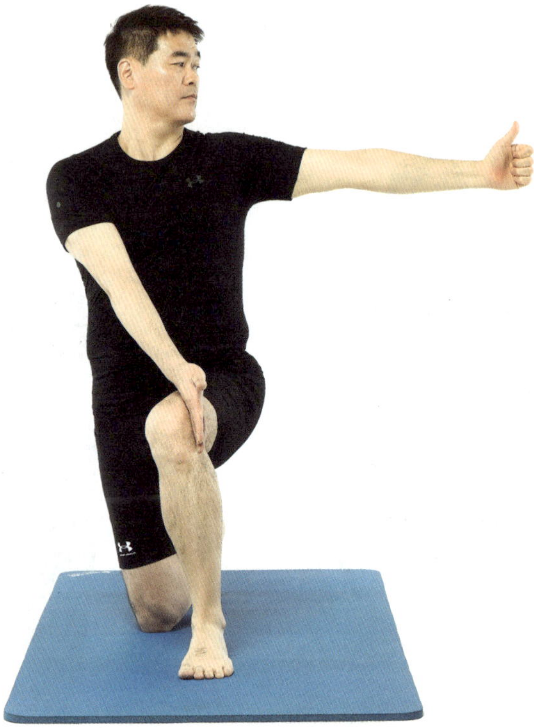

3 숨을 내쉬면서 왼팔을 왼쪽 방향으로 회전한다. 시선도 함께 따라간다.

옆에서 본 모습

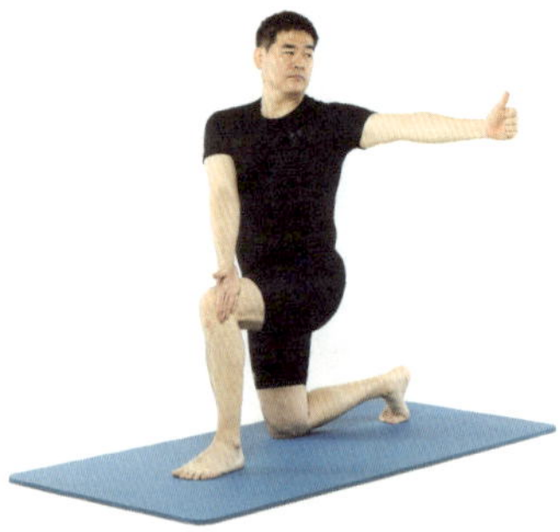

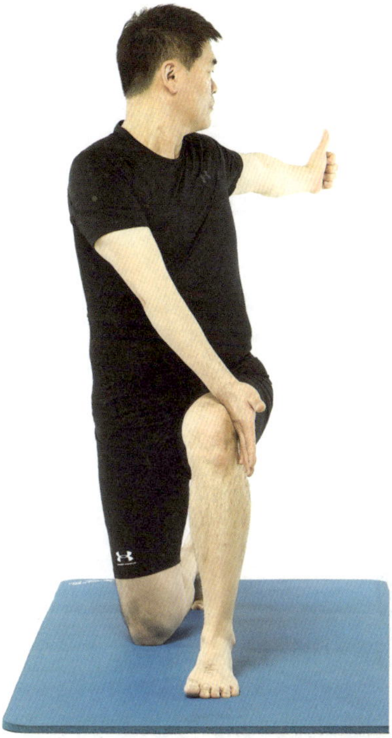
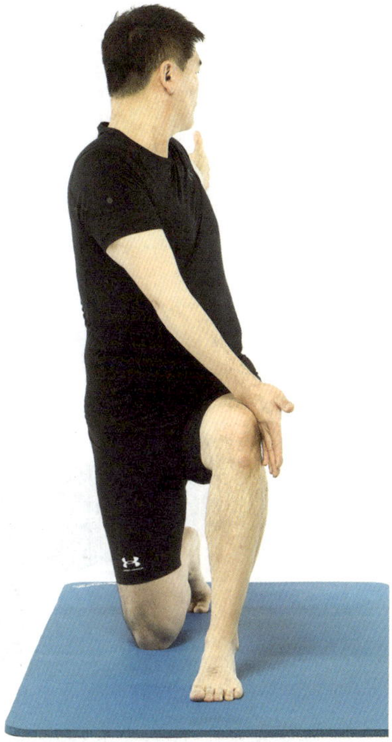

4 몸통의 회전 마지막 부분에서 숨을 들이마셨다가 내쉬면서 조금 더 회전하고 같은 방법으로 한 번 더 회전한다. 숨을 들이마시면서 ❷번 자세로 돌아온다. 동작을 연결해서 5회 반복한 후 같은 방법으로 반대쪽도 한다.

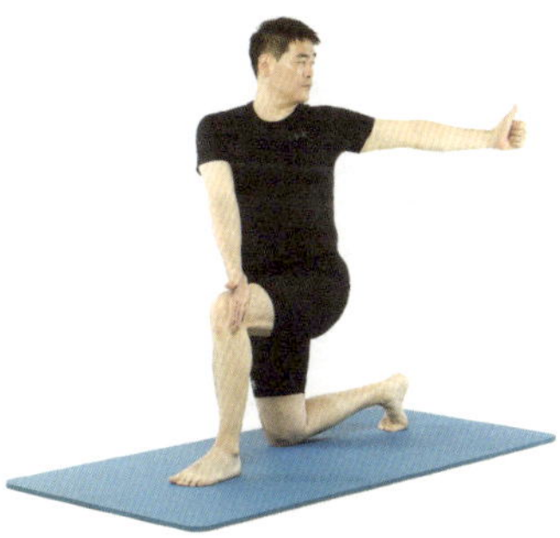
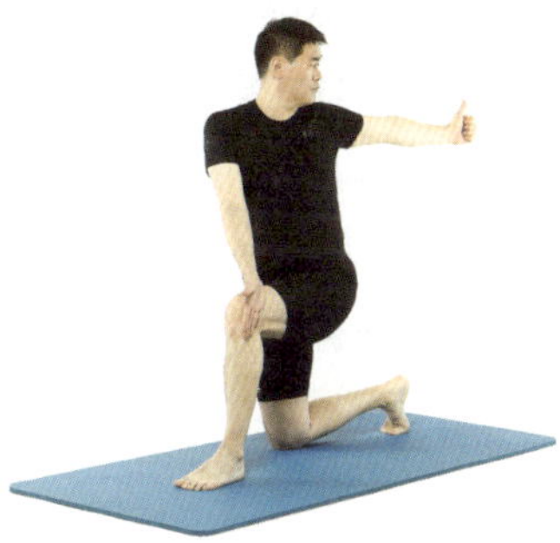

종아리 근육 유연성 증진

종아리 이완

Ankle Pump

종아리 근육의 유연성이 증진된다.

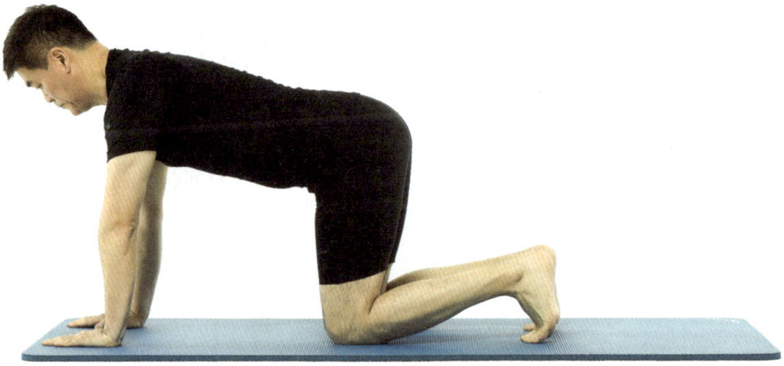

운동 강도

좌우 연결해서

5회 반복

준비 자세

네발 기기 자세를 취한다.
양팔은 가슴과 수직을 이루게 똑바로 내려 양손으로 바닥을 짚는다.
두 팔의 형태가 11자를 이루는지 확인한다.
무릎은 골반 너비 정도 벌리고 발등과 발가락을 굽혀서 놓는다.
뒤통수부터 엉덩이까지 일직선이 되도록 등을 편다.
턱은 목 쪽으로 살짝 당기고 시선은 바닥을 본다.

참고 사항 힘을 쓰면서 입으로 숨을 내쉬고, 힘을 쓰지 않을 때는 코로 들이마신다. 운동 중 몸의 중심이 흔들리지 않도록 자세를 잘 유지한다.

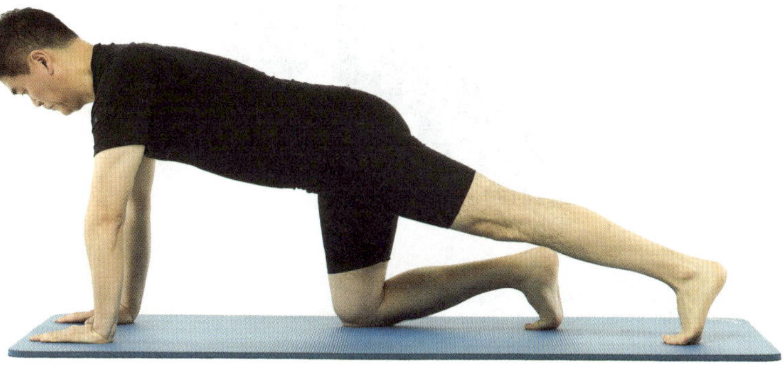

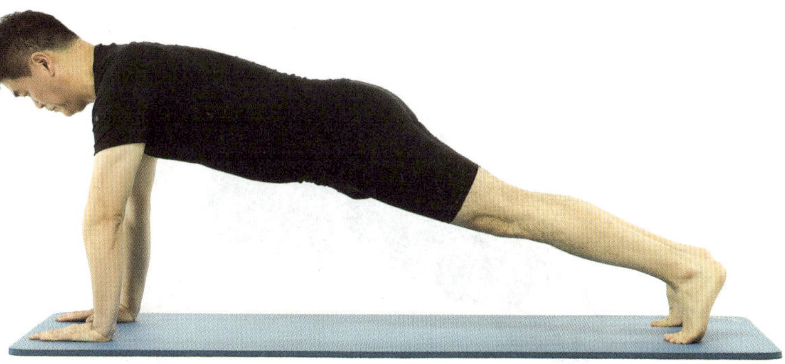

운동 자세

1 왼발과 오른발을 한 발씩 뒤로 뻗는다.
배에 힘을 주고 어깨부터 발까지 일직선이 되게 한다.

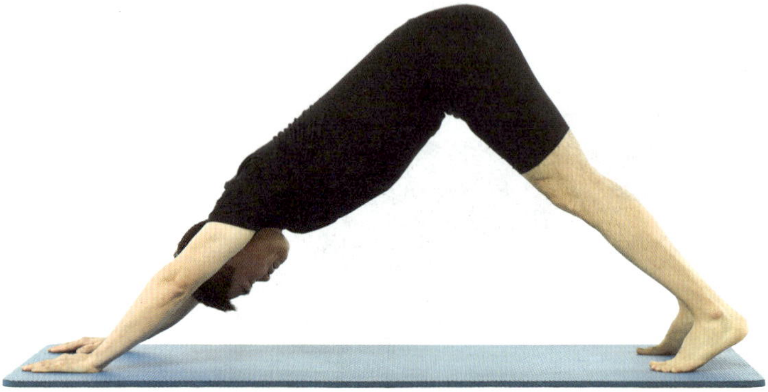

2 배에 힘을 주고 엉덩이를 천장 쪽으로 들어 올린다.
손과 어깨에 힘을 주어 몸통을 안정되게 지지한다.

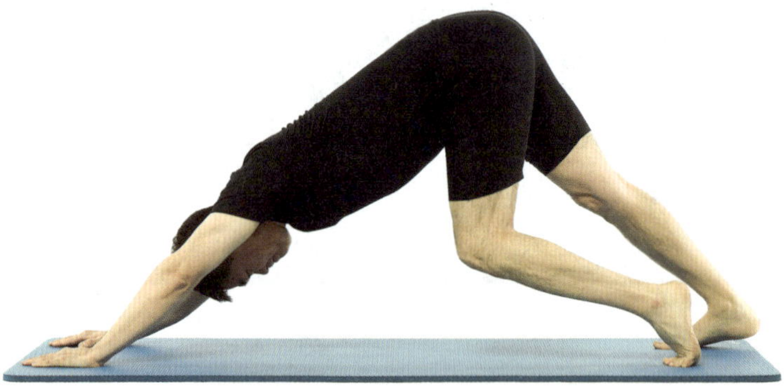

3 왼쪽 무릎을 살짝 굽히면서 동시에 오른쪽 종아리가 이완되도록 발뒤꿈치를 바닥 쪽으로 눌러 준다. 동작을 연결해서 좌우 각각 5회 반복한다.
호흡은 자연스럽게 한다.

본 운동

본 운동은 준비 운동과 정리 운동 사이에 운동을 통해서 발달시키고자 하는 목적으로 하는 운동이다. 우리의 운동 목적은 자신의 신체를 운동 도구로 활용하여 일상생활을 거뜬히 해낼 수 있는 기초 체력을 증진하고, 에너지를 갉아먹는 근골격계의 통증을 완화하여 100세까지 건강하게 살아 낼 수 있도록 삶의 질을 높이는 것이다.

운동 Tip

1. 주의 사항

❶ 운동 중에 어지럽거나 구역질이 나면 운동을 즉시 중단한다.

❷ 통증이 있거나 어려운 동작은 중단하고 다음 운동으로 넘어간다.

❸ 자신의 체력에 맞게 요일별로 나누거나, 처음부터 끝까지 연결해도 무방하다.

❹ 자책하지 않는다. 재능이 없는 것이 아니라, 경험이 부족한 것이다.

❺ 힘을 쓸 때는 입으로 숨을 내쉬고, 힘을 쓰지 않을 때는 코로 들이마신다. 자세를 유지할 때는 숨을 참지 않고 자연스럽게 한다.

2. 운동 목표

운동량보다는 정확한 운동 자세를 먼저 익힌다.

3. 운동 빈도

주 2일을 목표로 하다가 익숙해지면 하루씩 늘려 간다.

4. 운동 횟수

5~10회를 기준으로 정확한 자세를 유지할 수 있는 만큼만 한다.

5. 운동 세트

정확한 자세로 10회를 할 수 있을 때
1세트씩 점진적으로 늘려 간다.

6. 세트 사이 휴식

30~60초 정도 체력에 맞게 쉬면서 한다.

누운 자세 · Supine Position

데드 버그

Dead Bug

몸의 중심(Core) 근육인 복부의 안정성과 엉덩관절의 기능적인 움직임을 향상한다.

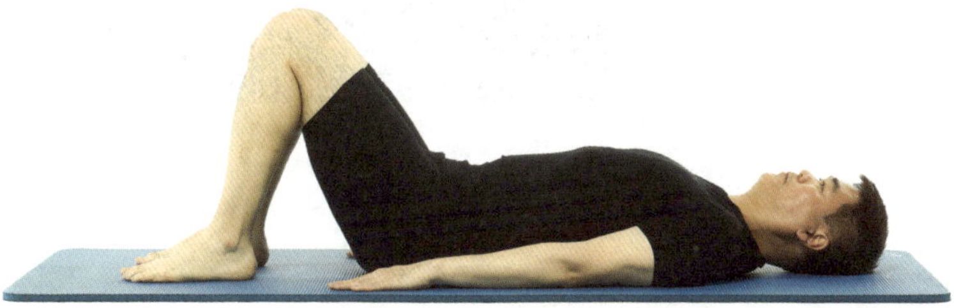

준비 자세

반듯하게 누운 뒤 무릎을 45도 정도 굽혀서 세운다.
두 다리를 골반 너비로 벌려서 11자 형태를 만든다.
손바닥은 바닥에 둔다. 골반 옆에 자연스럽게 놓이면 된다.
턱은 목 쪽으로 살짝 당기고 시선은 천장을 바라본다.

운동 강도

좌우 각각 **5~10초** 유지

좌우 각각 **5~10회** 반복

참고 사항 운동 중에 통증이 나타나면 중단하거나, 가능한 범위 내에서 한다.
배에 힘을 주고 한다.

운동 자세

한쪽 다리 붙이고 발뒤꿈치 닿기

1 누운 자세에서 발은 골반 너비만큼 벌리고 무릎은 45도 정도 세운다. 팔은 골반 옆에 나란히 놓는다.

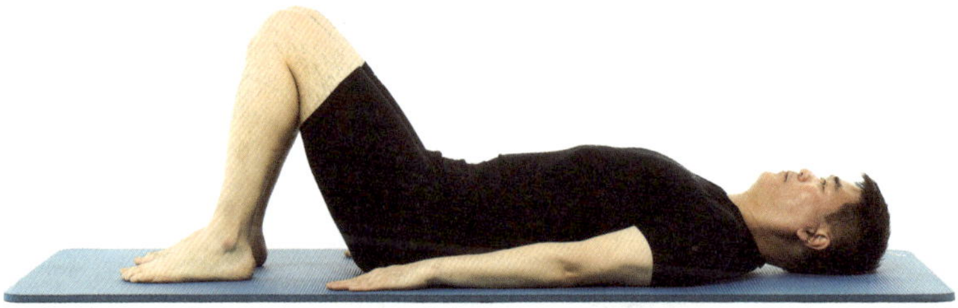

2 배에 힘을 주고 왼쪽 다리의 발목과 무릎 그리고 엉덩관절을 90도로 굽혀서 든다.

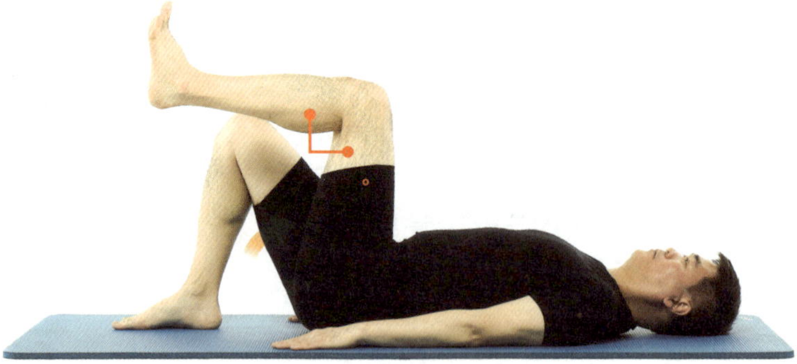

3 숨을 들이마시면서 발뒤꿈치를 바닥에 닿고 숨을 내쉬면서 ❷번 시작 자세로 돌아온다. 좌우 각각 5~10회 반복한다.

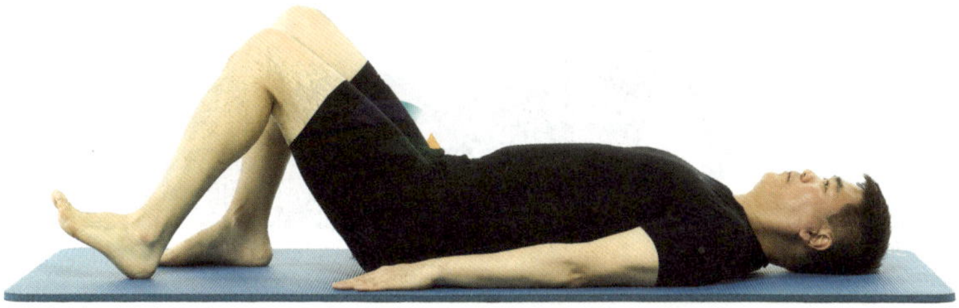

양쪽 다리 들고 한쪽 발뒤꿈치 닿기

1 누운 자세에서 발은 골반 너비만큼 벌리고 무릎은 45도 정도 세운다.
팔은 골반 옆에 나란히 놓는다.

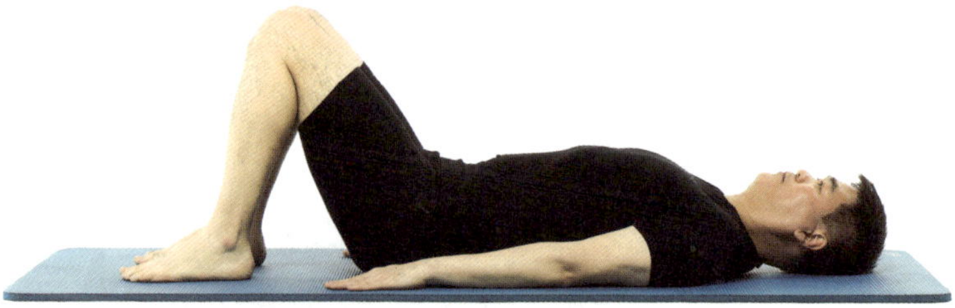

2 배에 힘을 주고 양쪽 발목과 무릎 그리고 엉덩관절을 90도로 굽혀서 든다.

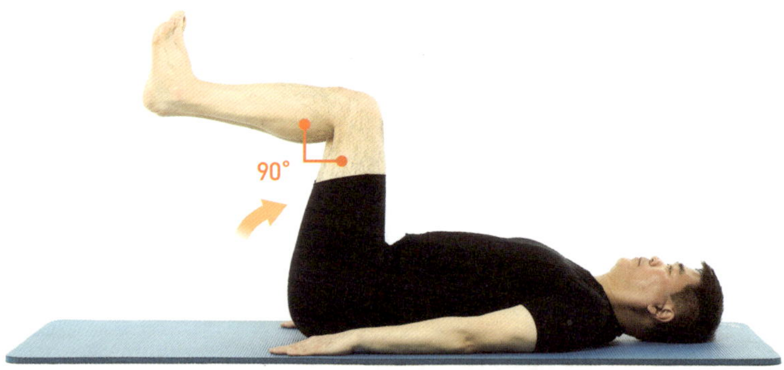

3 오른쪽 무릎은 굽힌 자세를 그대로 유지하고 숨을 들이마시면서
왼쪽 발뒤꿈치를 바닥에 댔다가 돌아온다.
숨을 내쉬면서 ❷번 시작 자세로 돌아온다. 좌우 각각 5~10회 반복한다.

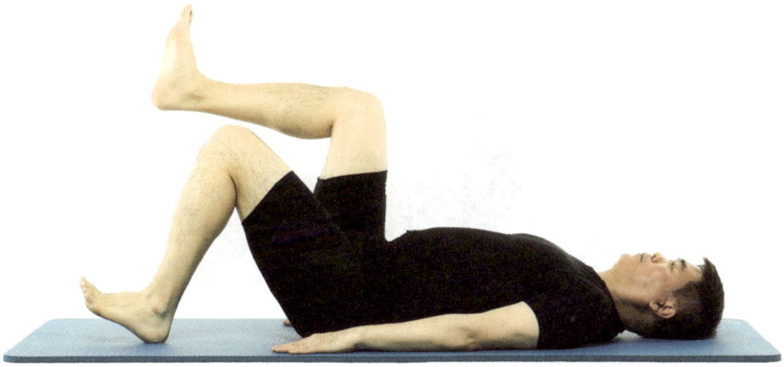

양쪽 무릎 굽혀서 한쪽 다리 뻗기

1 누운 자세에서 발은 골반 너비만큼 벌리고 무릎은 45도 정도 굽혀서 세운다. 팔은 골반 옆에 나란히 놓는다.

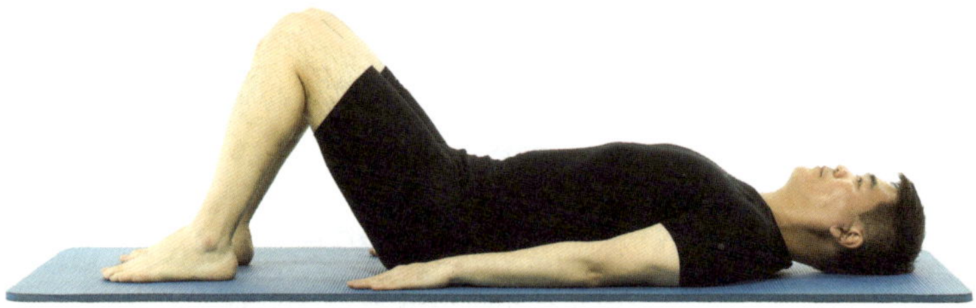

2 배에 힘을 주고 양쪽 발목과 무릎 그리고 엉덩관절을 90도로 굽혀서 든다.

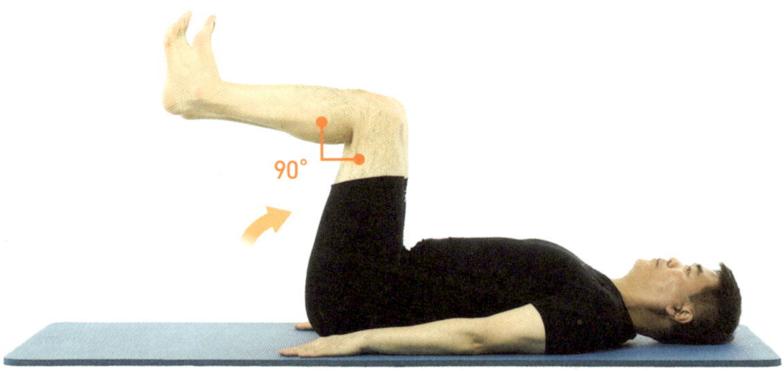

3 오른쪽 무릎은 굽힌 자세 그대로 유지하고 왼쪽 다리만 바닥에서 **45도 정도 높이로 뻗는다**. 5~10초 정도 유지한 후 ❷번 시작 자세로 돌아온다.
같은 방법으로 동작을 연결해서 5~10회 반복한다.
숨은 참지 않고 자연스럽게 한다.

동작이 힘들면 ❶번 준비 자세로 돌아와 쉬어 가면서 한다.

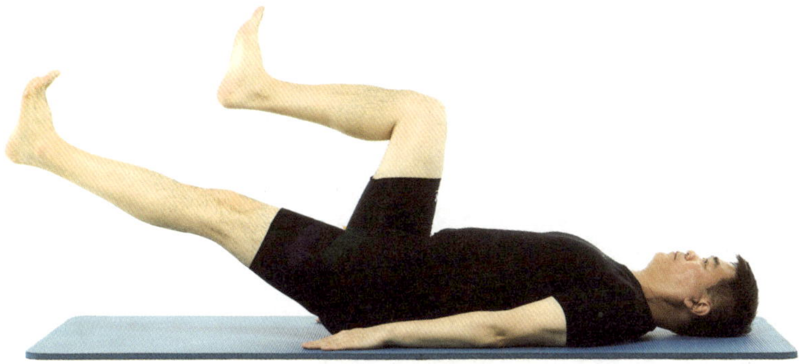

발 들고 팔과 다리 교차해서 뻗기

1 누운 자세에서 발은 골반 너비만큼 벌리고 무릎은 45도 정도 굽혀서 세운다. 팔은 골반 옆에 나란히 놓는다.

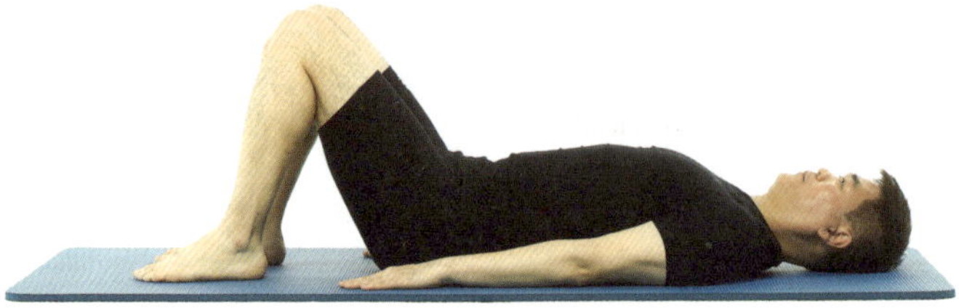

2 배에 힘을 주고 양쪽 발목과 무릎 그리고 엉덩관절을 90도로 굽혀서 든다. 양쪽 팔을 천장 쪽으로 나란히 뻗는다.

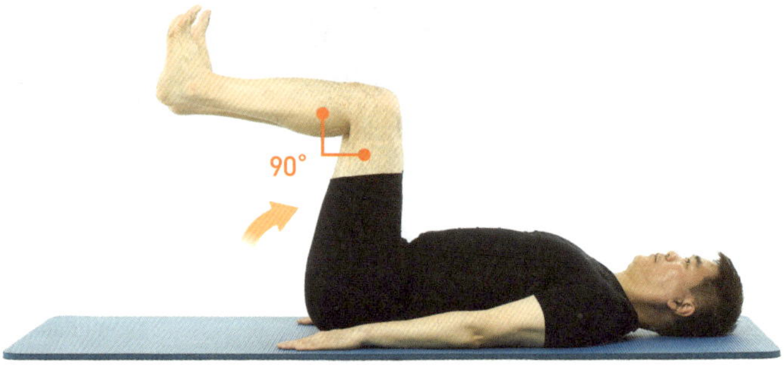

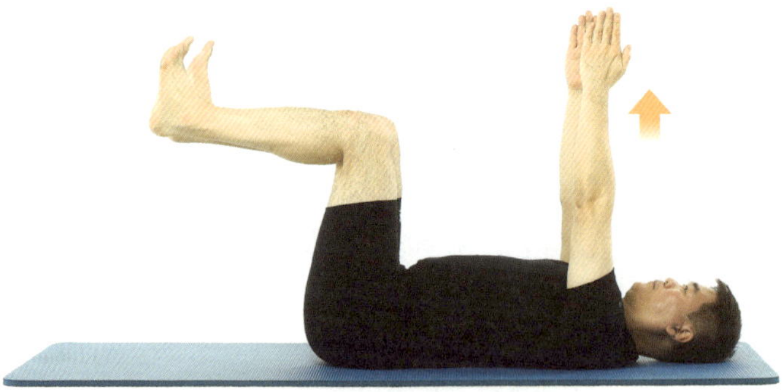

3 숨을 들이마시면서 오른쪽 팔은 귀 옆으로 오른쪽 다리는 바닥에서 **45도 정도 높이로 뻗는다**. 5~10초 정도 유지한 후 숨을 내쉬면서 ❷번 시작 자세로 돌아온다. 같은 방법으로 동작을 연결해서 5~10회 반복한다.
숨은 참지 않고 지속해서 쉰다.

동작이 힘들다면 ❶번 준비 자세로 돌아와 쉬어 가면서 한다.

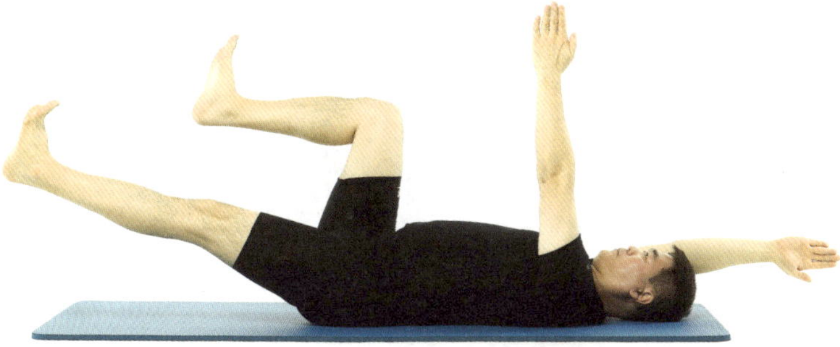

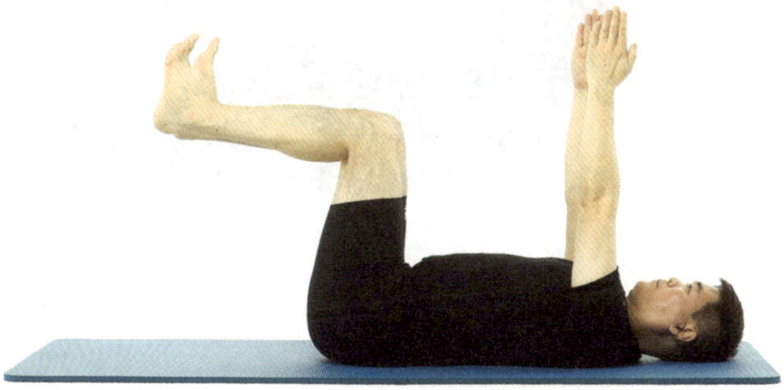

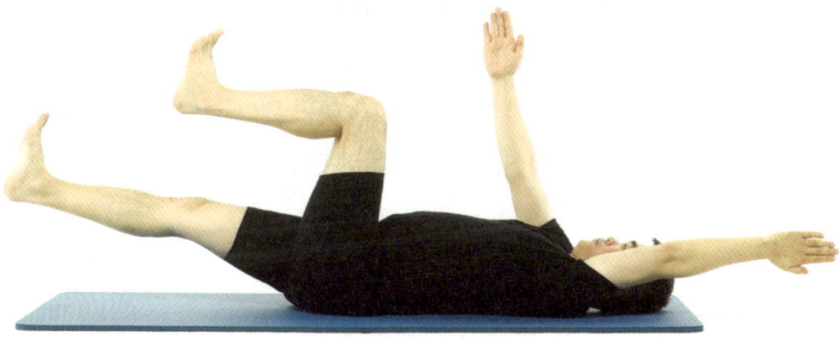

누운 자세 · Supine Position

힙 브리지

Hip Bridge

보행에 중요한 엉덩이, 허리, 다리 근육을 강화한다.

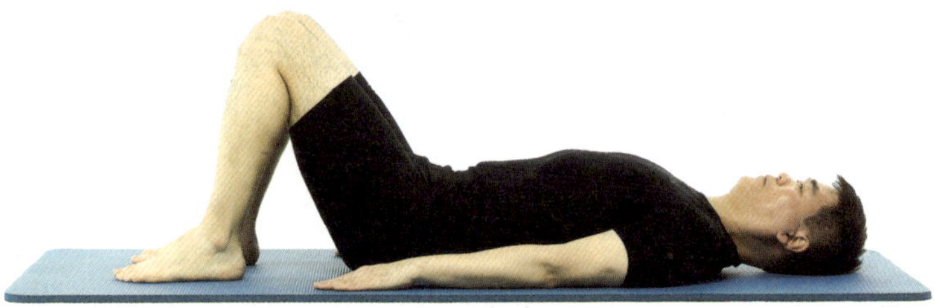

준비 자세

반듯하게 누운 뒤 무릎을 45도 정도 굽혀서 세운다.
두 다리를 골반 너비로 벌려서 11자 형태를 만든다.
손바닥은 바닥에 둔다. 골반 옆에 자연스럽게 놓이면 된다.
턱은 목 쪽으로 살짝 당기고 시선은 천장을 바라본다.

운동 강도

좌우 각각 **5~10초** 유지

좌우 각각 **5~10회** 반복

참고 사항 운동 중에 통증이나 경련이 나타나면 중단하거나, 가능한 범위 내에서 한다. 배와 엉덩이에 힘을 주고 한다.

운동 자세

무릎 굽히고 엉덩이 들기

1 누운 자세에서 발은 골반 너비만큼 벌리고 무릎은 45도 정도 굽혀서 세운다. 팔은 골반 옆에 나란히 놓는다.

2 양쪽 발뒤꿈치로 바닥을 누르면서 **엉덩이 힘으로** 골반을 들어 올린다. 숨을 내쉬면서 어깨부터 무릎까지 일직선이 되게 유지한다. 숨을 들이마시면서 ❶번 시작 자세로 돌아온다. 동작을 연결해서 5~10회 반복한다. 익숙해지면 5~10초 정도 자세 유지 시간을 포함한다.

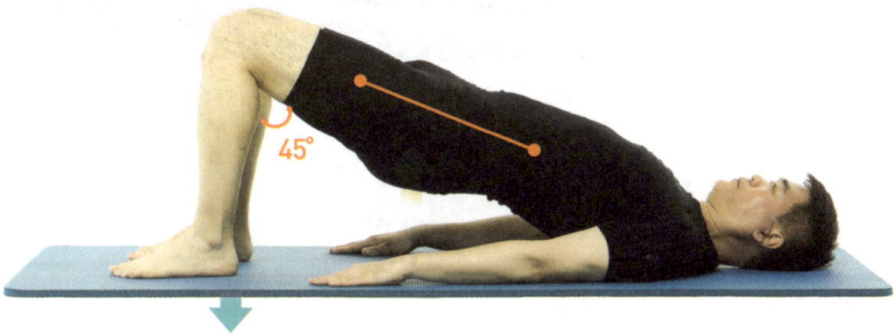

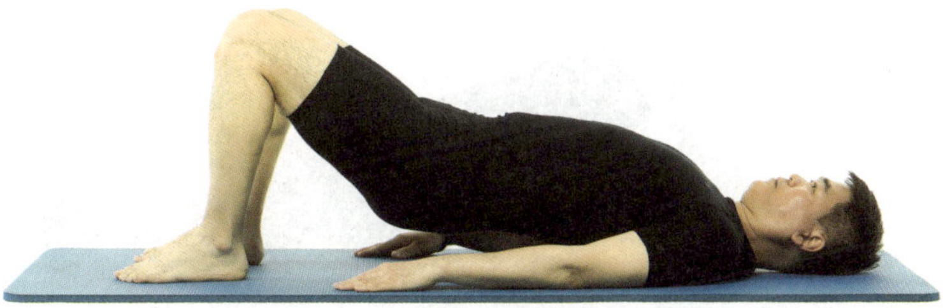

한쪽 무릎 굽히고 엉덩이 들기

1 누운 자세에서 발은 골반 너비만큼 벌리고 무릎은 45도 정도 굽혀서 세운다. 팔은 골반 옆에 나란히 놓는다.

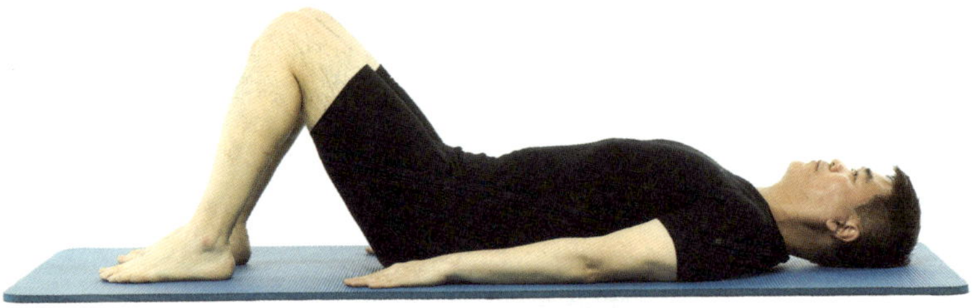

2 양쪽 발뒤꿈치로 바닥을 누르면서 **엉덩이 힘으로** 골반을 들어 올린다. 숨을 내쉬면서 어깨부터 무릎까지 일직선이 되게 유지한다.

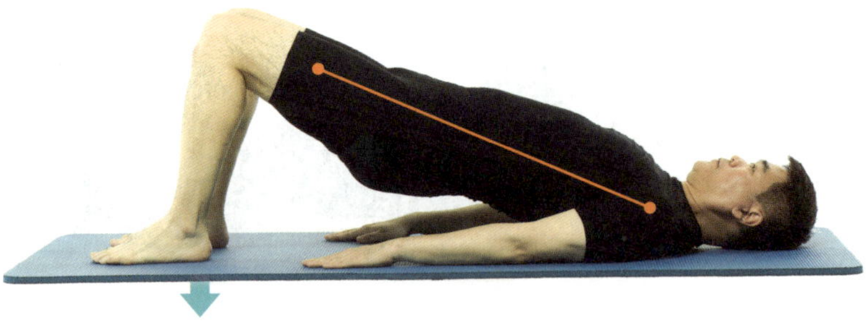

3 왼쪽 발과 무릎 그리고 엉덩관절을 90도 굽힌 자세를 유지한다.

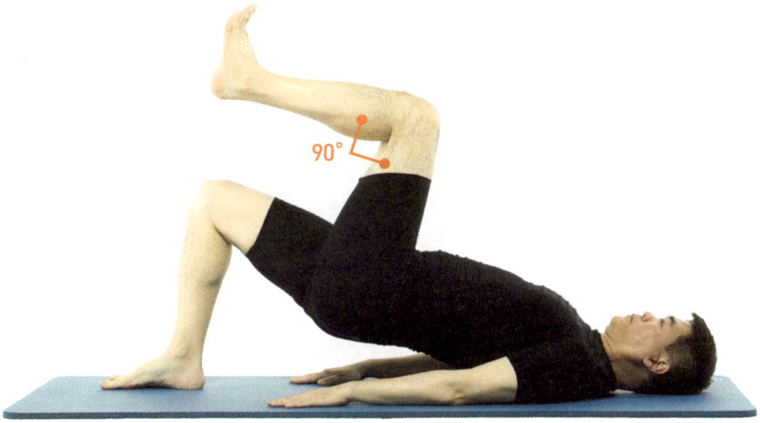

4 숨을 들이마시면서 엉덩이를 바닥에 닿을 정도로 내렸다가 숨을 내쉬면서 ❸번 시작 자세로 엉덩이를 들어 올린다. 동작을 연결해서 5~10회 반복하고 같은 방법으로 반대쪽도 한다.

동작이 힘들면 ❶번 준비 자세로 돌아와 쉬어 가면서 한다.

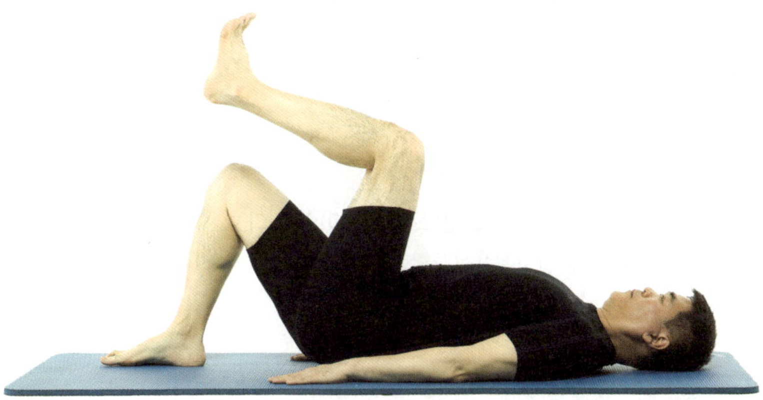

누운 자세 · Supine Position

크런치

Crunch

몸의 중심(Core) 근육인 복부의 안정성과 허리의 기능적인 움직임이 향상된다.

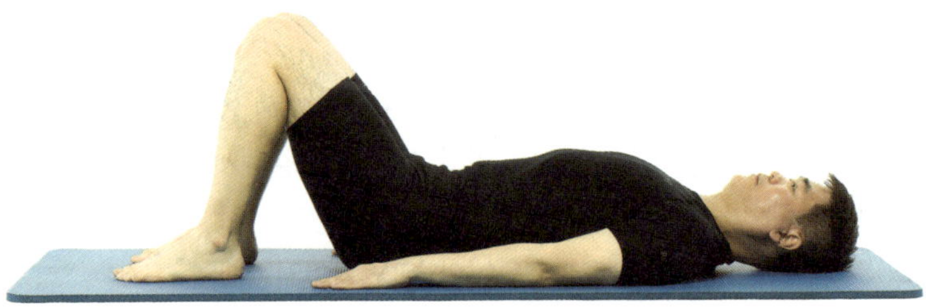

준비 자세

반듯하게 누운 뒤 무릎을 45도 정도 굽혀서 세운다.
두 다리를 골반 너비로 벌려서 11자 형태를 만든다.
손바닥은 바닥에 둔다. 골반 옆에 자연스럽게 놓이면 된다.
턱은 목 쪽으로 살짝 당기고 시선은 천장을 바라본다.

운동 강도

5~10초 유지

5~10회 반복

참고 사항 운동 중에 통증이나 경련이 나타나면 중단하거나, 가능한 범위 내에서 한다. 배에 힘을 주고 한다.

운동 자세

손과 무릎을 밀면서 버티기

1 배에 힘을 주고 양쪽 발목과 무릎 그리고 엉덩관절을 90도 굽혀서 든다.

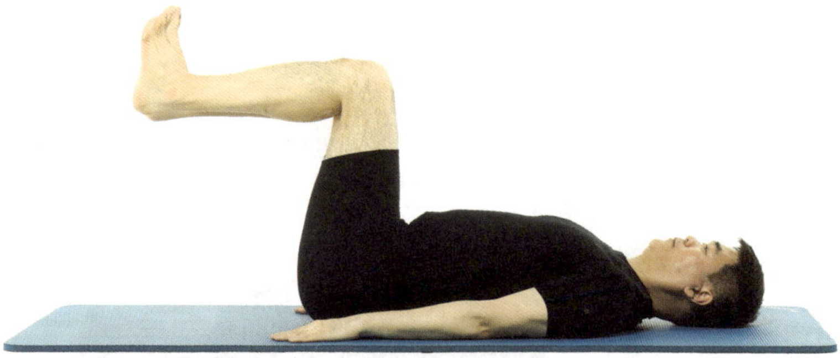

2 양쪽 손바닥을 무릎 위에 대고 상체를 들어서 **손과 무릎으로** 서로 저항을 준다. 5~10초 정도 유지한 후 준비 자세로 돌아온다.

같은 방법으로 5~10회 반복한다. 호흡은 참지 않고 자연스럽게 한다.

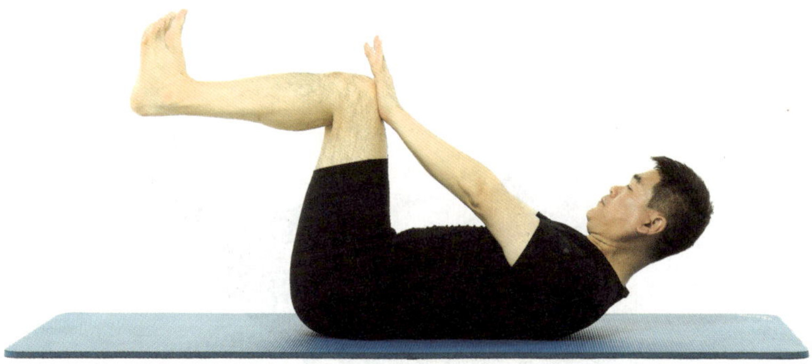

무릎 굽히고 상체 들기

1 누운 자세에서 발은 골반 너비만큼 벌리고 무릎은 45도 정도 굽혀서 세운다. 팔은 골반 옆에 나란히 놓는다.

2 양쪽 팔을 허벅지 앞으로 나란히 뻗는다.

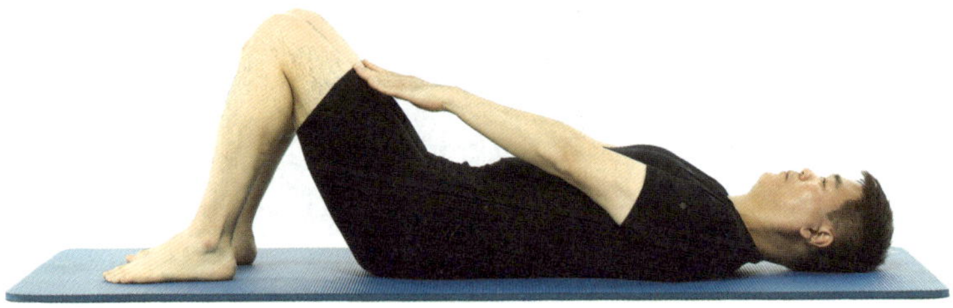

3 숨을 내쉬면서 턱을 당긴 채 양쪽 손이 무릎에 닿도록 상체를 들어 올린다. 숨을 들이마시면서 ❷번 시작 자세로 돌아온다. 동작을 연결해서 5~10회 반복한다. 익숙해지면 5~10초 정도 자세 유지 시간을 포함한다.

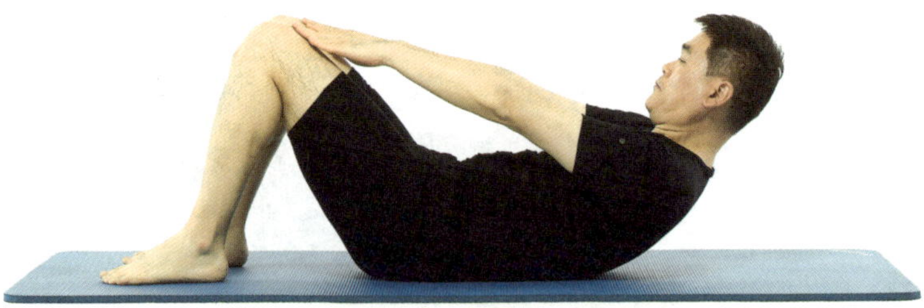

옆으로 누운 자세 · Side Lying Position

사이드 브리지 & 플랭크

Side Bridge & Plank

몸의 중심(Core)인 허리와 이를 지지하는 측면 근육의 안정성이 향상된다.

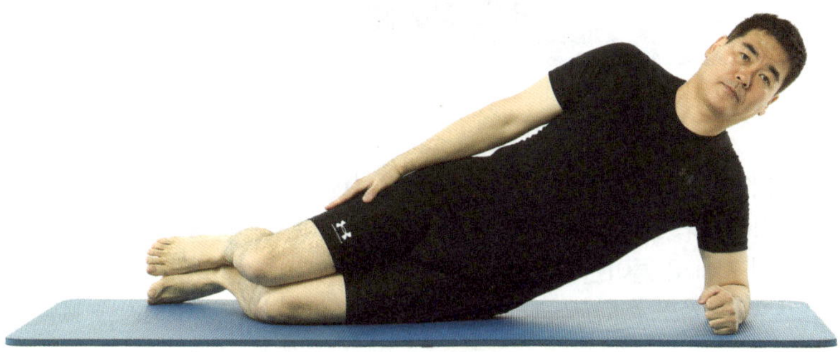

준비 자세

옆으로 누운 자세에서 한쪽 팔꿈치를 90도로 굽힌다.
무릎은 90도로 굽히고 몸통과 나란히 일직선이 되게 한다.
손은 허벅지 옆에 붙이고 턱을 당겨서 시선은 정면을 바라본다.

운동 강도

5~10초 유지

5~10회 반복

참고 사항 운동 중에 통증이나 경련이 나타나면 중단하거나, 가능한 범위 내에서 한다. 배와 어깨에 힘을 주고 한다.

옆으로 누워 무릎 굽히고 엉덩이 들기

1 왼쪽 옆으로 누운 자세에서 왼쪽 팔꿈치를 90도로 굽혀 어깨 아래에 두고 무릎은 90도 정도 굽힌다. 허리가 구부러지지 않도록 허리를 반듯하게 세우고, 오른손은 허벅지 옆에 붙인다.

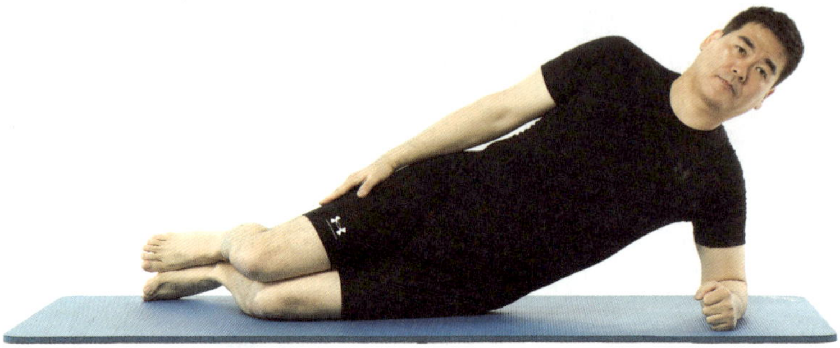

2 배와 어깨에 힘을 주고 숨을 내쉬면서 **엉덩이를 위로** 들어 올린다. 어깨가 밀리지 않도록 팔꿈치로 지면을 밀면서 버틴다. 숨을 들이마시면서 ❶번 시작 자세로 돌아온다. 동작을 연결해서 5~10회 반복한 후 같은 방법으로 오른쪽도 한다. 익숙해지면 5~10초 정도 자세 유지 시간을 포함한다.

❗ 무릎, 엉덩이, 어깨가 일직선이 되도록 한다.

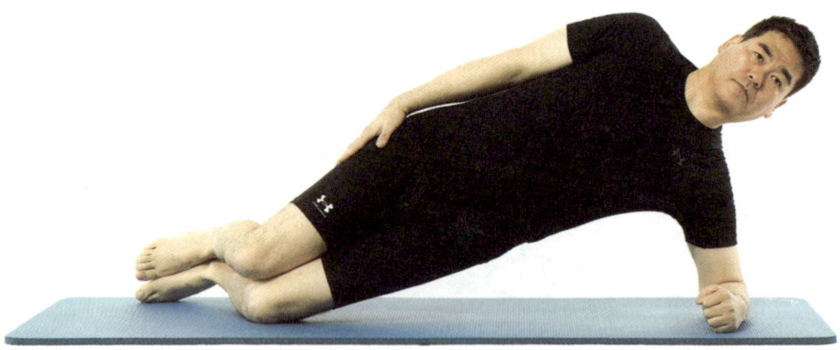

옆으로 누워 다리 펴고 엉덩이 들기

1 왼쪽 옆으로 누운 자세에서 왼쪽 팔꿈치를 90도로 굽혀 어깨 아래에 두고 양쪽 다리를 겹쳐서 뻗는다. 오른손은 허벅지 옆에 붙인다.

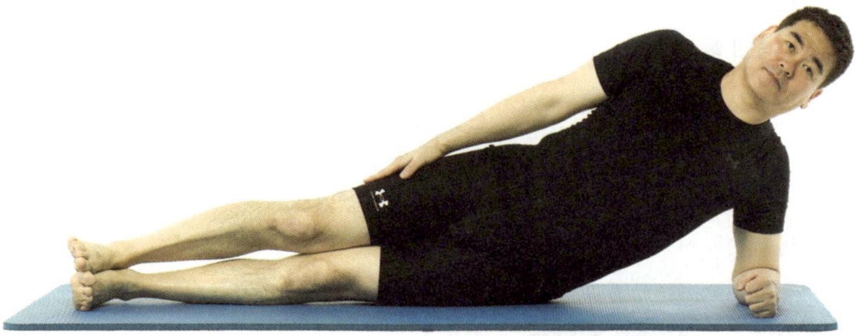

2 배와 어깨에 힘을 주고 숨을 내쉬면서 **엉덩이를 위로** 들어 올린다. 어깨가 밀리지 않도록 팔꿈치로 지면을 밀면서 버틴다. 숨을 들이마시면서 ❶번 시작 자세로 돌아온다. 동작을 연결해서 5~10회 반복한 후 같은 방법으로 오른쪽도 한다. 익숙해지면 5~10초 정도 자세 유지 시간을 포함한다.

❗ **힘든 경우 오른발을 왼발 앞에 놓고 한다.**

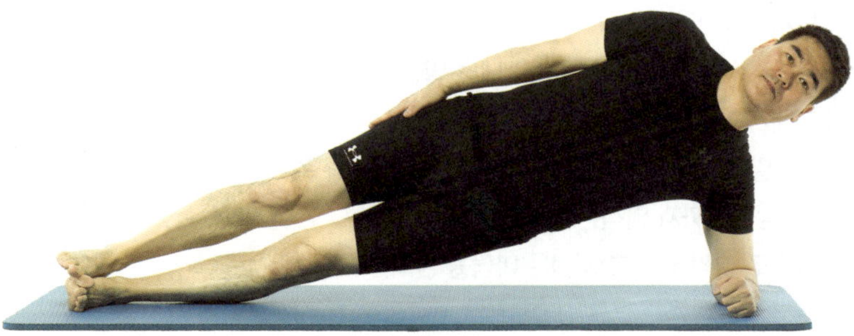

엎드린 자세 · Prone Position

플랭크

Plank

몸의 중심(Core) 근육인 복부와 허리의 안정성이 향상된다.

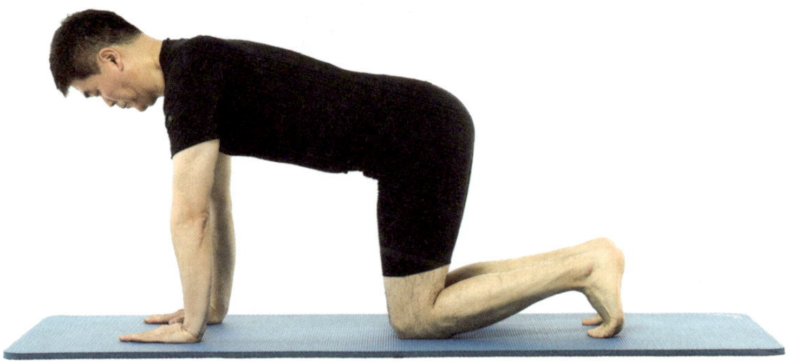

운동 강도

좌우 각각 **5~10초** 유지

좌우 각각 **5~10회** 반복

준비 자세

네발 기기 자세를 취한다.
양팔은 가슴과 수직을 이루게 똑바로 내려 양손으로 바닥을 짚는다.
두 팔의 형태가 11자를 이루는지 확인한다.
무릎은 골반 밑에 놓고 발가락은 굽히거나 발등을 바닥 쪽으로 놓는다.
뒤통수부터 엉덩이까지 일직선이 되도록 등을 편다.
턱은 목 쪽으로 살짝 당기고 시선은 바닥을 본다.

참고 사항 운동 중에 통증이나 경련이 나타나면 중단하거나, 가능한 범위 내에서 한다. 배와 팔다리에 힘을 주고 한다.

운동 자세

네발 기기 자세에서 무릎 들기

1 네발 기기 자세에서 상체와 팔이 90도가 되게 한 뒤 양 손바닥은 바닥에 대고 몸을 지탱한다. 무릎은 90도 정도 굽히고 두 다리를 골반 너비 정도 벌려서 골반 아래에 둔다. 턱은 당기고 등은 곧게 편다.

2 손과 발은 바닥을 지지하고 숨을 내쉬면서 양쪽 무릎을 5~10cm 쯤 든다. 5~10초 정도 유지한 후 준비 자세로 돌아온다. 동작을 연결해서 5~10회 반복한다. 호흡은 참지 않고 자연스럽게 한다.

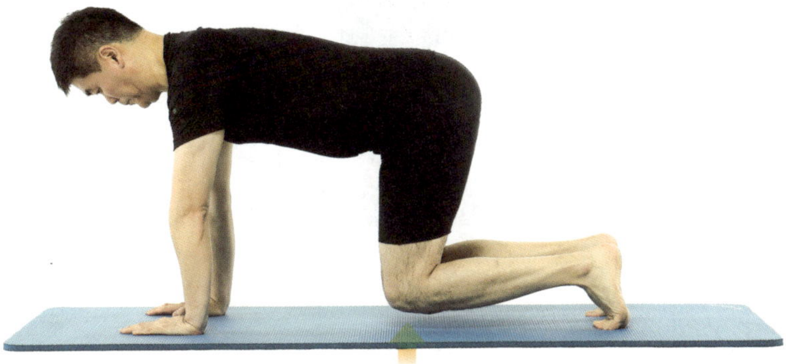

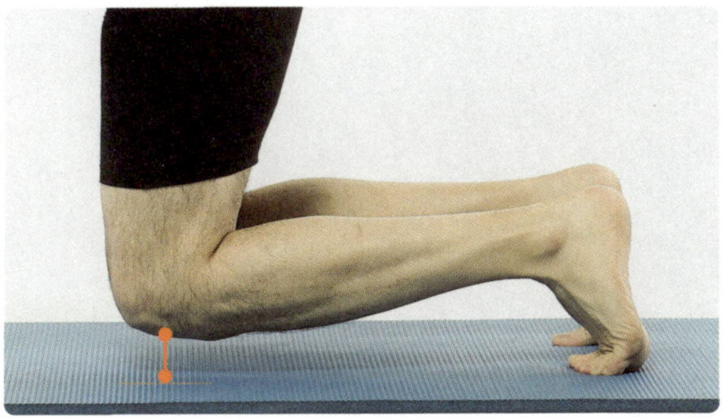

! 양쪽 무릎이 바닥에서 떠 있어야 한다.

높은 자세 플랭크

1 네발 기기 자세에서 상체와 팔이 90도가 되게 한 뒤 양 손바닥은 바닥에 대고 몸을 지탱한다. 무릎은 90도 정도 굽히고 두 다리는 골반 너비 정도 벌려서 골반 아래에 둔다. 턱은 당기고 등은 곧게 편다.

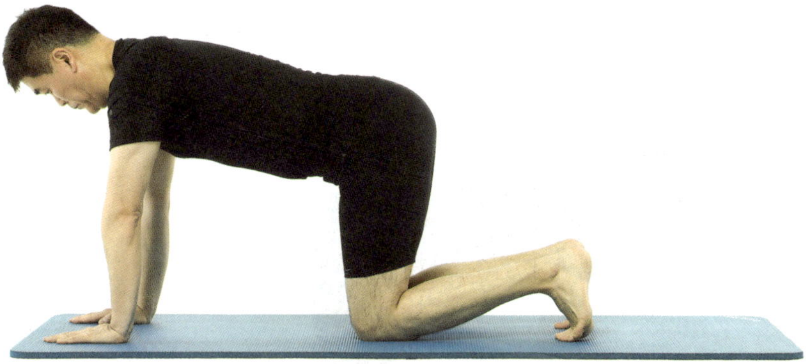

2 왼발과 오른발을 골반 너비 정도 벌려서 뒤로 뻗는다. **어깨부터 발까지 일직선이 되도록** 한다. 5~10초 정도 유지한 후 ❶번 시작 자세로 돌아온다.
동작을 연결해서 5~10회 반복한다. 호흡은 참지 않고 자연스럽게 한다.

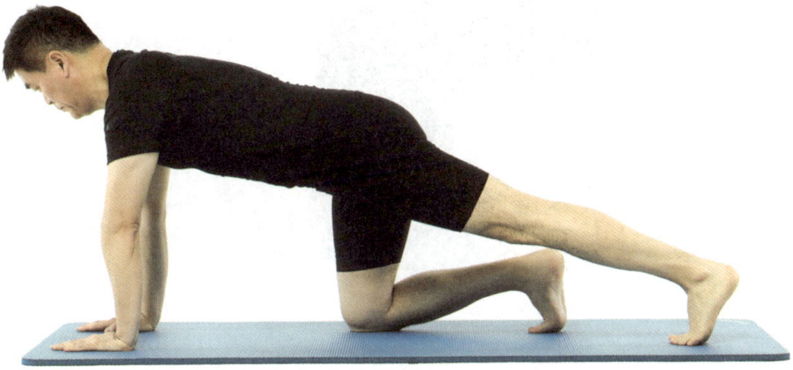

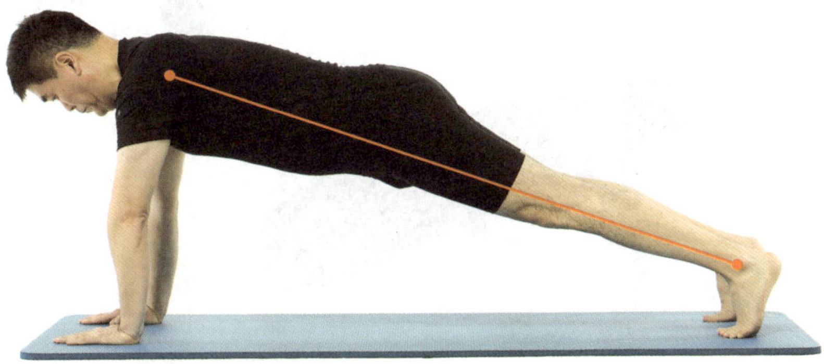

높은 자세 플랭크에서 어깨 터치하기

1 네발 기기 자세에서 상체와 팔이 90도가 되게 한 뒤 양 손바닥은 바닥에 대고 몸을 지탱한다. 무릎은 90도 정도 굽히고 두 다리는 골반 너비 정도 벌려서 골반 아래에 둔다. 턱은 당기고 등은 곧게 편다.

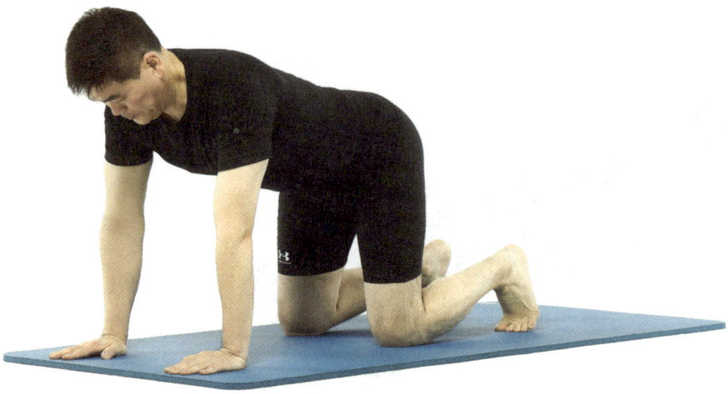

2 왼발과 오른발을 **어깨너비 정도** 벌리면서 뒤로 뻗는다. 어깨부터 발까지 일직선이 되도록 한다.

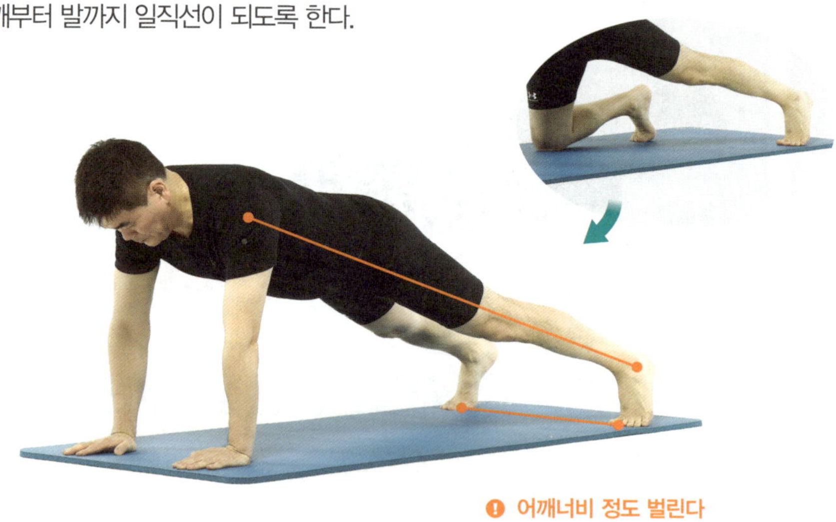

3 왼손으로 오른쪽 어깨를 5~10초간 터치한다. 동작을 연결해서 반대쪽도 한다. ❶번 시작 자세로 돌아온 후 5~10회 반복한다. 호흡은 자연스럽게 하고 **자세가 기울어지지 않도록** 팔다리에 힘을 준다.

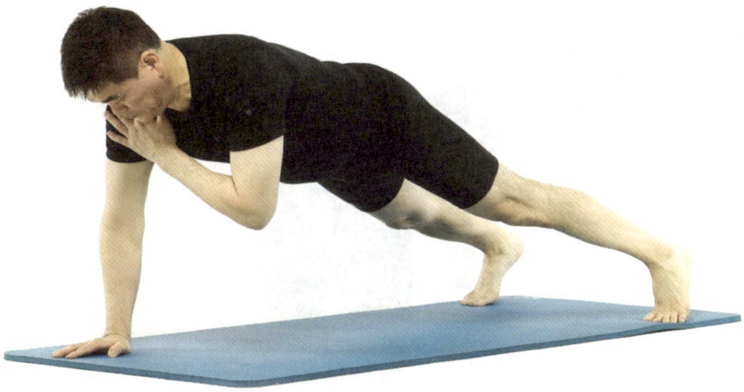

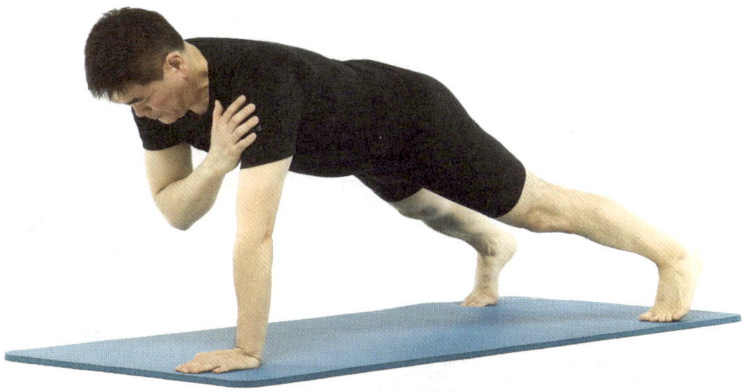

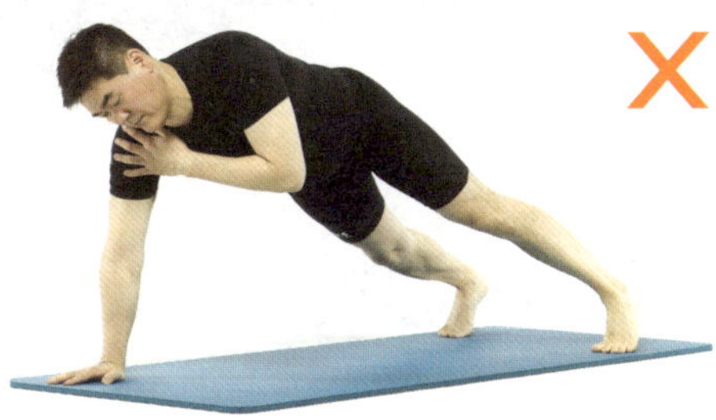

❗ 자세가 기울어지지 않도록 주의!

높은 자세 플랭크에서 한 발씩 들기

1 네발 기기 자세에서 상체와 팔이 90도가 되게 한 뒤 양 손바닥은 바닥에 대고 몸을 지탱한다. 무릎은 90도 정도 굽히고 두 다리는 골반 너비 정도 벌려서 골반 아래에 둔다. 턱은 당기고 등은 곧게 편다.

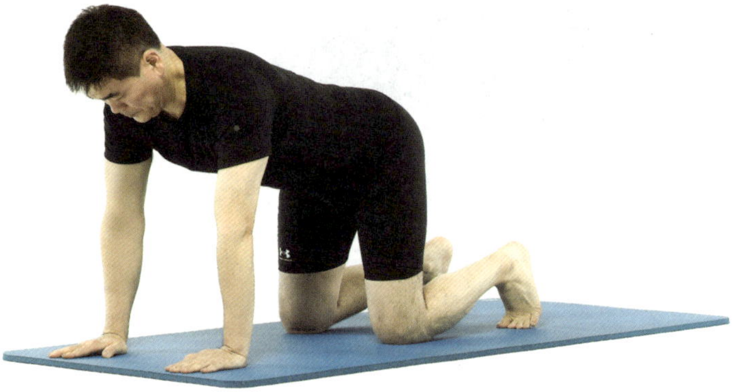

2 왼발과 오른발을 **어깨너비 정도** 벌리면서 뒤로 뻗는다. 어깨부터 발까지 일직선이 되도록 한다.

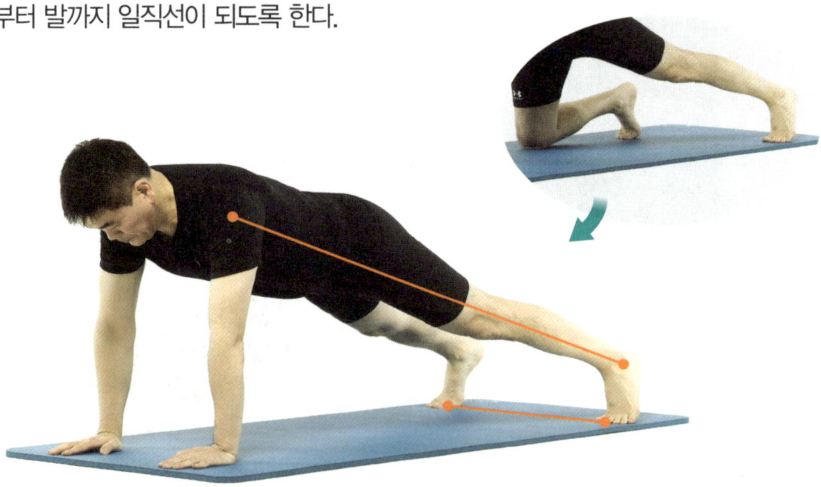

❶ 어깨너비 정도 벌린다

3 왼쪽 다리를 들고 5~10초간 유지한다. 동작을 연결해서 반대쪽도 한다. ❶번 시작 자세로 돌아온 후 5~10회 반복한다. 호흡은 자연스럽게 하고 **자세가 기울어지지 않도록** 팔다리에 힘을 준다.

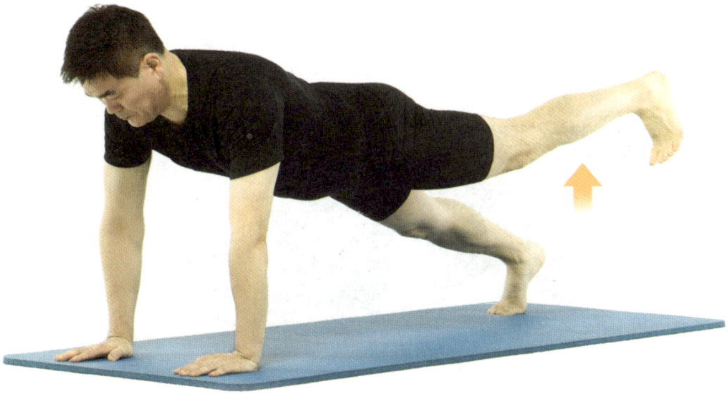

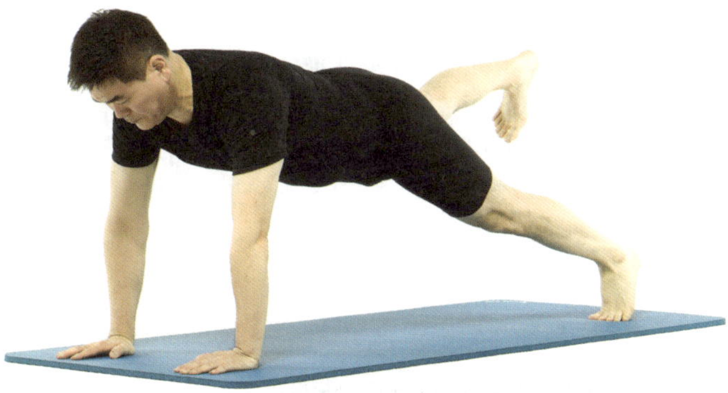

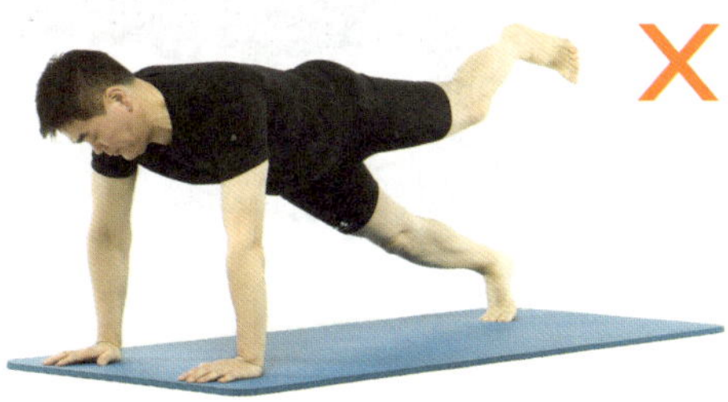

❗ 자세가 기울어지지 않도록 주의!

낮은 자세 플랭크

1 엎드린 자세에서 두 다리는 뻗고 발목과 발가락은 굽힌다.
손을 삼각형 모양으로 만들어 얼굴 밑에 놓고, 팔꿈치를 굽혀서 어깨 밑에 놓는다.
턱을 목 쪽으로 살짝 당겨서 시선은 바닥을 본다.

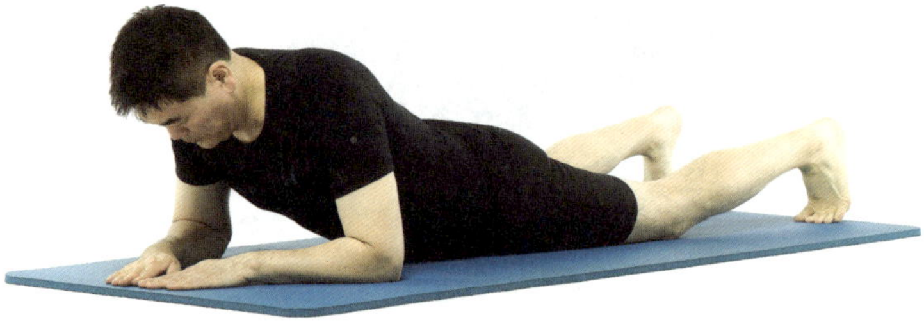

2 팔과 발에 힘을 주어 바닥에 지지하고 **배에 힘을 주어** 골반을 위로 든다.
머리부터 발까지 일직선이 되도록 뻗는다. 5~10초 정도 유지한 후 ❶번 시작 자세로 돌아온다. 동작을 연결해서 5~10회 반복한다. 호흡은 참지 않고 자연스럽게 한다.

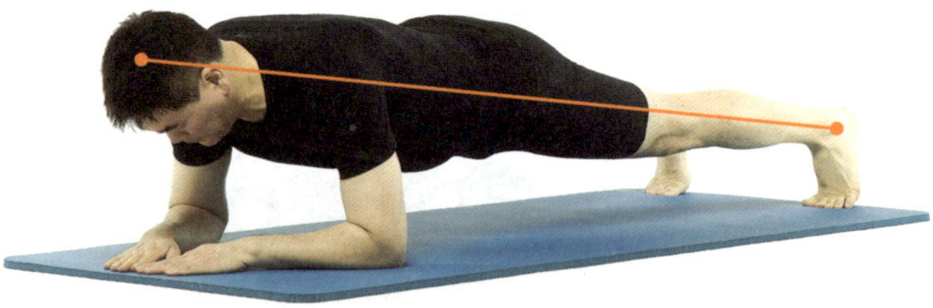

버드 도그

Bird-dog

몸의 중심(Core) 근육인 척추의 안정성과
어깨, 엉덩관절의 기능적인 움직임이 향상된다.

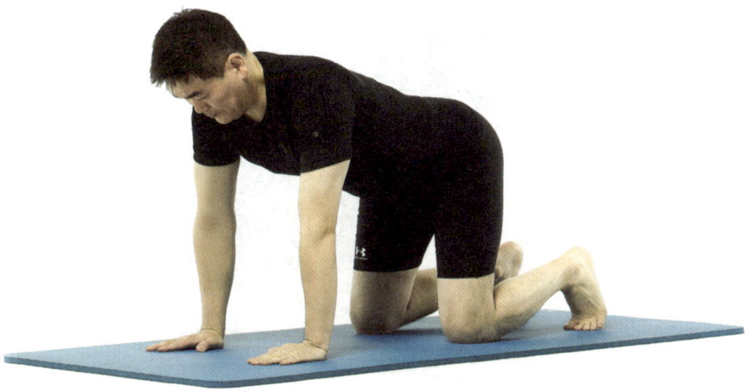

준비 자세

운동 강도

좌우 각각 **5~10초** 유지

좌우 각각 **5~10회** 반복

네발 기기 자세를 취한다.
양팔은 가슴과 수직을 이루게 똑바로 내려 양손으로 바닥을 짚는다.
두 팔의 형태가 11자를 이루는지 확인한다.
무릎은 골반 밑에 놓고 발가락은 굽히거나 발등을 바닥 쪽으로 놓는다.
뒤통수부터 엉덩이까지 일직선이 되도록 등을 편다.
턱은 목 쪽으로 살짝 당기고 시선은 바닥을 본다.

참고 사항 운동 중에 통증이 나타나면 중단하거나, 가능한 범위 내에서 한다. 배와 팔다리에 힘을 주고 중심을 잘 유지한다.

운동 자세

네발 기기 자세에서 한쪽 팔 앞으로 뻗기

1 네발 기기 자세에서 상체와 팔이 90도가 되게 한 뒤 양 손바닥은 바닥에 대고 몸을 지탱한다. 무릎은 90도 정도 굽히고 두 다리를 골반 너비 정도 벌려서 골반 아래에 둔다. 턱은 당기고 등은 곧게 편다.

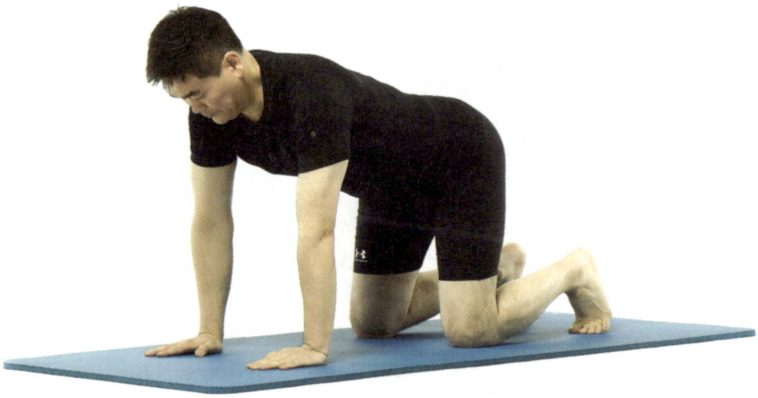

2 숨을 내쉬면서 왼쪽 팔을 어깨높이까지 들어서 앞으로 뻗고 5~10초간 유지한다. 숨을 들이마시면서 ❶번 시작 자세로 돌아오고 오른쪽 팔도 같은 방법으로 한다. 동작을 연결해서 5~10회 반복한다. **몸이 기울어지지 않도록** 배와 팔다리에 힘을 주고 버틴다. 호흡은 참지 않고 자연스럽게 한다.

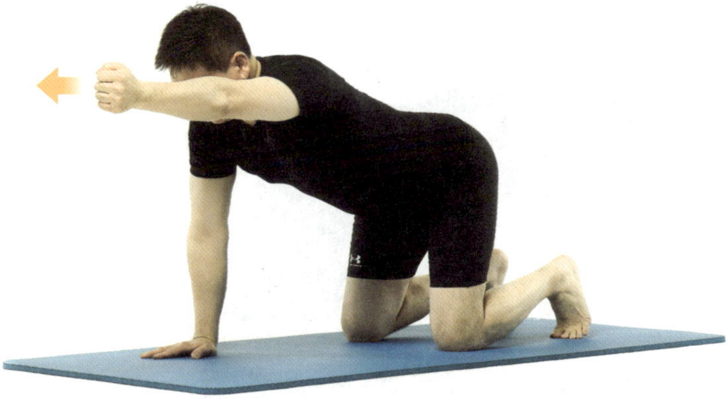

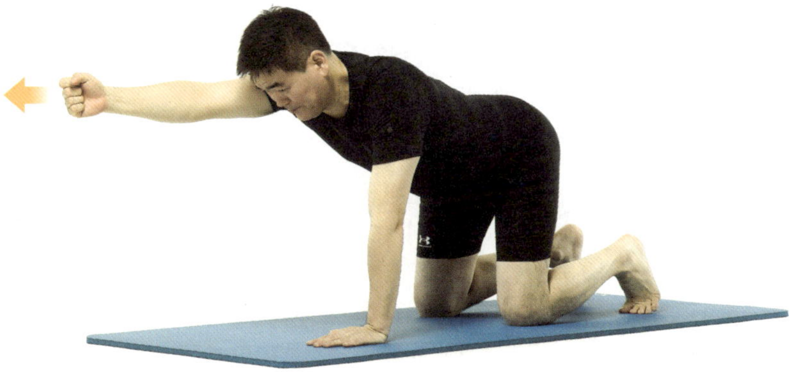

네발 기기 자세에서 한쪽 다리 뒤로 뻗기

1 네발 기기 자세에서 상체와 팔이 90도가 되게 한 뒤 양 손바닥은 바닥에 대고 몸을 지탱한다. 무릎은 90도 정도 굽히고 두 다리를 골반 너비 정도 벌려서 골반 아래에 둔다. 턱은 당기고 등은 곧게 편다.

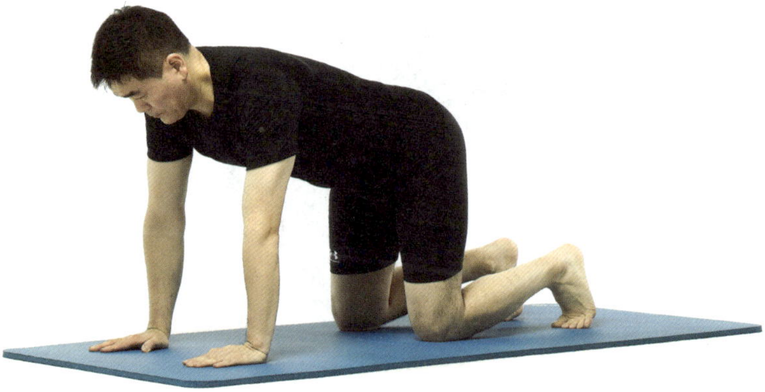

2 숨을 내쉬면서 왼쪽 다리를 엉덩이 높이 정도로 들어 뒤로 뻗은 채 5~10초 정도 유지한다. 숨을 들이마시면서 ❶번 시작 자세로 돌아오고 오른쪽 다리도 같은 방법으로 한다. 동작을 연결해서 5~10회 반복한다.
몸이 기울어지지 않도록 배와 팔다리에 힘을 주고 버틴다. 호흡은 참지 않고 자연스럽게 한다.

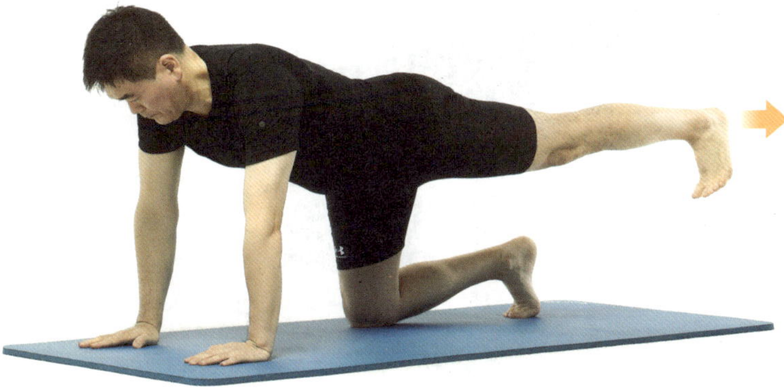

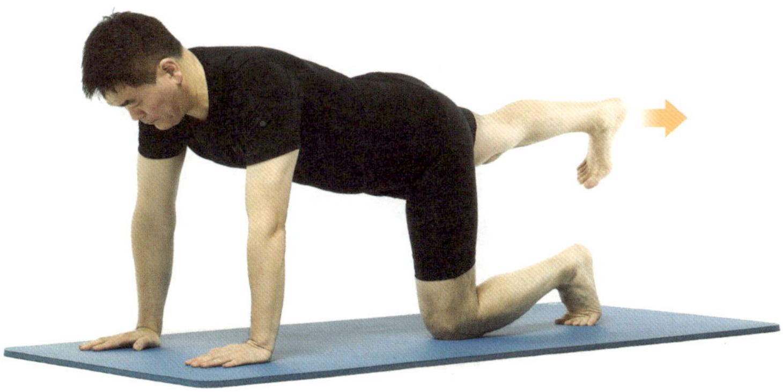

네발 기기 자세에서 한쪽 팔과 다리 교차해서 뻗기

1 네발 기기 자세에서 상체와 팔이 90도가 되게 한 뒤 양 손바닥은 바닥에 대고 몸을 지탱한다. 무릎은 90도 정도 굽히고 두 다리를 골반 너비 정도 벌려서 골반 아래에 둔다. 턱은 당기고 등은 곧게 편다.

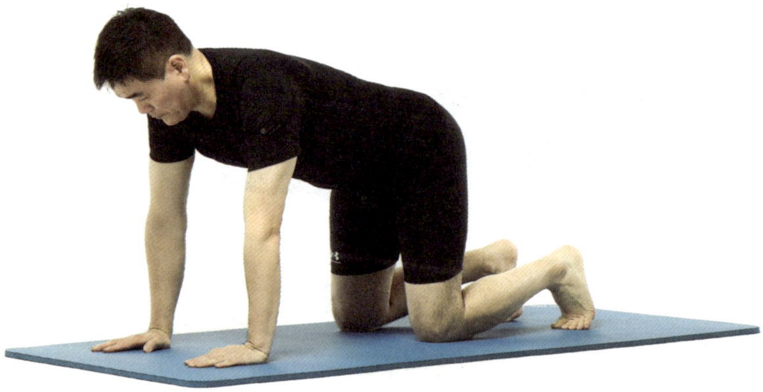

2 숨을 내쉬면서 왼쪽 팔을 어깨높이 정도 들어 올리고 오른쪽 다리는 엉덩이 높이로 든다. 각각 5~10초 정도 유지한 후 숨을 들이마시면서 ❶번 시작 자세로 돌아온다. 같은 방법으로 반대쪽도 하고 동작을 연결해서 5~10회 반복한다. **몸이 기울어지지 않도록** 배와 팔다리에 힘을 주고 버틴다. 호흡은 참지 않고 자연스럽게 한다.

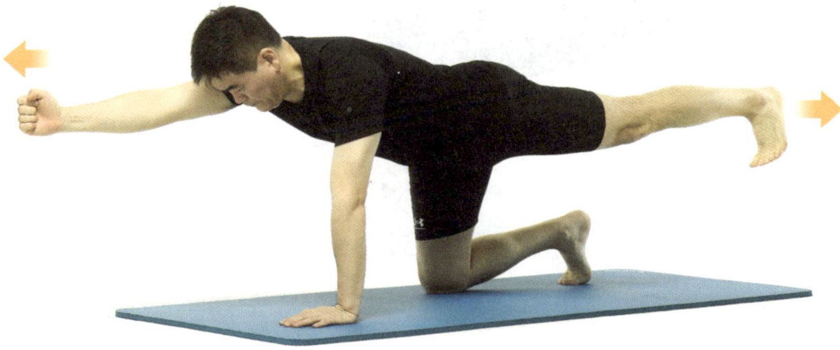

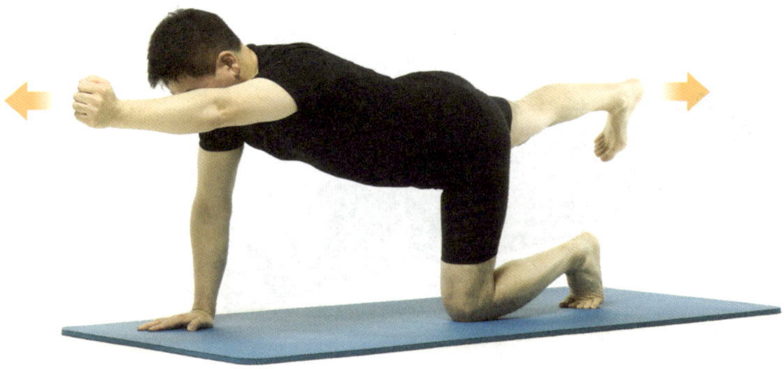

높은 자세 플랭크 & 다운 도그(High Plank & Down Dog)

1 네발 기기 자세에서 상체와 팔이 90도가 되게 한 뒤 양 손바닥은 바닥에 대고 몸을 지탱한다. 무릎은 90도 정도 굽히고 두 다리를 골반 너비 정도 벌려서 골반 아래에 둔다. 턱은 당기고 등은 곧게 편다.

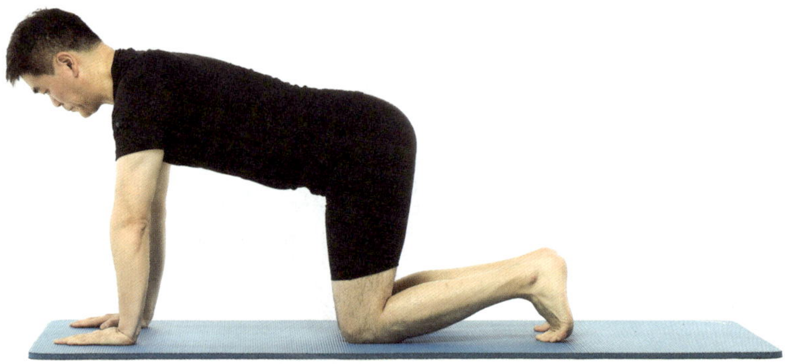

2 두 다리를 골반 너비 정도로 벌리면서 뒤로 뻗는다.
어깨부터 발까지 일직선이 되게 한다. 5~10초 정도 유지한다.
호흡은 참지 않고 자연스럽게 한다.

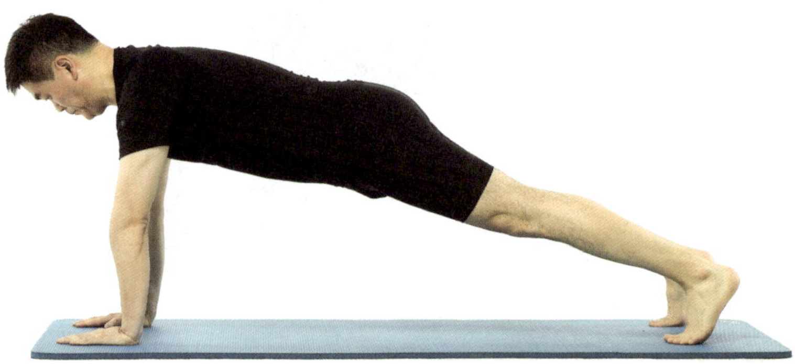

3 숨을 내쉬면서 배에 힘을 주어 엉덩이를 천장 쪽으로 들어 올리고 **발뒤꿈치는 바닥 쪽으로 낮추어 준다.** 5~10초 정도 유지한 후 ❷번 시작 자세로 돌아온다. 동작을 연결해서 5~10회 반복한다. 호흡은 참지 않고 자연스럽게 한다.

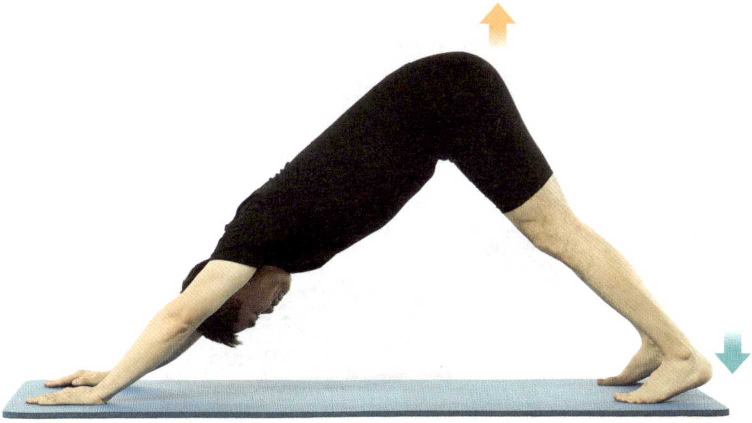

팔 굽혀 펴기

Push-up

가슴과 어깨 그리고 팔의 근력을 증진한다.

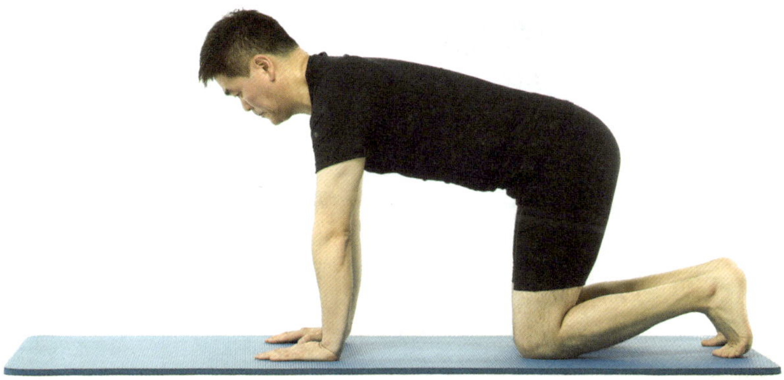

준비 자세

네발 기기 자세를 취한다.
양팔은 가슴과 수직을 이루게 똑바로 내려 양손으로 바닥을 짚는다.
두 팔의 형태가 11자를 이루는지 확인한다.
무릎은 골반 밑에 놓고 발가락은 굽히거나 발등을 바닥 쪽으로 놓는다.
뒤통수부터 엉덩이까지 일직선이 되도록 등을 편다.
턱은 목 쪽으로 살짝 당기고 시선은 바닥을 본다.

운동 강도

5~10회 반복

참고 사항 운동 중에 통증이 나타나면 중단하거나, 가능한 범위 내에서 한다. 푸시업 바를 사용하면 손목 부담이 줄어든다. 무릎이 불편하면 식탁을 이용해도 무방하다.

운동 자세

무릎 굽히고 팔 굽혀 펴기

1 네발 기기 자세에서 손바닥을 한 뼘 정도 앞에 놓는다. 턱은 당기고 어깨부터 무릎까지 일직선이 되게 등을 곧게 편다. 배에 힘을 주어 허리가 기울어지지 않도록 자세를 유지한다.

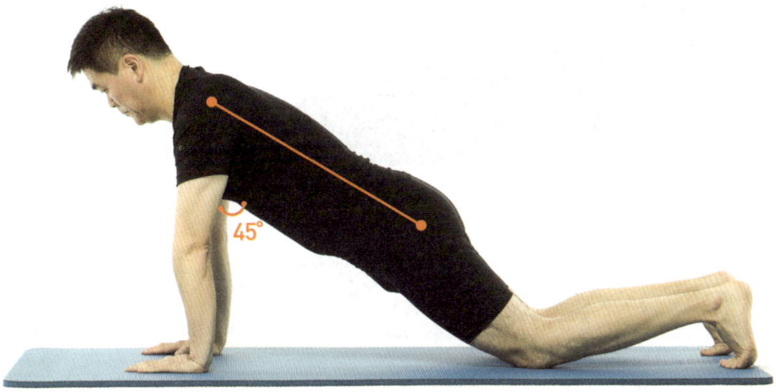

2 숨을 들이마시면서 **팔꿈치를 갈비뼈 옆으로 굽히고** 가슴을 손바닥 사이로 내린다. 2초 정도의 속도로 천천히 내린다. 숨을 내쉬면서 양쪽 손바닥으로 바닥을 밀면서 몸통을 ❶번 시작 자세로 돌린다.
1초 정도의 속도로 빠르게 밀어 올리고, 동작을 연결해서 5~10회 반복한다.

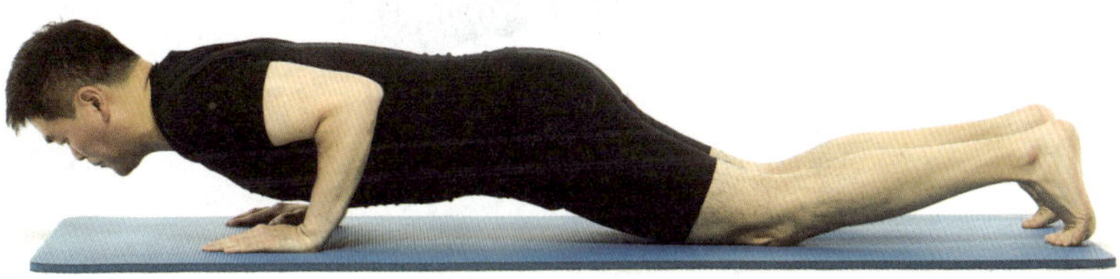

다리 뻗고 팔 굽혀 펴기

1 네발 기기 자세에서 손바닥을 한 뼘 정도 앞에 놓는다.
무릎은 골반 너비 정도 벌린다. 턱은 당기고 어깨부터 무릎까지 일직선이 되도록 등을 곧게 편다.

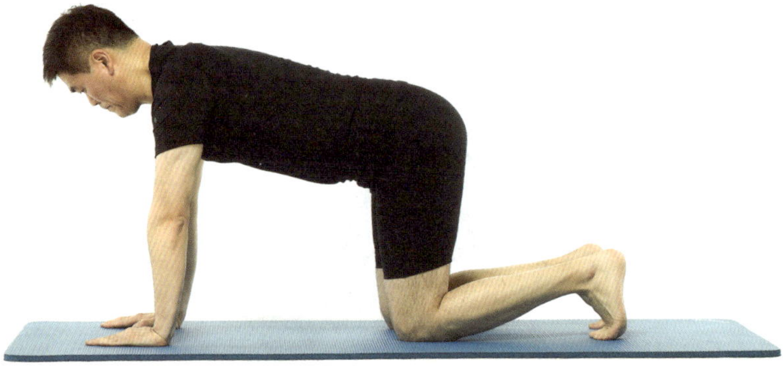

2 두 다리를 골반 너비 정도로 벌리면서 뒤로 뻗는다.
어깨부터 발까지 일직선이 되도록 한다.

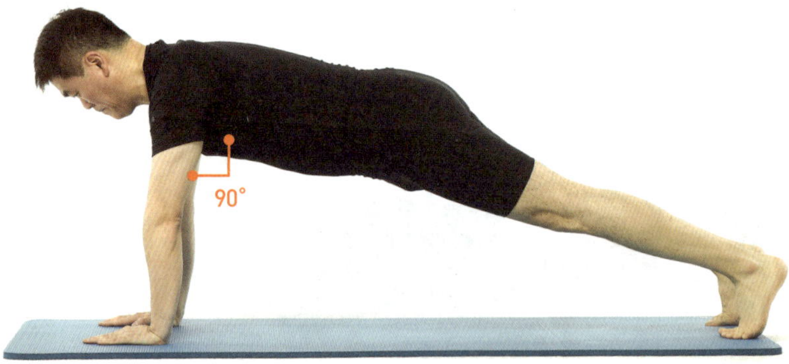

3 숨을 들이마시면서 **팔꿈치를 갈비뼈 옆으로 굽히고** 가슴을 손바닥 사이로 내린다. 2초 정도의 속도로 천천히 내린다. 숨을 내쉬면서 양쪽 손바닥으로 바닥을 밀면서 몸통을 ❷번 시작 자세로 돌린다.
1초 정도의 속도로 빠르게 밀어 올리고, 동작을 연결해서 5~10회 반복한다.

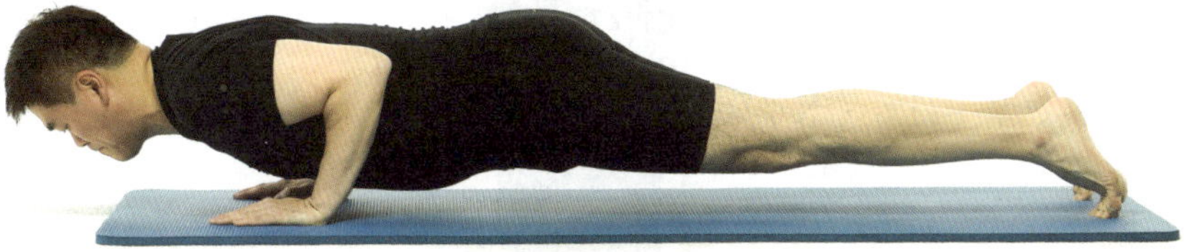

무릎 굽힘 자세 · Kneeling Position

몸통 회전

Trunk Rotation

몸통의 회전력이 증진되고, 허리의 안정화 근육이 강해져 허리의 불편함이 완화된다.

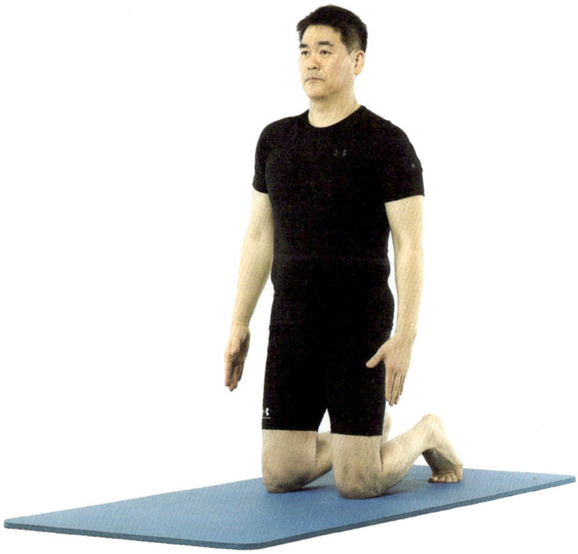

준비 자세

무릎을 굽혀 앉는다.

무릎을 골반 너비 정도로 벌리고 엉덩관절을 곧게 세운 자세를 취한다.

뒤통수부터 무릎까지 일직선이 되도록 등을 곧게 편다.

손은 골반 옆에 나란히 놓는다.

턱은 목 쪽으로 살짝 당기고 시선은 정면을 바라본다.

운동 강도

좌우 각각 **5~10초** 유지

좌우 각각 **5~10회** 반복

참고 사항 운동 중에 통증이 나타나면 중단하거나, 가능한 범위 내에서 한다. 몸이 흔들리지 않도록 자세를 잘 유지한다.

운동 자세

한쪽 무릎을 세우고 앉아 몸통 회전하기

1 양쪽 무릎을 굽히고 엉덩관절을 곧게 세운 자세를 취한다.
양쪽 무릎은 골반 너비 정도 벌린다.

2 왼쪽 무릎을 90도 정도 굽혀서 한 걸음 앞에 세운다. 왼쪽 무릎 안쪽에 손등을 대서 **무릎이 흔들리지 않도록** 서로 가볍게 저항을 준다.

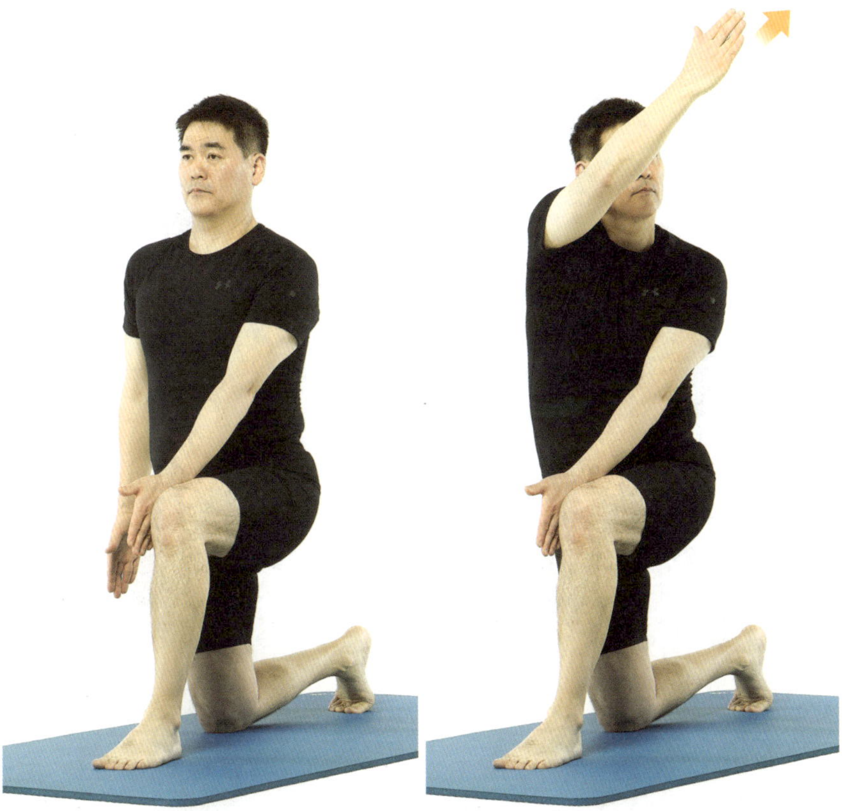

3 오른쪽 손을 왼쪽 어깨 위 대각선 방향으로 뻗어 주며 몸통을 안쪽으로 돌린다. 숨을 들이마셨다가 내쉬면서 하고, 시선은 손을 따라간다. 최대한 몸통을 회전한 후 5~10초 동안 유지한다.

4 왼쪽 무릎 바깥쪽에 엄지를 대서 **무릎이 흔들리지 않도록** 서로 가볍게 저항을 준다.

5 오른쪽 손을 오른쪽 어깨 위 대각선 방향으로 뻗어 주며 몸통을 바깥쪽으로 돌린다. 숨을 들이마셨다가 숨을 내쉬면서 하고, 시선은 손을 따라간다. 최대한 몸통을 회전한 후 5~10초 동안 유지한다. 좌우 몸통 회전 동작을 연결해서 5~10회 반복한다.

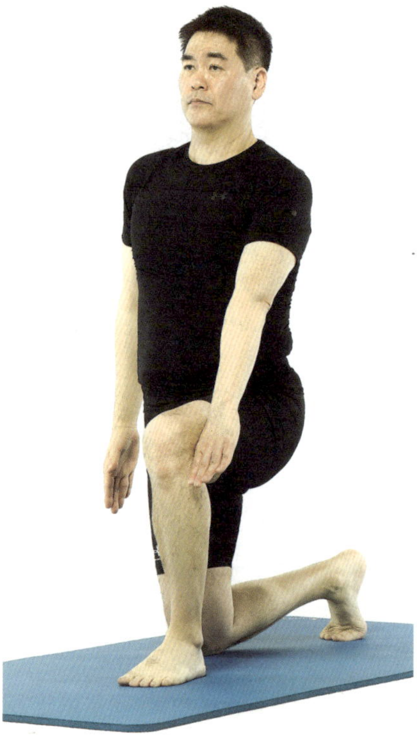

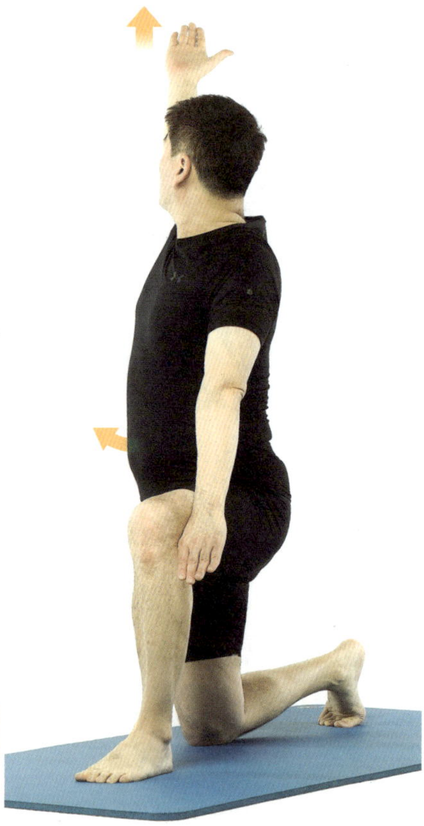

무릎 굽힘 자세 · Kneeling Position

몸통 기울이기

Trunk Tilt

몸의 중심(Core) 근육인 복부와 넙다리네갈래근의 안정화가 향상된다.

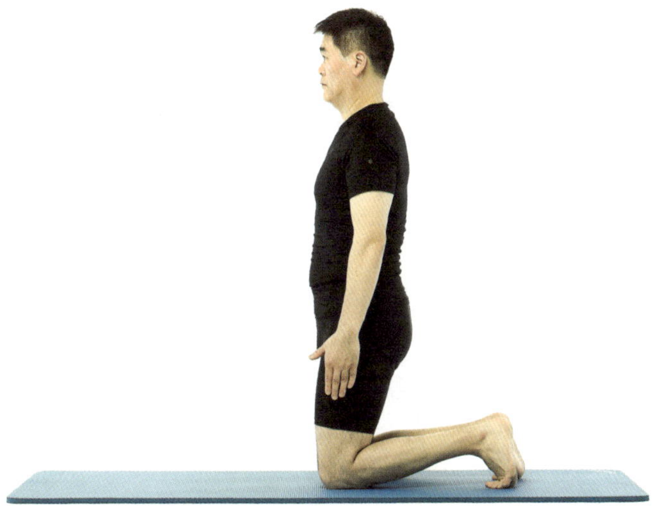

운동 강도

5~10초 유지

5~10회 반복

준비 자세

무릎을 굽혀 앉는다.
무릎을 골반 너비 정도로 벌리고 엉덩관절을 곧게 세운 자세를 한다.
뒤통수부터 무릎까지 일직선이 되도록 등을 곧게 편다.
손은 골반 옆에 나란히 놓는다.
턱은 목 쪽으로 살짝 당기고 시선은 정면을 바라본다.

참고 사항 운동 중에 통증이 나타나면 중단하거나, 가능한 범위 내에서 한다

운동 자세

무릎 굽힌 자세에서 상체를 등 뒤로 기울이기

1 무릎을 골반(또는 어깨) 너비 정도로 벌리고 엉덩관절을 곧게 세운다. 양손을 앞으로 뻗거나 다리 옆에 붙인다. 발목을 굽히거나 발등을 바닥 쪽으로 놓는다.

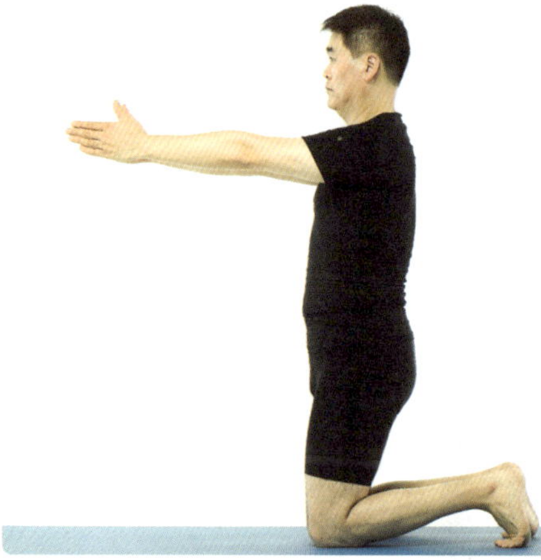

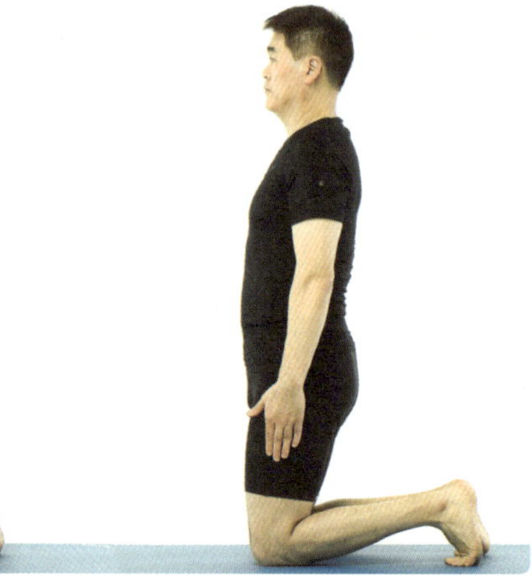

2 다리와 몸통에 힘을 주어 상체를 등 뒤로 기울인다. 엉덩관절이 굽지 않도록 하고 점진적으로 기울기를 조절한다. 5~10초 정도 유지한 후 ❶번 시작 자세로 돌아온다. 동작을 연결해서 5~10회 반복한다. 호흡은 참지 않고 자연스럽게 한다.

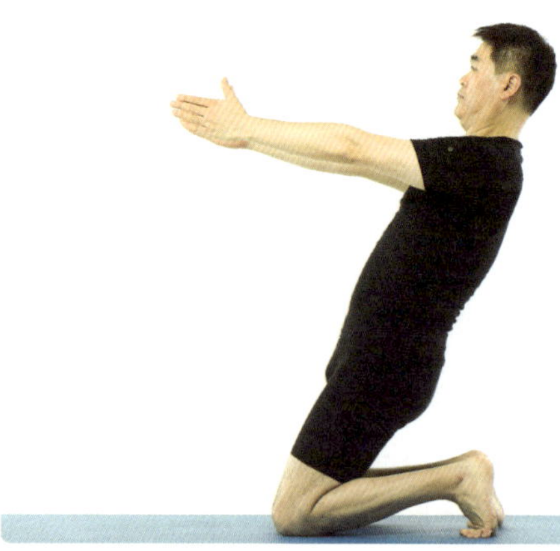

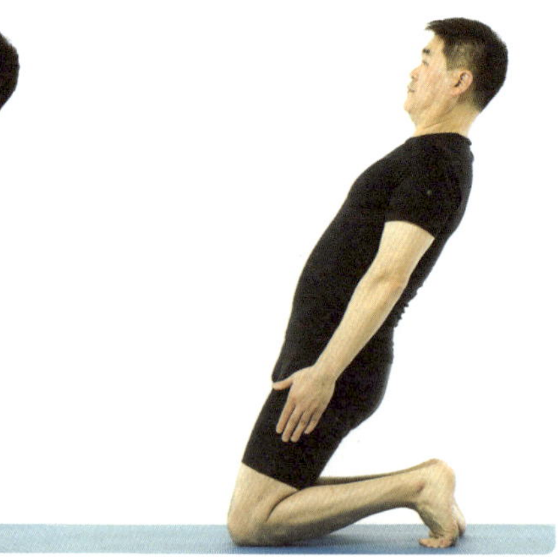

선 자세 · Standing Position

스쿼트

Squat

앉고 일어서고 걸어 다니는 일상의 활동을 위해
가장 중요한 하지 근력을 증진한다.

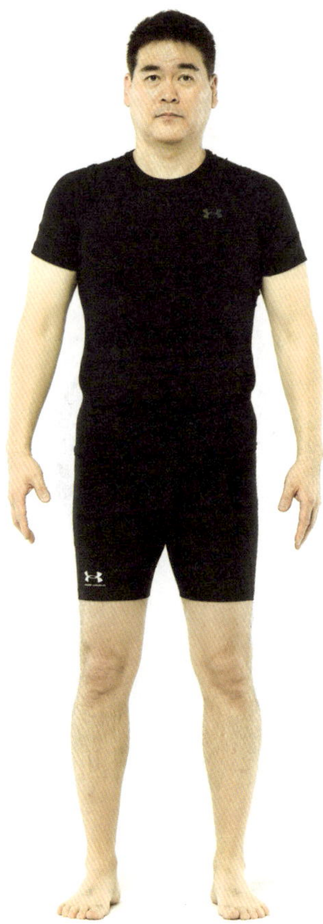

준비 자세

등을 곧게 편 자세에서
어깨는 등 뒤로 당기고 바르게 선다.

턱은 목 쪽으로 살짝 당기고
시선은 정면을 바라본다.

손바닥을 펴서 골반 옆에 놓는다.

두 다리를 11자 형태로 세우고
골반 너비 정도로 간격을 유지한다.

운동 강도

5~10초 유지	5~10회 반복

참고 사항 운동 중에 통증이 나타나면 중단하거나, 가능한 범위 내에서 한다. 앉기가 힘들다면 의자를 사용한다. 처음에는 횟수 위주로 하다가 익숙해지면 유지 시간을 추가한다.

운동 자세

제자리 앉았다 일어서기(Squat)

1 차렷 자세에서 어깨너비 정도로 두 다리를 벌리고 발끝을 30도 정도 벌린다. 턱을 당기고 배에 살짝 힘을 준다.

2 숨을 들이마시면서 의자에 앉듯이 **엉덩이를 뒤로 살짝 내민다.** 이제 허벅지가 지면과 수평이 되는 높이까지 천천히 앉는다.

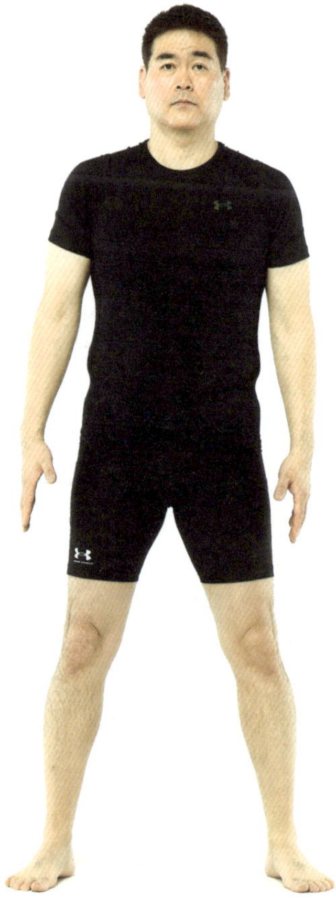

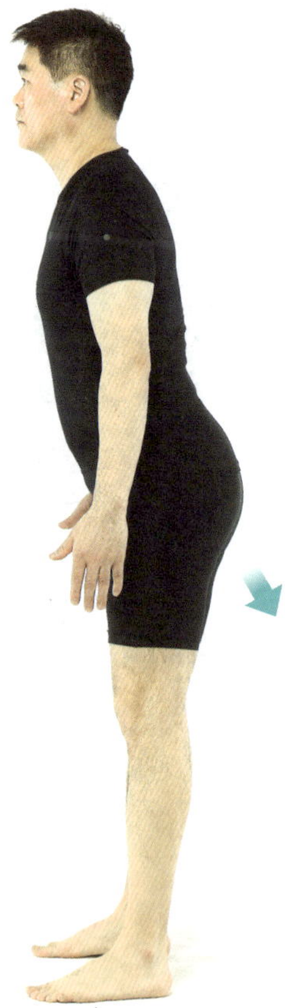

2 무릎은 발가락 방향으로 굽히고, 팔은 어깨높이로 들어 올려 뻗는다. 등을 곧게 펴고 시선은 정면을 바라본다. 숨을 내쉬면서 발바닥으로 지면을 누르고 ❶번 시작 자세로 돌아온다. 동작을 연결해서 5~10회 반복한다.
계속

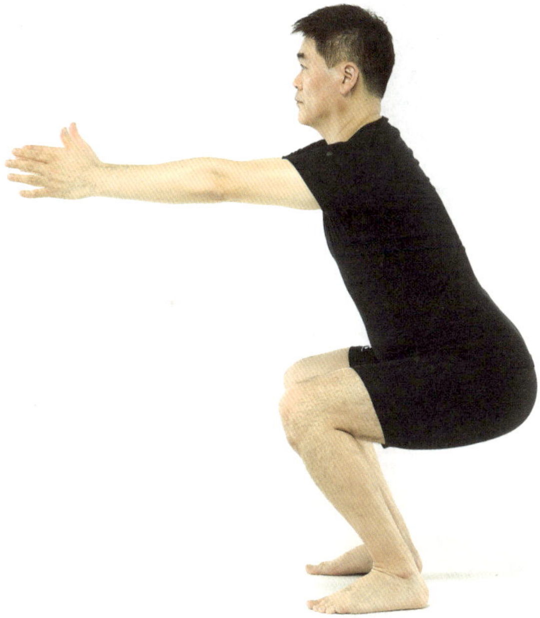

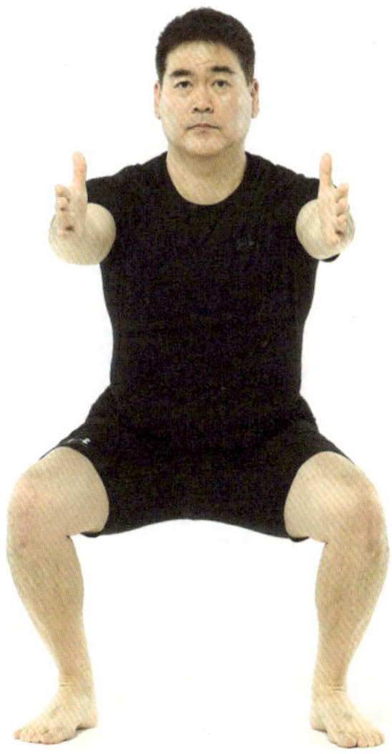

앞에서 본 모습

❗ 무릎이 불편하거나 힘이 든다면 의자를 이용해서 동작한다.

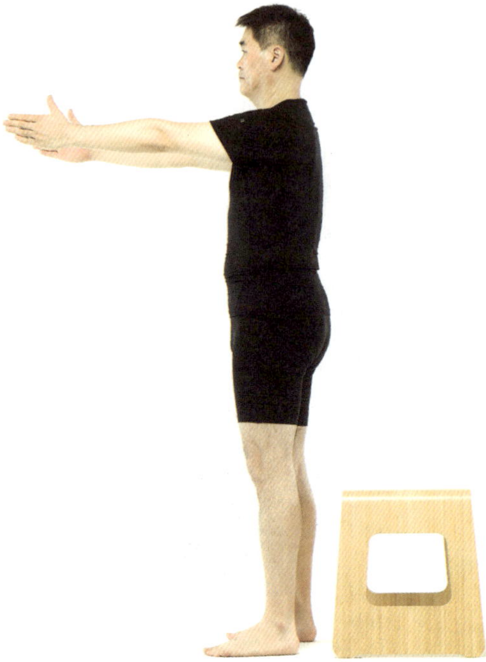

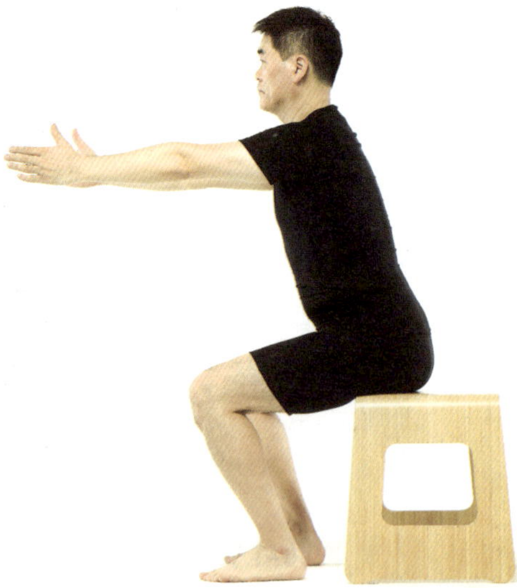

한 발 내밀고 앉았다 일어서기(Lunge)

1 손은 옆구리를 잡고 양쪽 발을 골반 너비 정도로 벌리고 선다.

2 왼쪽 발을 한 걸음(큰 걸음) 정도 앞에 놓고 오른쪽 발은 뒤꿈치를 들고 선다.

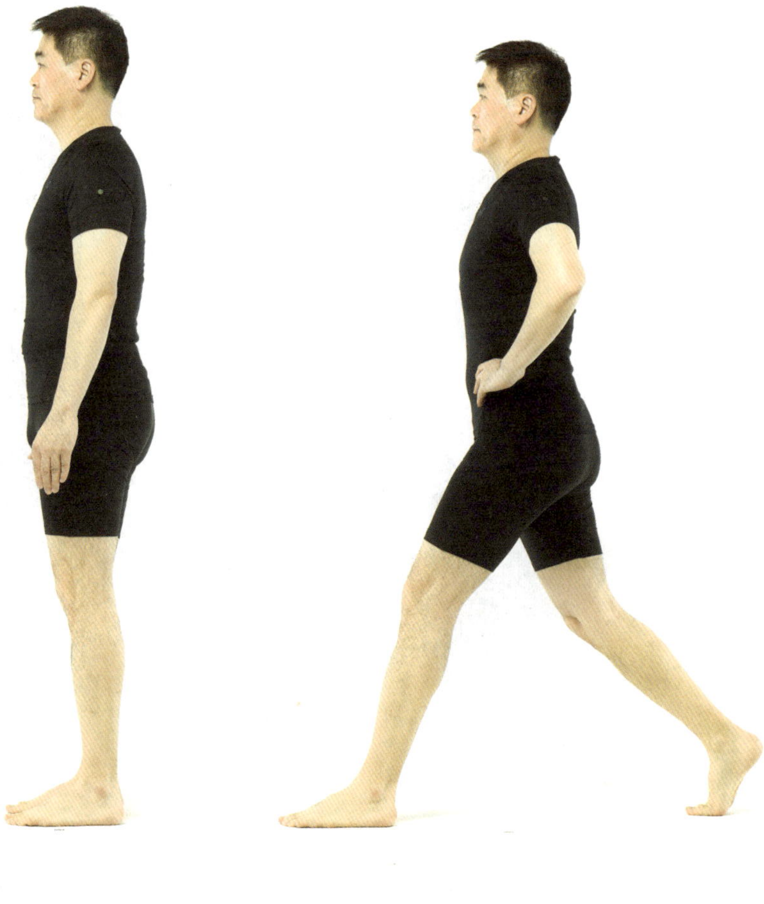

3 숨을 들이마시면서 왼쪽 무릎과 오른쪽 무릎이 90도 정도 구부러지도록 천천히 앉는다. **왼쪽 무릎이 왼쪽 발가락 앞으로 밀려 나가지 않도록 주의한다.**

숨을 내쉬면서 발바닥으로 지면을 누르고 ❶번 시작 자세로 돌아온다. 동작을 연결해서 5~10회 반복한다.

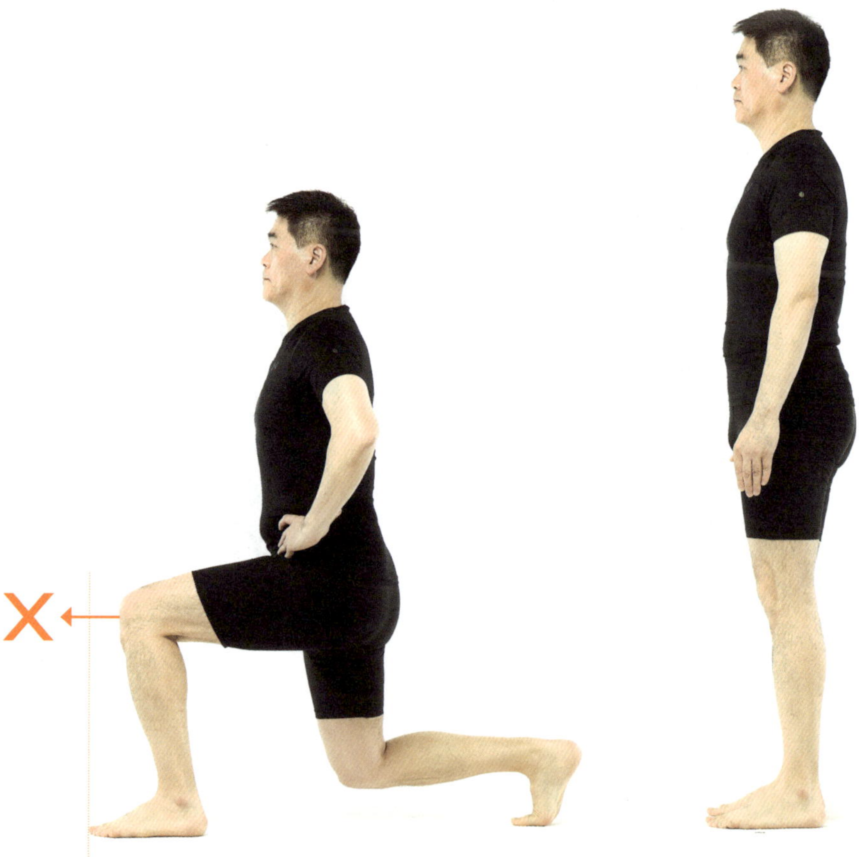

❗ 무릎이 발가락 앞으로 밀려 나가지 않도록 주의!

선 자세 · Standing Position

힙 힌지

Hip Hinge

몸의 중심(Core)이 되는 몸통을
굽히고 펴고 돌리는 움직임과 안정성을 증진한다.

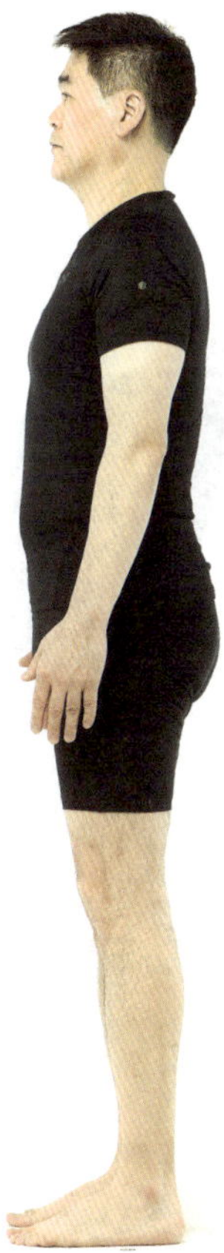

준비 자세

등을 곧게 편 자세에서
어깨는 등 뒤로 당기고 바르게 선다.

턱은 목 쪽으로 살짝 당기고
시선은 정면을 바라본다.

손바닥을 펴서 골반 옆에 놓는다.

두 다리를 11자 형태로 세우고
골반 너비 정도로 간격을 유지한다.

운동 강도

5~10초 유지	5~10회 반복

참고 사항 운동 중에 통증이 나타나면 중단하거나, 가능한 범위 내에서 한다. 앉는 것이 힘들다면 의자를 사용한다. 처음에는 횟수 위주로 하다가 익숙해지면 유지 시간을 추가해서 한다.

운동 자세

엉덩관절을 굽히고 펴기(Hip Hinge)

1 차렷 자세에서 골반 너비 정도로 발을 벌리고 선다.
턱을 당기고 배에 살짝 힘을 준다.

2 숨을 들이마시면서 허벅지 뒤쪽 엉덩이와 햄스트링이 땅기는 느낌이 들 정도로 **엉덩관절을 굽혀서** 몸통을 앞으로 숙인다. 숨을 내쉬면서 양쪽 발바닥으로 지면을 누르고 **엉덩관절을 펴서** ❶번 시작 자세로 돌아온다.

동작을 연결해서 5~10회 반복한다.
익숙해지면 5~10초 정도 자세 유지 시간을 포함한다.

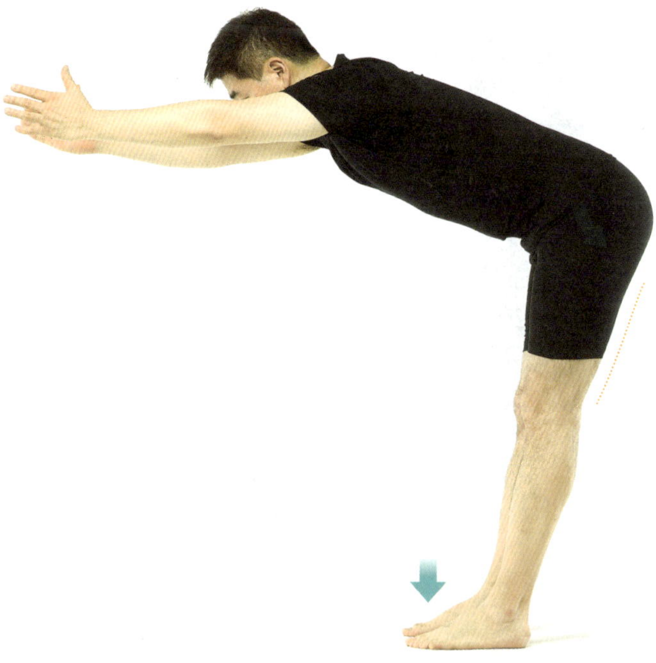

한쪽 다리 앞으로 내밀면서 엉덩관절을 굽히고 펴기(Front Hip Hinge)

1 차렷 자세에서 골반 너비 정도로 발을 벌리고 선다.
턱을 당기고 배에 살짝 힘을 준다.

2 숨을 들이마시면서 체중의 90% 정도를 오른쪽 다리로 옮겨 준다. 오른쪽 무릎은 15도, 엉덩관절은 45도 정도로 굽히면서 몸통을 앞으로 숙인다.
동시에 양쪽 팔을 뻗어서 어깨높이 정도로 들고 왼쪽 다리는 무릎을 편 상태에서 **한 발 앞으로 뻗는다**. 숨을 내쉬면서 오른쪽 발바닥으로 지면을 누르고 무릎과 엉덩관절을 펴서 ❶번 시작 자세로 돌아온다.

동작을 연결해서 5~10회 반복한다.
익숙해지면 5~10초 정도 자세 유지 시간을 포함한다.

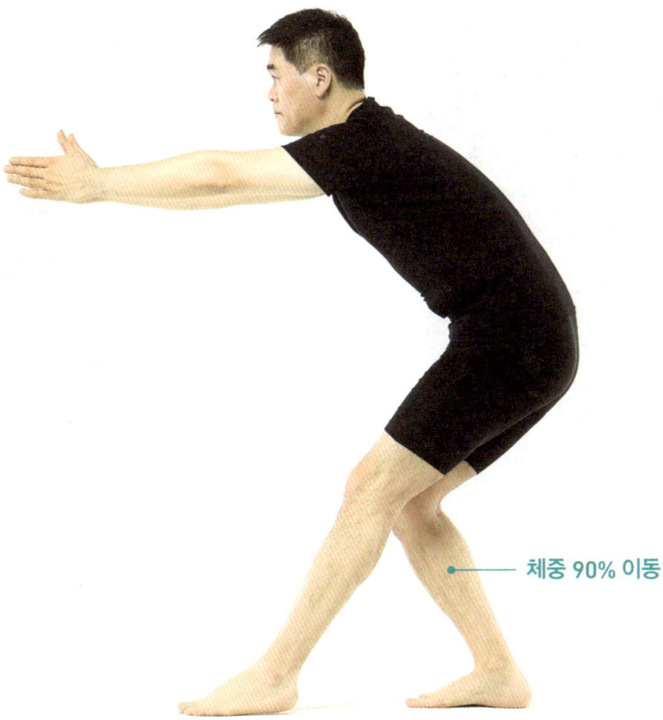

한쪽 다리 옆으로 벌리면서 엉덩관절을 굽히고 펴기(Side Hip Hinge)

1 차렷 자세에서 골반 너비 정도로 발을 벌리고 선다.
  턱을 당기고 배에 살짝 힘을 준다.

2 숨을 들이마시면서 체중의 90% 정도를 오른쪽 다리로 옮겨 준다.

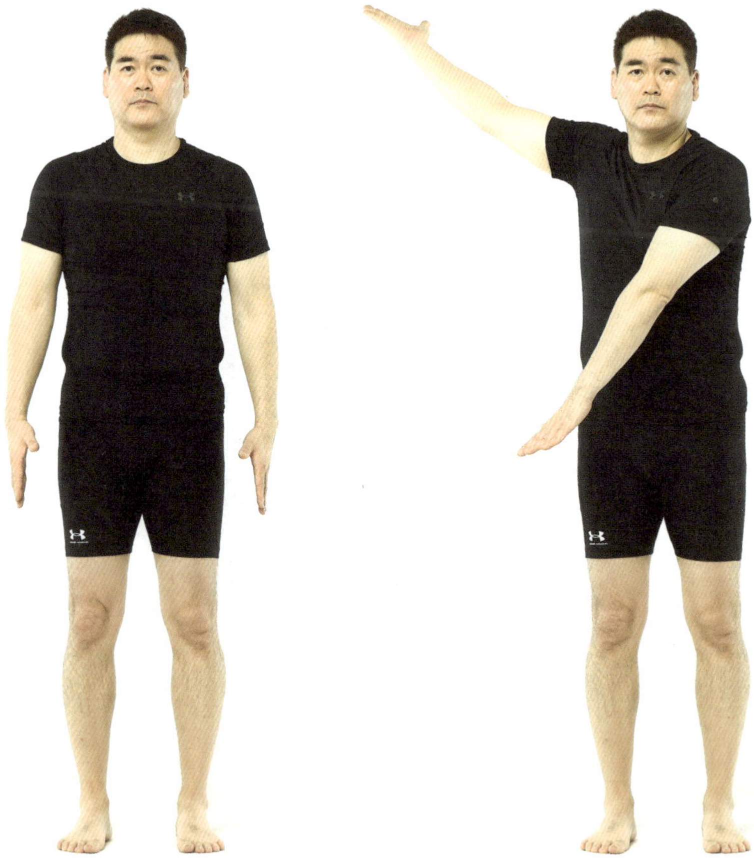

2 오른쪽 무릎은 15도, 엉덩관절은 45도 정도로 굽히면서 몸통을 앞으로 숙인다. 동시에 오른쪽 팔은 오른쪽 어깨 위 대각선 방향으로 뻗고, 왼팔은 오른쪽 무릎 옆으로 뻗는다. 동시에 왼쪽 다리는 **한 발 옆으로 뻗는다**. 숨을 내쉬면서 오른쪽 발바닥으로 지면을 누르고 무릎과 엉덩관절을 펴서 ❶번 시작 자세로 돌아온다.

계속

동작을 연결해서 5~10회 반복한다.
익숙해지면 5~10초 정도 자세 유지 시간을 포함한다.

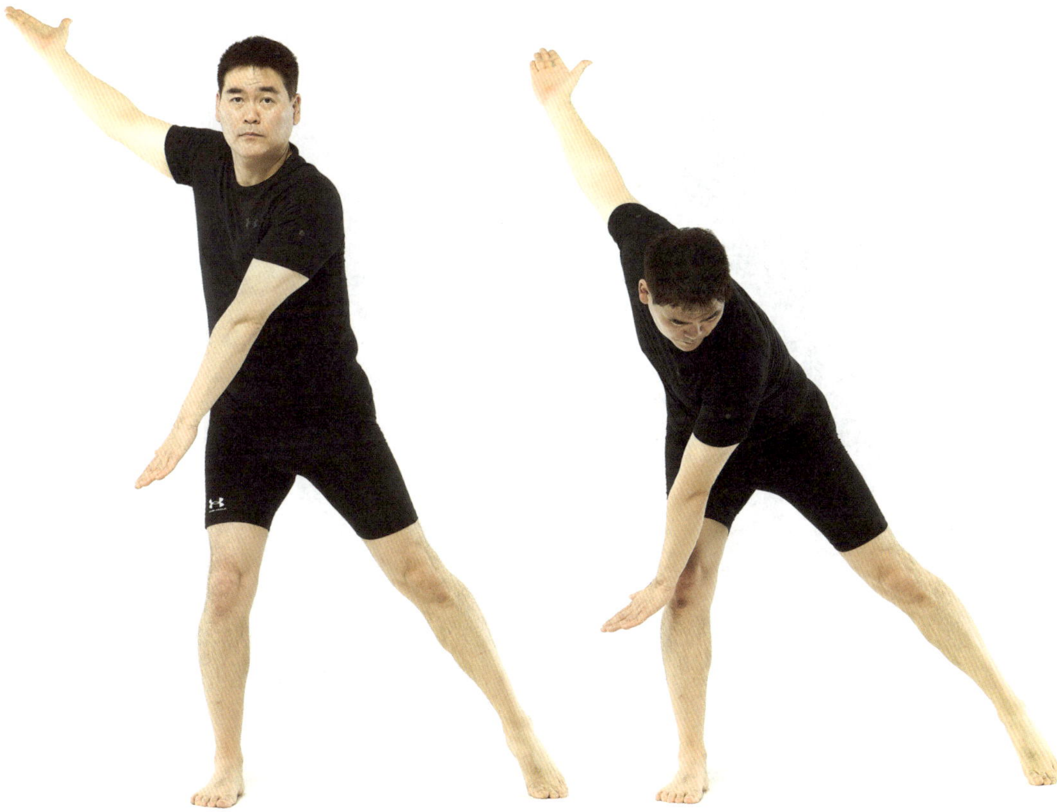

한쪽 다리 뒤로 뻗으면서 엉덩관절을 굽히고 펴기(Rear Hip Hinge)

1 차렷 자세에서 골반 너비 정도로 발을 벌리고 선다.
턱을 당기고 배에 살짝 힘을 준다.

2 숨을 들이마시면서 체중의 90% 정도를 오른쪽 다리로 옮겨 준다.

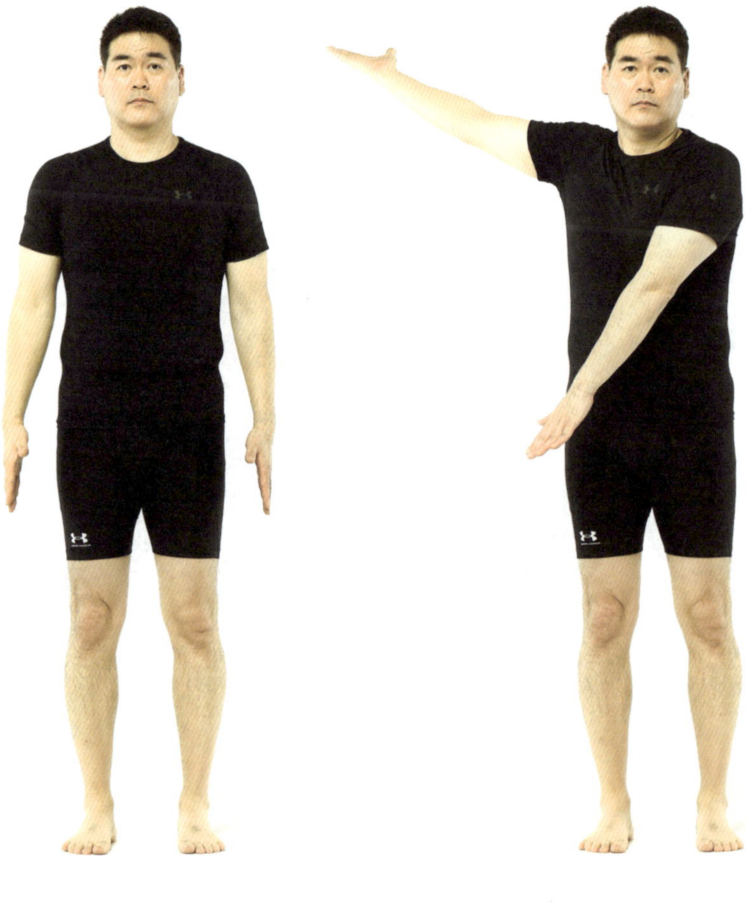

2 **계속**

오른쪽 무릎은 15도, 엉덩관절은 45도 정도 굽히면서 몸통을 앞으로 숙인다. 동시에 오른쪽 팔은 오른쪽 어깨 위 대각선 방향으로 뻗고, 왼팔은 오른쪽 무릎 옆으로 뻗는다. 동시에 왼쪽 다리는 **한 발 뒤로 뻗는다**. 숨을 내쉬면서 오른쪽 발바닥으로 지면을 누르고 무릎과 엉덩관절을 펴서 ❶번 시작 자세로 돌아온다.

동작을 연결해서 5~10회 반복한다.
익숙해지면 5~10초 정도 자세 유지 시간을 포함한다.

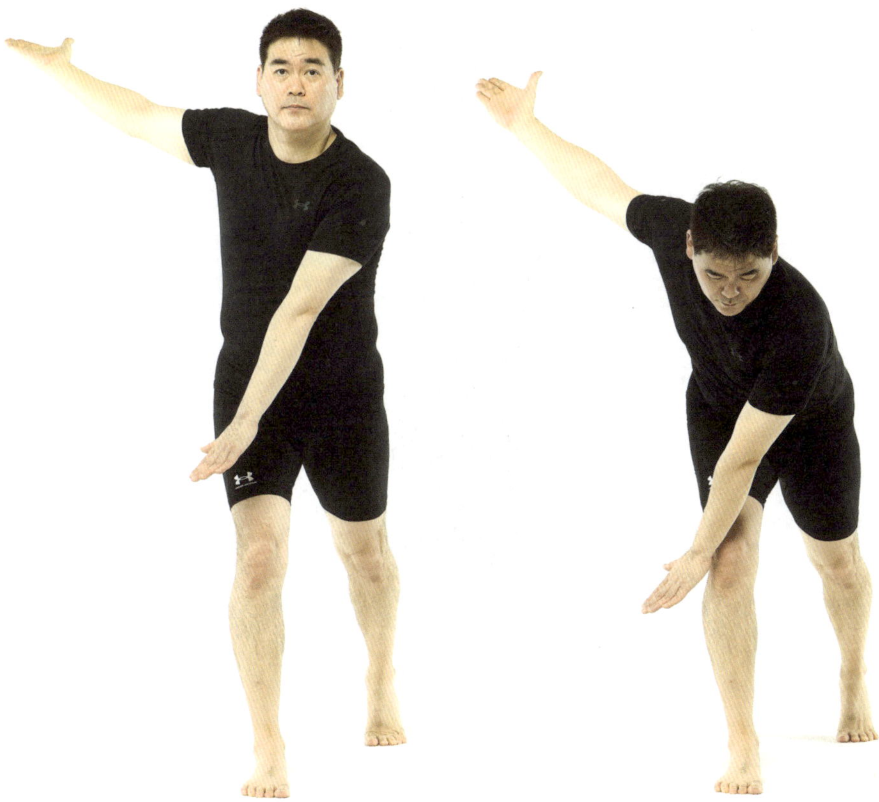

선 자세 · Standing Position

카프 레이즈

Calf Raise

걷기에 중요한 발과 종아리의 근력과 기능을 증진한다.

벽 짚고 발뒤꿈치 들기(Calf Raise)

1 벽면 앞에서 골반 너비 정도로 두 다리를 벌리고 가슴 높이 정도의 위치에 손을 짚고 선다.

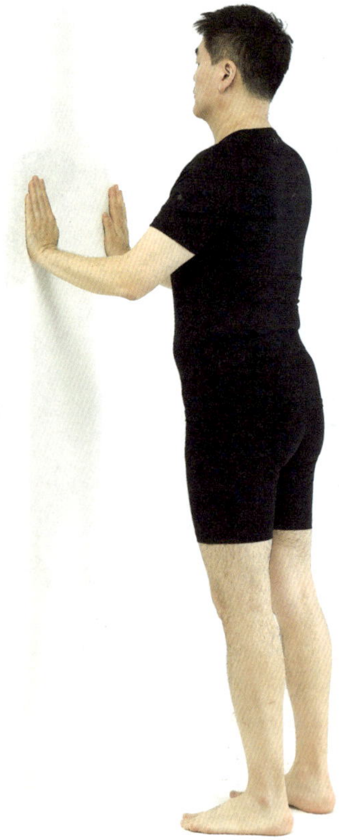

운동 강도

5~10초 유지	5~10회 반복

참고 사항

운동 중에 통증이 나타나면 중단하거나, 가능한 범위 내에서 한다. 처음에는 횟수 위주로 하다가 익숙해지면 유지 시간을 추가해서 한다.

2 숨을 내쉬면서 까치발처럼 발뒤꿈치를 들어 올린다. 숨을 들이마시면서 천천히 ❶번 시작 자세로 돌아온다. 동작을 연결해서 5~10회 반복한다. 익숙해지면 5~10초 정도 자세 유지 시간을 포함한다.

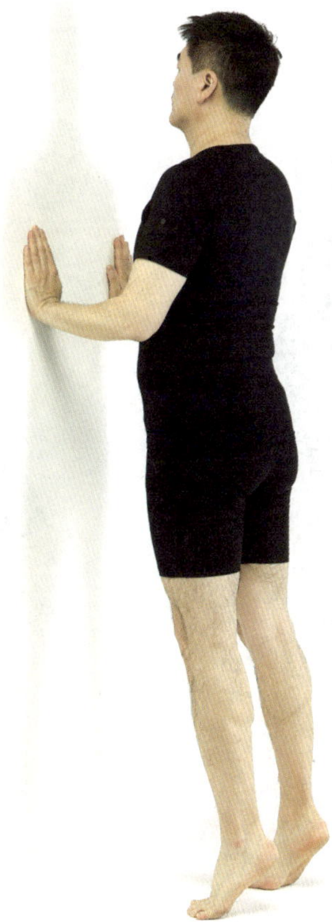

벽 짚고 한쪽 발뒤꿈치 들기(One Leg Calf Raise)

1 벽면 앞에서 골반 너비 정도로 발을 벌리고 가슴 높이 정도의 위치에 손을 짚고 선다.

2 왼발을 오른쪽 무릎 뒤 오금에 올린다.

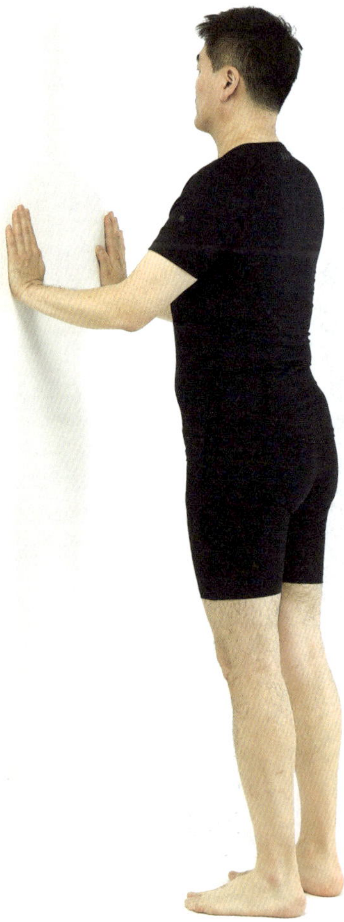

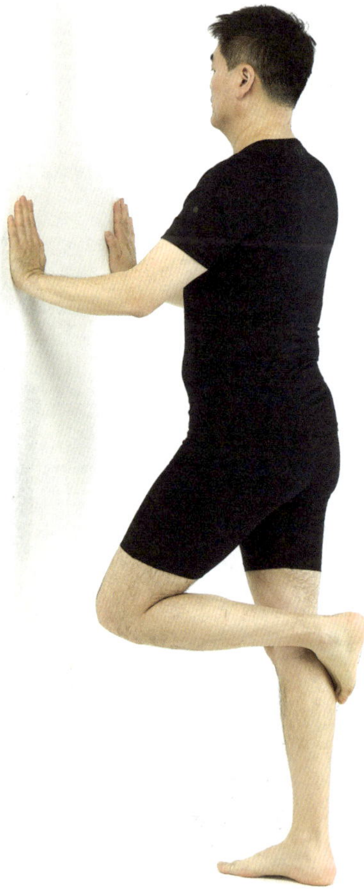

3 숨을 내쉬면서 발뒤꿈치를 들어 올린다. 숨을 들이마시면서 천천히 ❷번 시작 자세로 돌아온다. 동작을 연결해서 5~10회 반복한다. 익숙해지면 5~10초 정도 자세 유지 시간을 포함한다.

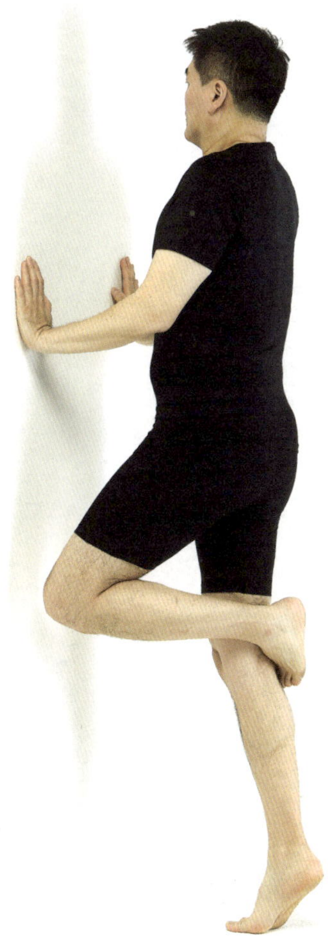

정리 운동

정리 운동은 본 운동 후에 관절과 근육의 피로를 빠르게 회복하고 높아진 심신의 흥분을 안정시키는 데 효과적이다.

목 근육을 부드럽게

목 스트레칭

목의 긴장된 근육을 부드럽게 한다.

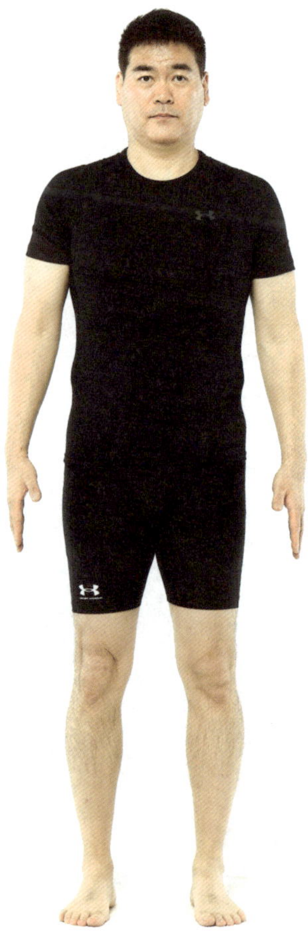

준비 자세

등을 곧게 편 자세에서
어깨는 등 뒤로 당기고 바르게 선다.

턱은 목 쪽으로 살짝 당기고
시선은 정면을 바라본다.

손바닥을 펴서 골반 옆에 놓는다.

두 다리를 11자 형태로 세우고
골반 너비 정도로 간격을 유지한다.

운동 강도

각각 **10초** 유지	**1~2회** 반복

참고 사항 힘을 쓸 때는 입으로 숨을 내쉬고, 힘을 쓰지 않을 때는 코로 들이마신다. 유지할 때는 숨을 참지 않고 자연스럽게 한다.

운동 자세

목의 후면 스트레칭

1 바르게 선 자세에서
머리를 발 쪽으로 숙인다.
시선은 바닥을 본다.

2 깍지를 낀 손을 뒤통수에 대고
숨을 내쉬면서 발 쪽으로 당긴다.
10초간 유지한다.

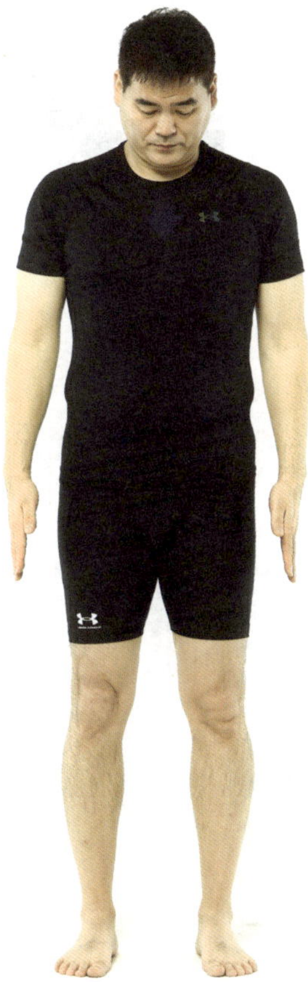

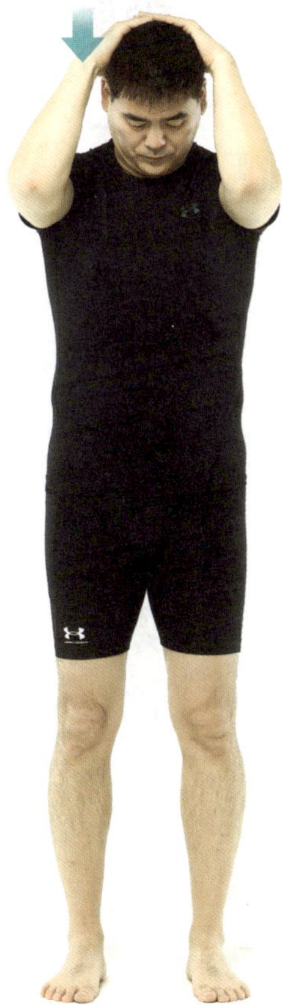

목의 전면 스트레칭

1 양쪽 손바닥을 붙이고 엄지손가락을 턱 밑에 댄다.

2 숨을 내쉬면서 엄지손가락으로 턱을 천장 쪽으로 밀어 올린다. 10초간 유지한다.

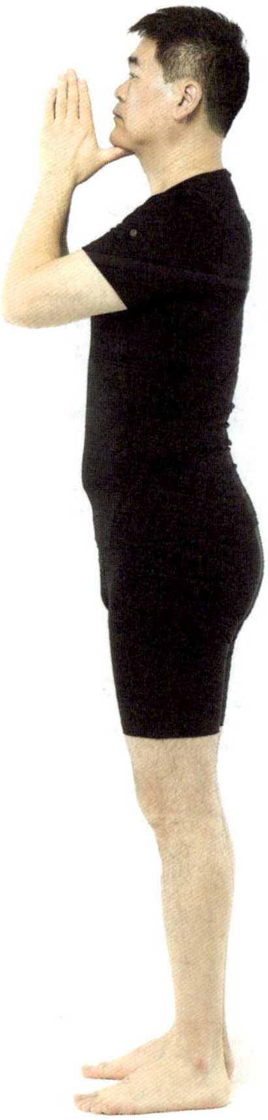

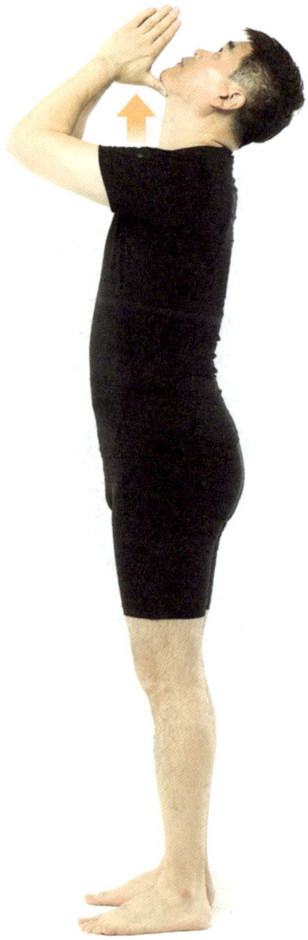

목의 좌우 측면 스트레칭

1 목을 오른쪽으로 기울인다.

2 왼쪽 귀 위쪽의 관자뼈에 오른쪽 손바닥을 대고 오른쪽 어깨 방향으로 숨을 내쉬면서 당긴다. **왼쪽 어깨는 움직이지 않고 제자리를 유지한다.** 10초간 유지한 후 반대쪽도 같은 방법으로 한다.

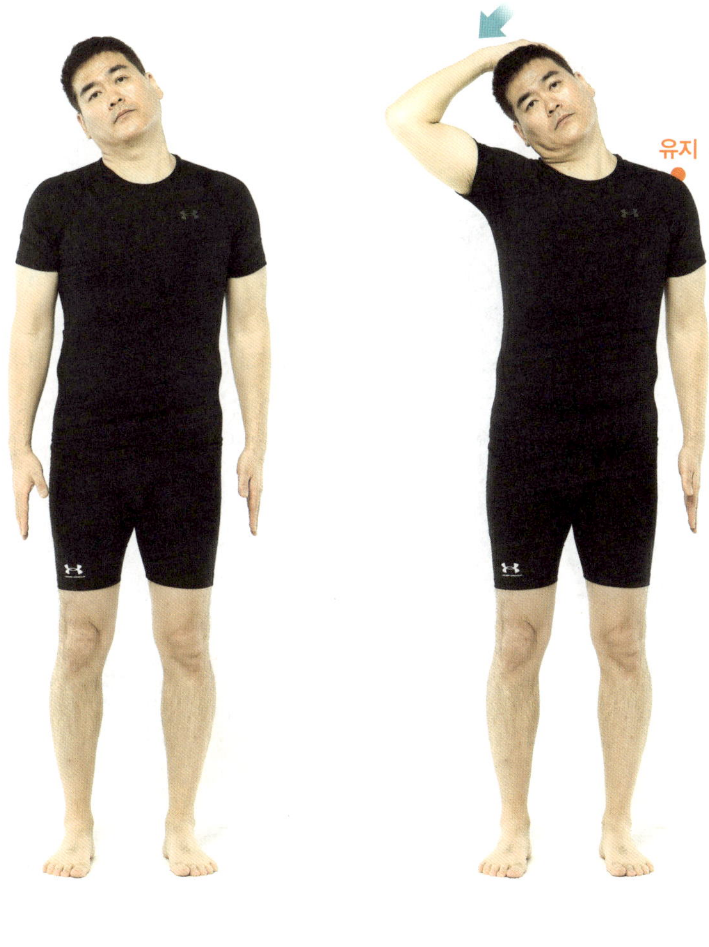

척주 기립근·몸통 측면을 유연하게

기지개 켜기 & 옆구리 스트레칭

척주 기립근과 몸통의 측면을 유연하게 한다.

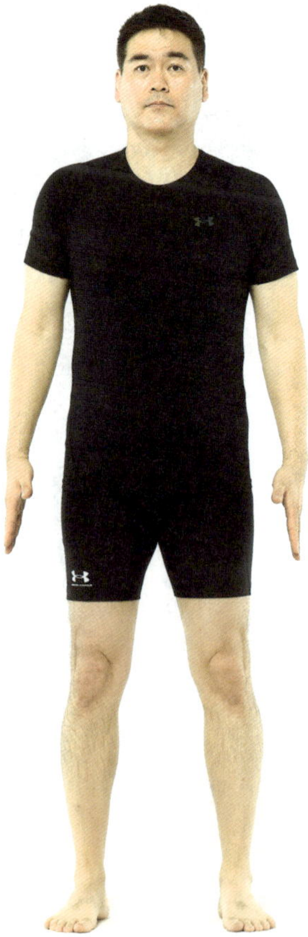

준비 자세

등을 곧게 편 자세에서
어깨는 등 뒤로 당기고 바르게 선다.

턱은 목 쪽으로 살짝 당기고
시선은 정면을 바라본다.

손바닥을 펴서 골반 옆에 놓는다.

두 다리를 11자 형태로 세우고
골반 너비 정도로 간격을 유지한다.

운동 강도

각각 10초 유지	1~2회 반복

참고 사항 힘을 쓸 때는 입으로 숨을 내쉬고, 힘을 쓰지 않을 때는 코로 들이마신다. 유지할 때는 숨을 참지 않고 자연스럽게 한다.

운동 자세

1 양손에 깍지를 끼고 손바닥이 천장 쪽을 향하여 팔을 뻗는다. 숨을 내쉬면서 하고 **척추를 계속 늘려 준다**. 호흡은 참지 않고 자연스럽게 한다. 10초간 유지한다.

2 숨을 들이마셨다가 내쉬면서 몸통을 왼쪽으로 기울인다. 옆구리 근육이 이완되는 것을 느낀다. 10초간 유지한 후 ❶번 자세로 돌아온다. 같은 방법으로 반대쪽도 한다.

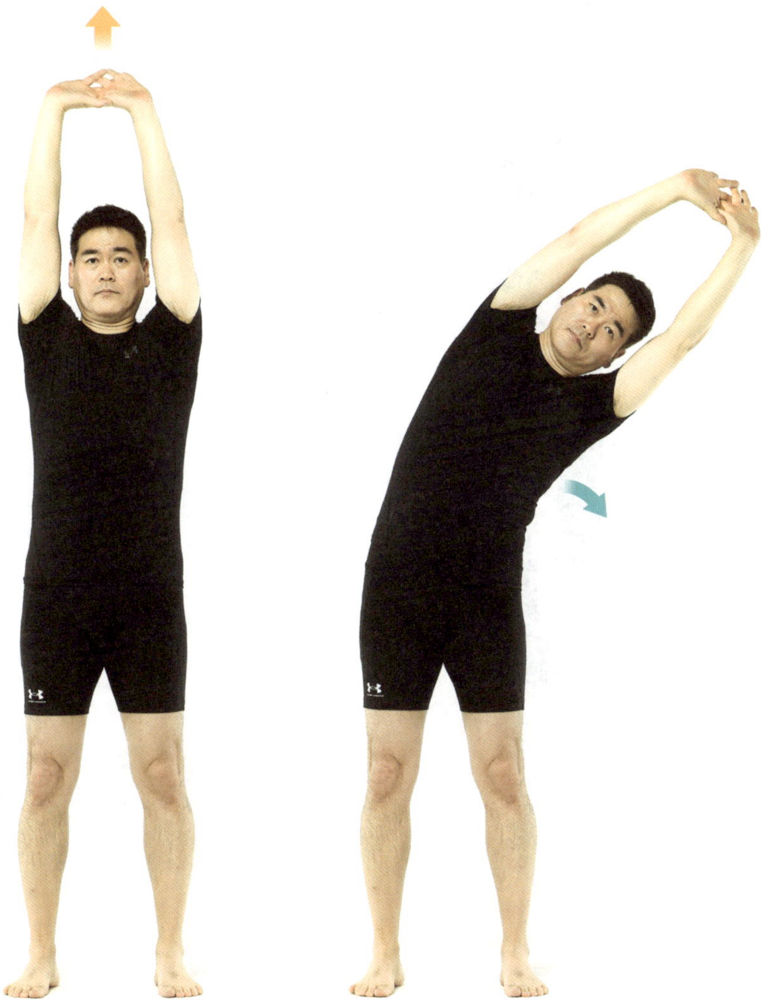

등·허리 근육을 유연하게

등 근육 늘리기 & 허리 굽히기

등과 허리의 근육을 유연하게 한다.

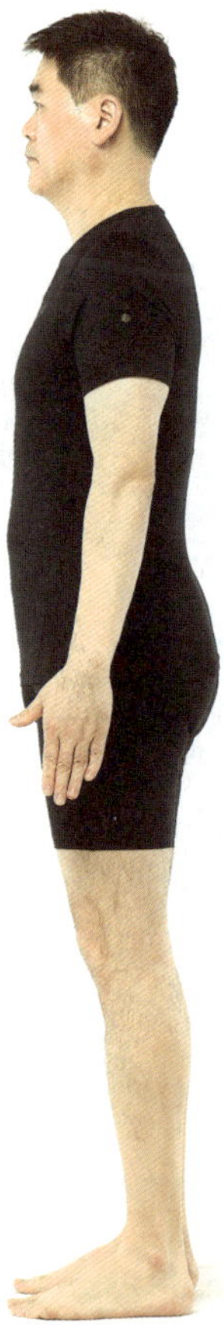

준비 자세

등을 곧게 편 자세에서
어깨는 등 뒤로 당기고 바르게 선다.

턱은 목 쪽으로 살짝 당기고
시선은 정면을 바라본다.

손바닥을 펴서 골반 옆에 놓는다.

두 다리를 11자 형태로 세우고
골반 너비 정도로 간격을 유지한다.

운동 강도

각각 10초 유지	1~2회 반복

참고 사항 힘을 쓸 때는 입으로 숨을 내쉬고, 힘을 쓰지 않을 때는 코로 들이마신다. 유지할 때는 숨을 참지 않고 자연스럽게 한다.

운동 자세

1 양손에 깍지를 끼고
가슴 위치에서
손바닥을 앞으로 뻗는다.

2 머리를 숙이며 **등을 뒤로 밀어 낸다.**
숨을 내쉬면서 10초간 유지한다.

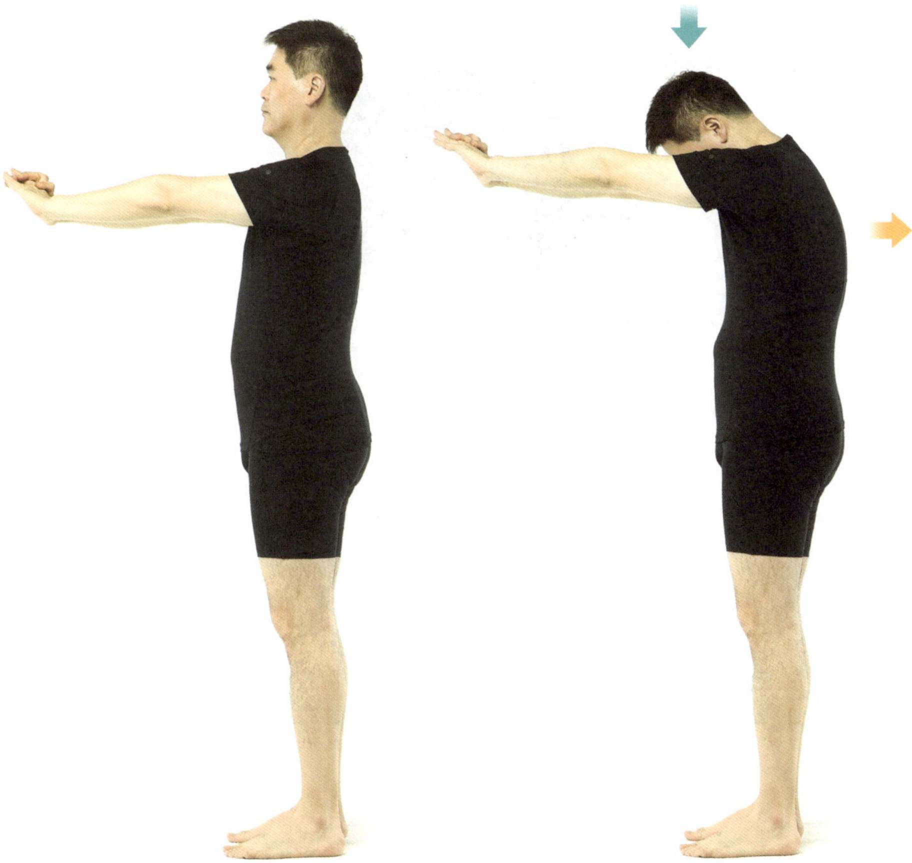

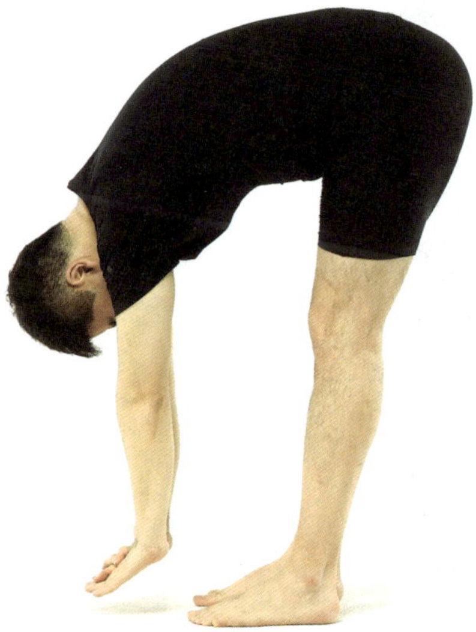

3 ❷번 스트레칭이 끝나면 곧바로 숨을 들이마셨다가 내쉬면서 상체를 그대로 숙인다. 깍지 낀 손은 바닥을 향한 채 10초간 유지한 후 준비 자세로 돌아온다.

가슴·어깨를 유연하게

등 뒤로 손깍지 끼고 가슴 펴기

가슴과 어깨를 유연하게 한다.

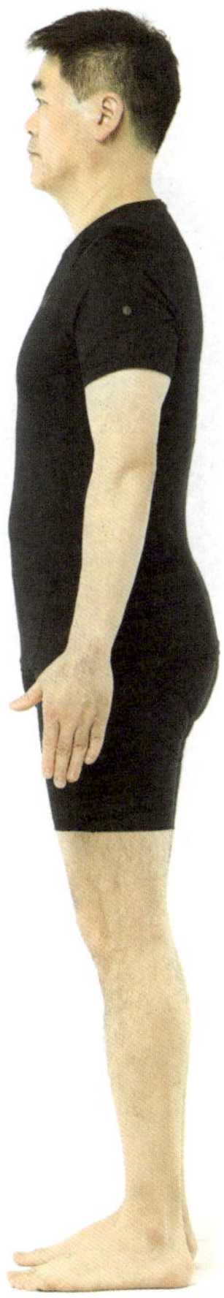

준비 자세

등을 곧게 편 자세에서
어깨는 등 뒤로 당기고 바르게 선다.

턱은 목 쪽으로 살짝 당기고
시선은 정면을 바라본다.

손바닥을 펴서 골반 옆에 놓는다.

두 다리를 11자 형태로 세우고
골반 너비 정도로 간격을 유지한다.

운동 강도

각각 10초 유지	1~2회 반복

참고 사항 힘을 쓸 때는 입으로 숨을 내쉬고, 힘을 쓰지 않을 때는 코로 들이마신다. 유지할 때는 숨을 참지 않고 자연스럽게 한다.

운동 자세

1 허리 뒤에서 양손에 깍지를 낀다. 어깨를 뒤로 젖히고 팔을 편다.

2 숨을 내쉬면서 머리는 뒤로 젖히고 팔은 허리로부터 멀리 벌린다. 10초간 유지한다.

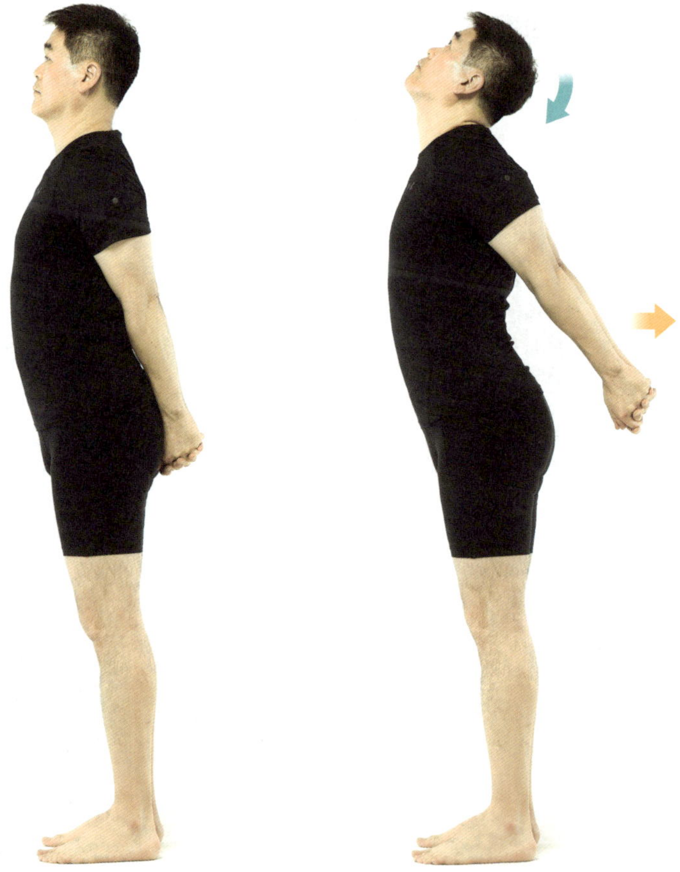

어깨를 유연하게

팔을 당겨 어깨 늘리기

어깨를 유연하게 한다.

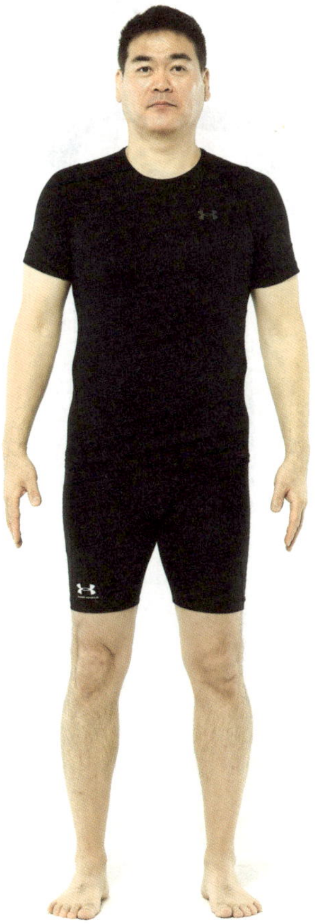

준비 자세

등을 곧게 편 자세에서
어깨는 등 뒤로 당기고 바르게 선다.

턱은 목 쪽으로 살짝 당기고
시선은 정면을 바라본다.

손바닥을 펴서 골반 옆에 놓는다.

두 다리를 11자 형태로 세우고
골반 너비 정도로 간격을 유지한다.

운동 강도

각각 10초 유지	1~2회 반복

참고 사항 힘을 쓸 때는 입으로 숨을 내쉬고, 힘을 쓰지 않을 때는 코로 들이마신다. 유지할 때는 숨을 참지 않고 자연스럽게 한다.

운동 자세

1 왼쪽 팔을 뻗어서 어깨높이 정도로 든다.

2 왼쪽 팔을 오른쪽 어깨 쪽으로 가까이 모은다.

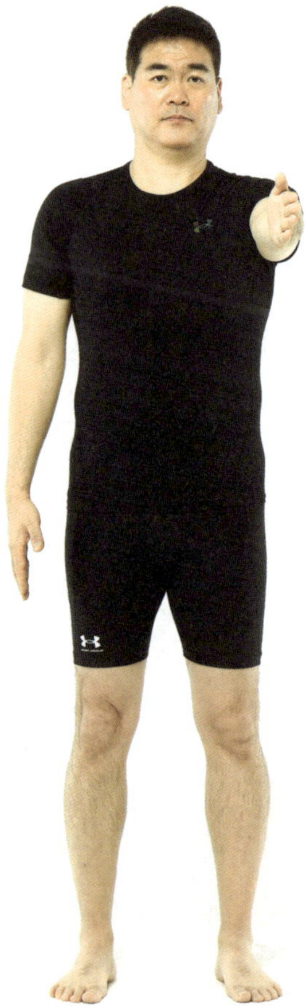

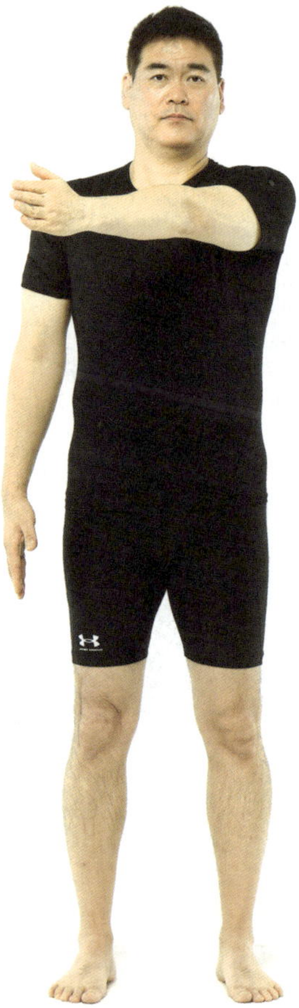

3 오른손은 주먹을 쥐고 손목 부위를 왼쪽 팔꿈치에 건다.

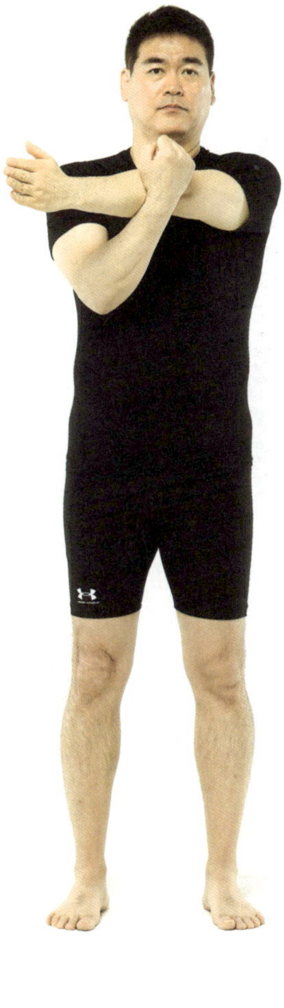

4 오른팔로 오른쪽 어깨 방향으로 당긴다. 10초간 유지한 후 같은 방법으로 반대쪽도 한다.

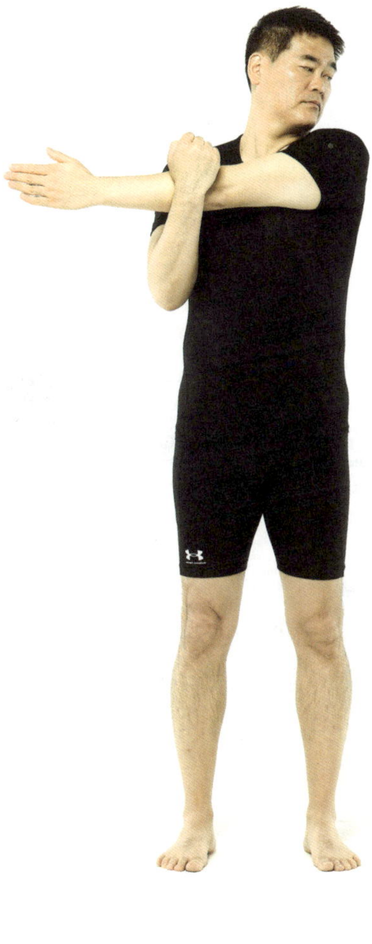

햄스트링을 유연하게

앉아서 허리 굽히기

다리 뒤쪽 햄스트링을 유연하게 한다.

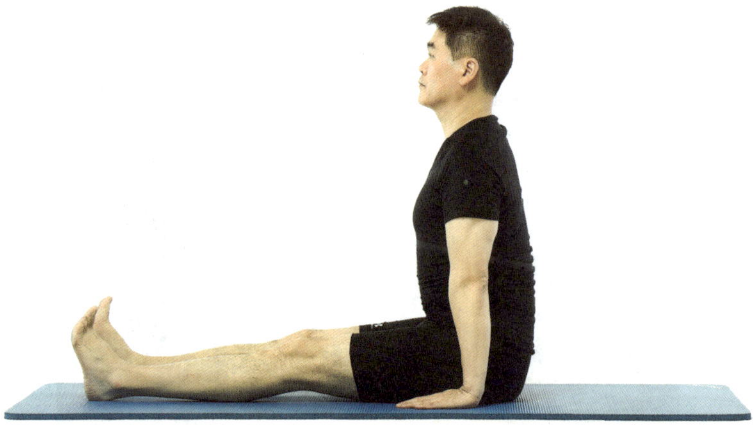

준비 자세

등을 곧게 편 자세에서 양쪽 다리를 뻗어 앉는다.
발은 붙여서 무릎 쪽으로 굽히고 양쪽 손은 골반 옆에 놓는다.
턱은 목 쪽으로 살짝 당기고 시선은 정면을 바라본다.

운동 강도

각각 **10초** 유지

1~2회 반복

참고 사항 힘을 쓸 때는 입으로 숨을 내쉬고, 힘을 쓰지 않을 때는 코로 들이마신다. 유지할 때는 숨을 참지 않고 자연스럽게 한다.

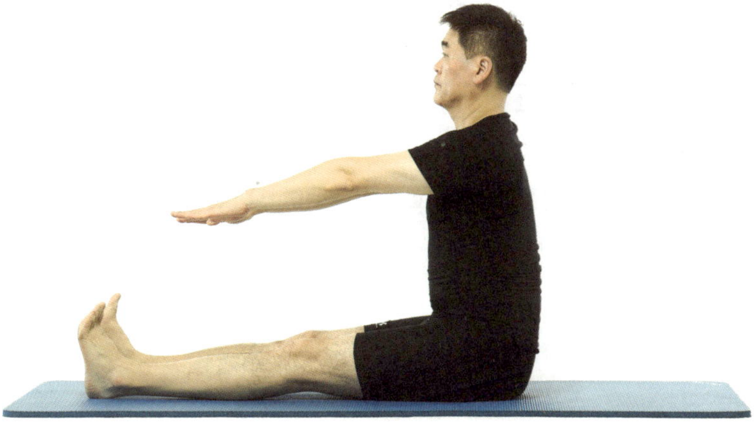

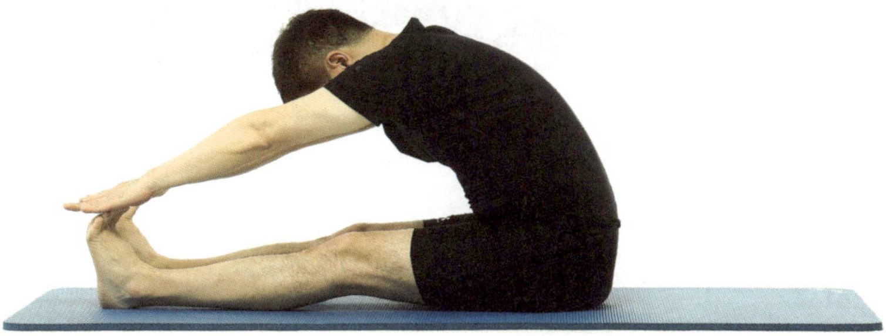

운동 자세

1 양쪽 팔을 발가락을 향해서 뻗는다.

2 숨을 내쉬면서 양쪽 손이 발가락에 닿도록 골반을 앞으로 굽힌다.
등을 굽히기보다는 배꼽이 허벅지에 닿는다는 느낌으로 허리를 굽힌다.
10초간 유지한다.

엉덩관절 굽힘근·허리 근육을 부드럽게

누워서 한쪽 무릎 가슴 쪽으로 당기기

엉덩관절의 굽힘근과 허리 근육이 부드러워진다.

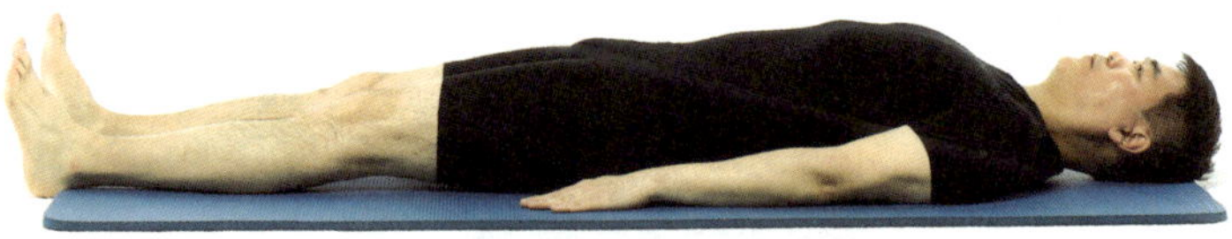

운동 강도

좌우 각각 **10초씩** 유지

1~2회 반복

준비 자세

다리를 반듯하게 뻗어 눕는다.
발등은 세우고 다리는 골반 너비로 벌린다.
손바닥은 바닥에 둔다. 골반 옆에 자연스럽게 놓이면 된다.
턱은 목 쪽으로 살짝 당기고 시선은 천장을 바라본다.

참고 사항 힘을 쓸 때는 입으로 숨을 내쉬고, 힘을 쓰지 않을 때는 코로 들이마신다. 유지할 때는 숨을 참지 않고 자연스럽게 한다.

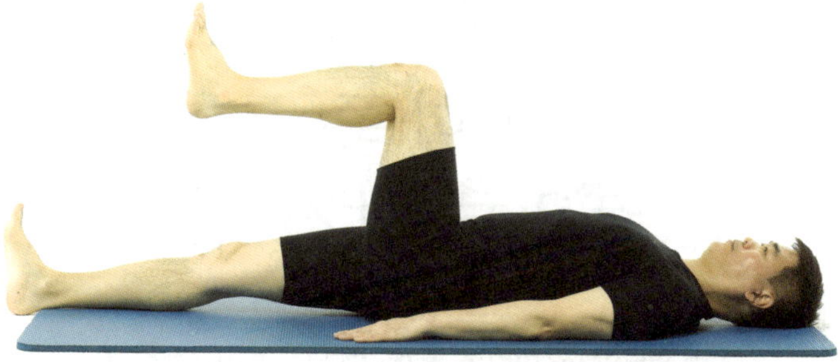

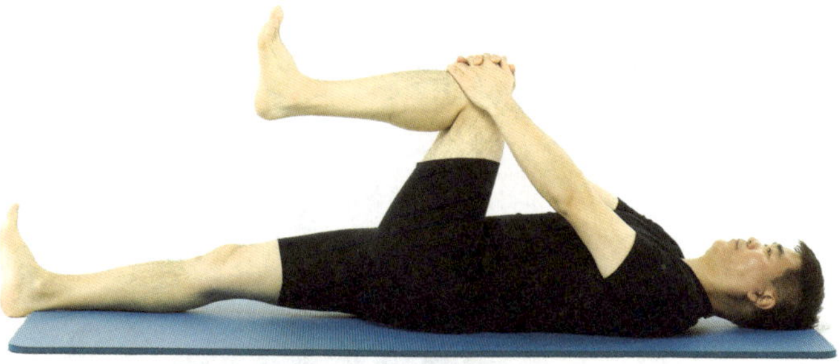

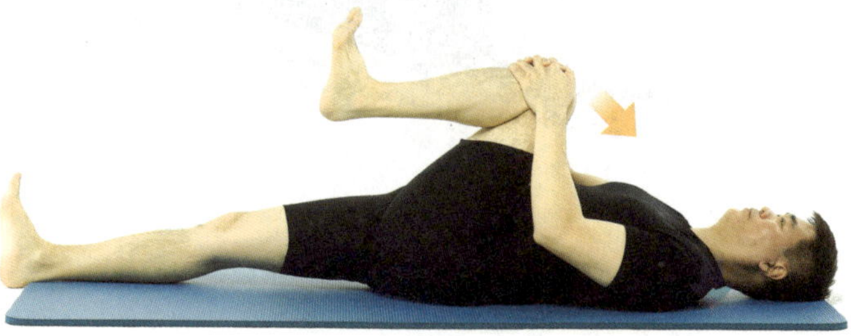

운동 자세

1 왼쪽 발목과 무릎 그리고 엉덩관절을 90도로 굽혀서 든다.
오른쪽 다리의 오금은 바닥에 붙인다.

2 깍지를 낀 손으로 무릎을 잡는다(무릎을 잡기가 힘들면 무릎 뒤 오금을 잡는다).

3 코로 숨을 내쉬면서 가슴 방향으로 당긴다. 머리와 양쪽 어깨는 바닥에 붙인 상태에서 **팔로만 당긴다.** 10초간 유지한 후 같은 방법으로 오른쪽도 한다.

중간볼기근·허리네모근을 유연하게

누워서 한쪽 무릎 옆으로 당기기

걷기에 중요한 중간볼기근과 허리네모근이 유연해진다.

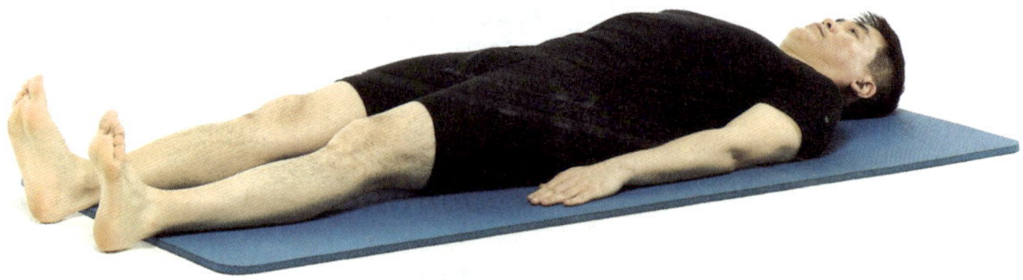

준비 자세

다리를 반듯하게 뻗어 눕는다.
발등은 세우고 다리는 골반 너비로 벌린다.
손바닥은 바닥에 둔다. 골반 옆에 자연스럽게 놓이면 된다.
턱은 목 쪽으로 살짝 당기고 시선은 천장을 바라본다.

운동 강도

좌우 각각 10초씩 유지

1~2회 반복

참고 사항 힘을 쓸 때는 입으로 숨을 내쉬고, 힘을 쓰지 않을 때는 코로 들이마신다. 유지할 때는 숨을 참지 않고 자연스럽게 한다.

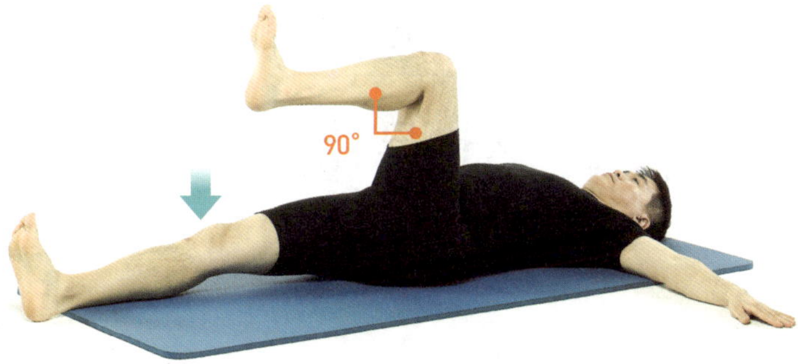

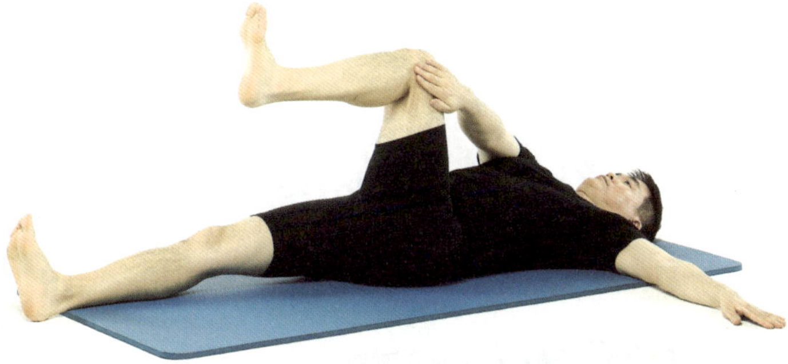

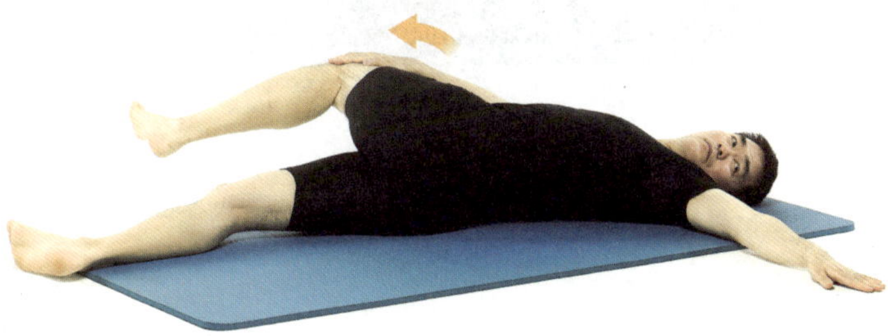

운동 자세

1 왼쪽 발목과 무릎 그리고 엉덩관절을 90도로 굽혀서 든다.
오른쪽 다리의 오금은 바닥에 붙인다. 양팔은 어깨높이 정도로 벌린다.

2 오른손으로 왼쪽 무릎의 바깥쪽을 잡는다.

3 숨을 내쉬면서 오른쪽 골반 쪽으로 당긴다. 이때 **왼쪽 어깨는 바닥에 붙이고,**
머리는 왼쪽으로 돌려 준다. 10초간 유지한 후 반대쪽도 같은 방법으로 한다.

넙다리네갈래근을 유연하게

엎드려서 무릎 당기기

넙다리네갈래근을 유연하게 한다.

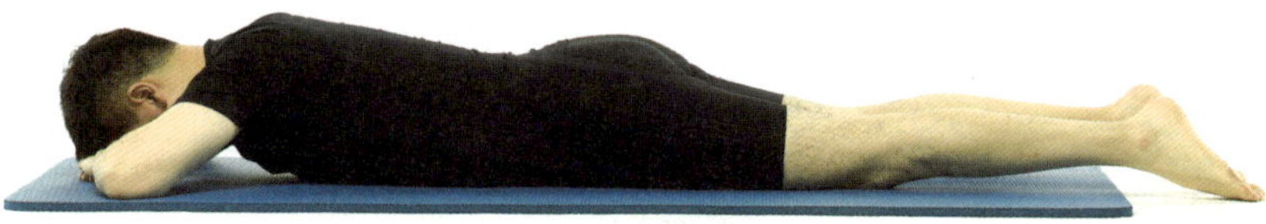

준비 자세

다리를 뻗어 엎드려 눕는다.
양쪽 손을 겹치고 그 위에 이마를 놓는다.
발등은 세우고 다리는 골반 너비로 벌린다.
턱은 목 쪽으로 살짝 당기고 시선은 바닥을 본다.

운동 강도

좌우 각각 **10초씩** 유지

1~2회 반복

참고 사항 힘을 쓰지 않을 때는 코로 들이마시고, 힘을 쓸 때는 입으로 숨을 내쉰다. 유지할 때는 숨을 참지 않고 자연스럽게 한다. 발을 잡기 어려우면 엇갈려 잡아도 된다.

운동 자세

1 왼쪽 무릎을 엉덩이 쪽으로 굽히고, 왼손으로 왼발을 잡는다. 숨을 내쉬면서 **왼쪽 엉덩이에 힘을 주고 바닥 쪽으로 누른다.** 10초간 유지한 후 반대쪽도 같은 방법으로 한다.

2 왼발을 잡기 불편하면 오른손으로 왼발을 잡아도 무방하다.

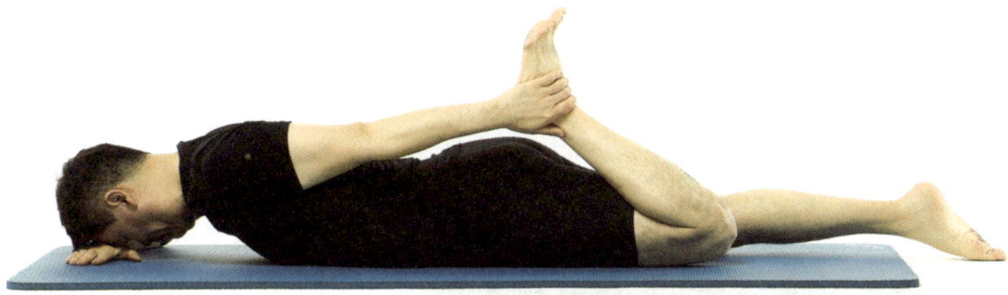

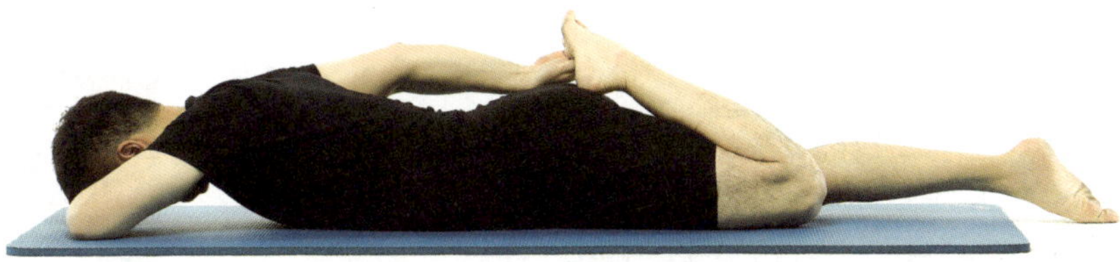

가슴·등 근육을 유연하게

엎드려서 팔 밀어 몸통 펴기

가슴과 등 근육을 유연하게 한다.

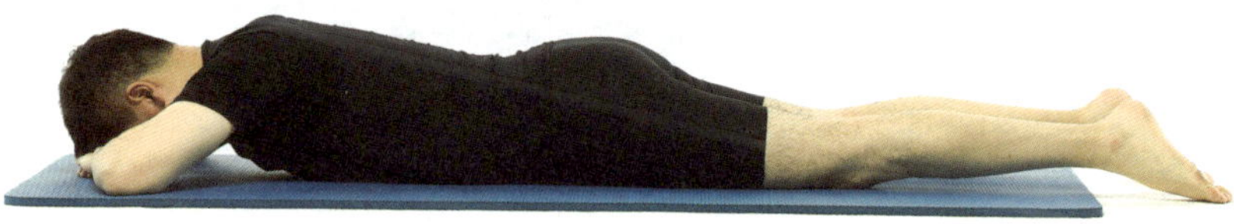

준비 자세

다리를 뻗어 엎드려 눕는다.
양쪽 손을 겹치고 그 위에 이마를 놓는다.
발등은 세우고 다리는 골반 너비로 벌린다.
턱은 목 쪽으로 살짝 당기고 시선은 바닥을 본다.

운동 강도

10초간 유지

1~2회 반복

참고 사항 힘을 쓰지 않을 때는 코로 들이마시고, 힘을 쓰면서 입으로 숨을 내쉰다. 유지할 때는 숨을 참지 않고 자연스럽게 한다. 등허리의 유연성에 따라 손의 위치를 조절한다.

운동 자세

1 양쪽 손을 머리 앞에 놓는다
(자신의 유연성에 맞춰 어깨 앞이나 어깨 밑에 놓아도 된다).

2 팔을 밀어서 가슴과 등을 펴고 머리는 뒤로 젖힌다.
숨을 내쉬면서 동작하며 10초간 유지한다.

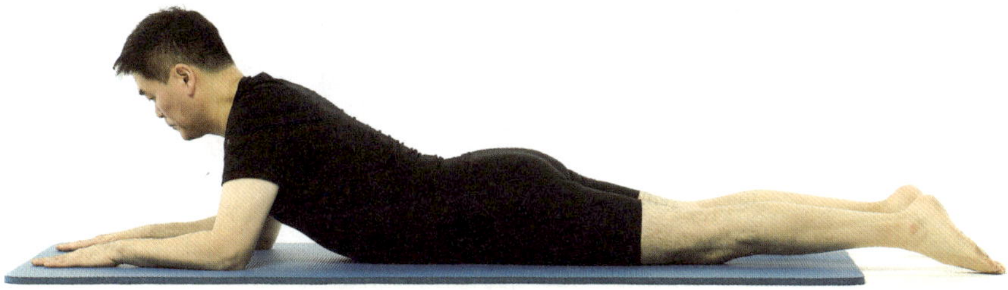

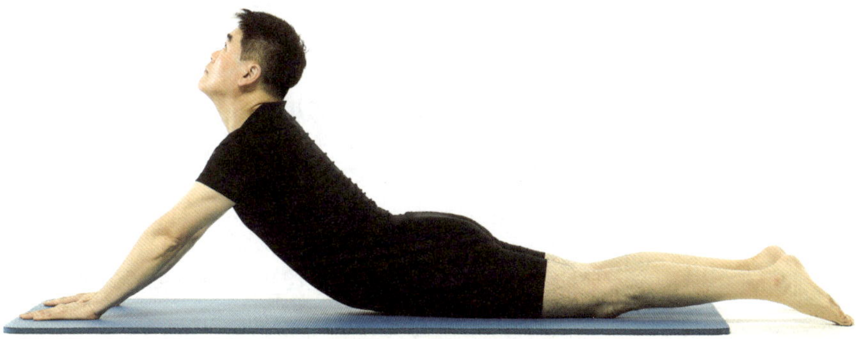

8

올레길도 한 걸음부터

걷기 하면 떠오르는 곳이 있다. 제주 올레길.

서명숙 제주 올레 이사장은 스페인의 산티아고 순례길을 걸으며 '내 고향 제주의 자연 속을 걷는 치유의 길을 만들자'라는 생각을 했고, 지금의 올레길이 조성되었다. 2007년 제주 시흥초등학교에서 시작한 올레길은 현재 26개 코스, 425km 이르는 올레길로 조성되었다. 아름다운 풍광을 감상하며 걷는 해안 길은 심신을 치유하기에 부족함이 없다.

제주 올레 길을 시작으로 전국적인 걷기 열풍이 불었다. 국내 여러 지자체에서도 앞다투어 걷기 좋은 길을 조성했다. 그뿐만 아니라 해외 여러 나라에도 보급되었다. 그중 일본의 규슈 올레와 미야기 올레 그리고 몽골의 몽골 올레 등 자매 올레까지 생겨났다.

걷는다는 것은 인간의 가장 기본적인 움직임이다. 일상생활을 하는 데 있어서 걷기는 가장 중요한 역할을 하고 건강을 관리하는 데 필수적인 유산소 운동이다. 그러나 현대인들은 걷는 활동이 너무 많이 부족하다. 한국걷기과학학회에서는 일반인들을 대상으로 하루에 걷는 양을 측정하였는데, 집 안에서 가벼운 일만 하는 사람은 1천 보 정도를 걷고 주방일, 세탁, 청소 등 작은 소일거리라도 하는 사람은 3천 보 정도를 걷는다고 한다. 또한. 사회생활을 하는 사무직 직장인들도 하루 1만 보를 넘지 않는다고 한다.

연구 결과처럼 일상생활 속에서 건강을 고려하여 걷는 운동량은 생각보다 많이 부족하다. 이러한 원인은 교통 수단의 발달로 두 다리를 이용하기보다 자동차나 엘리베이터를 더 많이 이용한 결과다. 그 결과 두 다리는 점점 약해져서 활동량은 부족해지고 체중은 증가하게 된다. 또한, 약화한 무릎에 퇴행성관절염이 생겨 걷기가 더 어려워진다. 그리고 오랜 좌식생활로 '엉덩이 기억 상실증'에 걸리는 경우도 많다. 걷기 위해서 기능적으로 중요한 역할을 하는 엉덩이 근육의 약화는 시니어들에게 치명적인 낙상의 위험을 높인다. 반면에 규칙적인 걷기 운동은 고혈압이나 당뇨병 등 대사성 질환을 관리하고 체중 조절에 효과적이다. 또한, 등허리뼈 부위의 코어 근육의 안정성과 요통 예방 등 척추 건강에 도움이 된다. 따라서 질병을 예방하고 관리하려면 걷기를 생활화하고 활동량을 증진해야 한다. 지금부터 운동의 꽃이라 할 수 있는 걷기 운동을 통해서 일상생활에 활력을 불어넣어 보자.

걷기의 장점

- 단위 시간당 적절한 에너지를 소비하고, 안정적이며, 부상의 위험이 낮다.
- 다리의 근력을 증가하고, 몸통 근육의 통합적 수축으로 척추의 안정성을 높인다.
- 식후 30분 걷기로 한 달에 1.5~3kg의 체중을 감량할 수 있다.
- 하루에 30분 이상의 걷기 운동은 심혈관 질환의 예방 및 호흡기 기능을 증진한다.
- 고혈압, 당뇨 등 만성 질환의 위험을 감소시킨다.
- 정신적인 스트레스를 완화하고 면역 기능을 증진한다.
- 내장기의 운동성을 높여, 소화기관 기능을 개선한다.
- 체내에 축적된 노폐물을 배출한다.
- 수면 질을 개선할 수 있다.

바르게 걷는 방법

- 양쪽 발을 골반 보폭으로 벌리고 발 모양은 11자로 한다.
- 가슴을 활짝 펴고 척추를 곧게 편다.
- 턱을 목 쪽으로 살짝 당기고 시선은 20~30m 앞을 본다.
- 배꼽을 허리 쪽으로 살짝 당기고 엉덩이를 의식적으로 조여 준다.
- 착지는 반드시 발뒤꿈치가 먼저 닿도록 하고, 항상 11자를 유지한다.
- 무릎은 15~25도 정도 굽히고 걷는다.
- 운동 효과를 위해 평소 걷는 보폭에서 10cm 정도 더 멀리 뻗는다.
- 주먹은 가볍게 쥐고 팔꿈치는 90도 정도 굽혀서 힘차게 팔을 흔들면서 걷는다.
- 숨은 코로 마시고, 내쉴 때는 입으로 내쉰다.
- 한 발짝에서 네 발짝까지는 숨을 들이마시고, 다섯 발짝에서 여덟 발짝에는 숨을 내쉰다.

걸을 때 주의할 점

1. 수분 섭취

운동 전, 운동 중, 운동 후 수분을 섭취할 것

2. 스트레칭

걷기 전후로 스트레칭 등 준비 운동과 정리 운동 하기

3. 안전 운동

- 기온이 낮은 아침보다 오후 운동이 안전하다.
- 운동 중에 발열, 극심한 피로감, 저혈당 증세가 나타나면 걷기를 중단
- 운동 중에 발바닥이나 무릎, 허리에 극심한 통증이 발생하면 걷기를 중단

효과적인 걷기 운동 TIP

- **운동 목표 심박수**

  220 − 나이 = 최대 심박수 × (50 ~ 80%) =   ~   (1분당 심박수)

  예) 220-50 = 170 × (0.5 ~ 0.8) = 85 ~ 136

- 기저 질환이 있다면 한 번에 30~40분씩 걷기보다는 10분 걷기와 휴식을 병행할 것
- 1~2주 단위로 5분씩 점진적으로 운동 시간을 늘릴 것
- 운동 효과를 위해서 5분은 빠른 걸음으로 5분은 보통 걸음으로 속도를 조절할 것
- 상해를 예방하고 안전한 걷기를 위해서 다리, 복부, 허리의 근력 운동을 할 것
- 보통 1만 보 걷기에 걸리는 시간은 60~90분, 거리는 5~7km 정도
- 1시간 걷기 또는 30분 달리기는 200~300kcal 소모

  ❗ 200~300kcal는 밥 한 공기, 사과나 바나나의 1~2개 정도의 열량

미국 로런스버클리국립연구소의 발표에 따르면 빠르게 걷기 운동은 고혈압, 당뇨, 콜레스테롤, 심혈관 질환의 예방에 효과적이며 엔도르핀이 분비되어 기분이 좋아지고 집중력도 높아진다고 한다. 걷기는 삶의 활력을 준다. 걸으면 뇌의 신경 회로가 회복되고 기억력과 사고력이 향상되며 뇌의 구조와 기능이 최적화되어 기분을 한결 좋게 한다. 또한, 고혈압, 당뇨병 등 생활습관병이 있을 때 질병의 상태를 유지 관리하는 데 효과적이다. 또한, 하지 근력을 강화하고 혈액 순환 및 내장 운동을 촉진하여 장내 독소를 배출하는 효과도 탁월하다.

걸을 수 있다면 누구든지 걷기를 생활화해야 한다. 걷지 못하는 상황이라면 손 자전거라도 돌려야 한다. 하지든 상지든 팔다리 근육을 사용해서 건강을 관리하는 것이 중요하다. 아기는 생후 한 살 무렵부터 걷기 시작해서 2천 번의 넘어짐을 극복하고 네다섯 살이 되어서야 성인처럼 안정적으로 걸을 수 있다. 어렵게 얻은 걷기 능력을 열심히 잘 관리해서 100세 시대에 백 년을 건강한 모습으로 웃고 걸으면서 살아가자. 100세 시대가 고통이 아닌 행운이 되기를 진심으로 응원한다.

에필로그

예방약을 드실래요? 치료약을 드실래요?

초등학교 5학년 때 담임 선생님의 권유로 시작한 배드민턴이 중고등학교 시절 태권도와 유도를 수련하는 계기가 되었다. 대학을 졸업한 후 수영, 헬스, 운동 처방사, 퍼스널 트레이너 등 운동 지도자로 성장하였으며, 피트니스 센터 경영자가 되었다. 운동은 내 삶의 많은 부분을 차지한다. 운동 지도자로서 체력과 건강 그리고 외모에 중점을 둔 지도에서 질병 회복과 재활 치료의 세계로 눈을 확장하게 되었다.

특히 작업 치료를 공부할 때 재활 치료실에서 만났던 환자들을 보면서 건강의 중요성을 절실히 실감하게 되었다. 출산 중 뇌출혈로 편측 마비가 생겨 재활 치료를 받던 20대 초반의 필리핀 산모와 그 딸의 간호를 위해 필리핀에서 입국한 어머니, 허리 통증을 참고 버티다가 더이상 참지 못하고 병원에 실려 왔지만 척수 손상으로 하루아침에 하반신이 마비되어 휠체어를 평생 타야 하는 50대 초반의 가장과 그 아버지의 대소변을 받아 내는 아들, 그리고 결혼을 앞둔 딸아이와 함께 가족사진 촬영을 위해 차량으로 이동하던 중에 뇌경색으로 쓰러져 응급 수술을 받았지만 딸아이의 손을 잡고 결혼식에 들어가기 위해 재활 치료에 전념하던 신부 아버지. 남녀노소 나이를 가리지 않고 찾아오는 질병은 당사자는 물론이고 그 가족들에게 너무나도 힘겨운 시련을 안긴다. 이러한 상황을 접하면서 예방적 차원의 건강관리의 중요성을 크게 인식하게 되었다.

또한 내가 섬기는 평내교회의 70세 이상 어르신을 위한 건강 강좌를 통해서 그분들의 불편한 몸과 이를 개선하기 위한 운동 그리고 환경 개선의 방법을 지도하면서 더 많은 깨달음과 감사함을 얻게 되었다. 오랫동안 나에게 운동 지도를 받았던 회원들이 지금의 나를 만든 스승이다. 이러한 경험이 이 책을 쓰는 데 큰 동기가 되었다. 「5060 기적 홈트」는 100세 시대를 살아가야 할 시니어들에게 건강을 관리하는 데 필요한 동기와 정보를 제공하여 남은 생애 웃으며 행복하게 살아가기를 소망하는 목적에서 쓰여졌다.

건강은 건강할 때 지키라고 했다. 수없이 듣고 살아왔지만 나만은 아직까지 괜찮겠지 하는 안일한 생각으로 방심하며 살아간다. 지나친 건강 염려증도 문제지만 건강에 대한 자만도 지금쯤은 바꿔야 한다. 여러분은 예방약과 치료약 중에서 어떤 약을 먹고 싶은가? 건강을 잃고 건강의 소중함을 알게 된 독자라면 크게 공감할 것이다. 혹시라도 건강을 잃고 치료약을 드시는 분이 있다면 불행을 행운으로 바꾼 경영의 신神이라 불리는 마쓰시타 고노스케 회장이 전하는 '3가지 행운'이 힘이 되길 바란다.

"저의 첫 번째 행운은 조실부모를 한 것입니다. 저는 열 살이 되던 초등학교 4학년 때 부모님이 모두 돌아가셨지요. 부모님이 살아 계셨다면 스무 살이 넘어야 철이 들었을 텐데, 저는 남보다 15년이나 먼저 철이 들 수 있었지요. 저의 두 번째 행운은 몸이 약하다는 것입니다. 그렇기에 항상 건강을 돌보게 되어서 94세까지 살 수 있었지요. 저의 세 번째 행운은 초등학교 4학년밖에 다니지 못했다는 것입니다. 그래서 어떤 사람에게 배움을 청하더라도 걸림이 없어 누구나 스승으로 모실 수 있었지요."

불행을 오히려 행운으로 바꾼 마쓰시타 고노스케 회장의 지혜를 삶 속에 녹여서 치료약보다는 예방약을 복용하면서 건강하게 살아가길 바란다.

시니어, 중장년의 삶. 각자 주어진 삶의 역할을 충실히 이행하면서 여기까지 왔다. 인생의 반환점. 그 힘은 책임감이다. 책임감은 맡은 임무나 의무를 중하게 여기는 마음으로 반드시 완수해야 한다는 생각이다. 가정에서나 직장에서 주어진 역할과 의무를 완수하기 위해 책임감을 갖고 일해 온 것처럼 이제는 자신의 건강한 삶을 위해 책임을 다해야 할 때이다. 좀 더 자신을 위한 관심과 배려가 필요하다. 항상 가족을 위해서 회사를 위해서 헌신했다면 자신을 위해서 헌신할 필요가 있다. 내 삶이 건강해야 가족도 건강해지고 행복할 수 있다.

이제는 「5060 기적 홈트」로 자신의 건강과 행복을 위해 자가 발전기를 가동하자. 누구도 대신할 수 없는 삶에 충만한 에너지를 더하자. 지팡이나 휠체어에 의지하지 않는 삶을 원한다면 지금부터라도 두 다리를 튼튼하게 만들자. 튼튼하게 만든 두 다리를 살아가는 동안 적극적으로 활용하자. 그나마 건강할 때 건강한 몸을 만들어야 한다. 건강한 몸은 100세 시대를 살아 내기 위한 심리적 안정과 자신감을 갖게 할 것이다. 「5060 기적 홈트」는 시니어들을 웃고 걷게 하는 심리, 영양, 운동이 통합된 건강법이다. 비대면Untact 시기에 남녀노소 누구나 집에서 할 수 있는 안성맞춤 운동이다. 부디 건강한 삶을 통해서 자아실현을 완수하기 바란다.

글을 쓰면서 힘들 때마다 '내게 능력 주시는 자 안에서 내가 모든 것을 할 수 있느니라'(빌 4:13)라는 말씀을 의지하며 이겨낼 수 있었습니다. 책이 세상에 나올 수 있도록 인도하신 하나님께 감사와 영광을 올립니다. 퍼스널 트레이너로서 새로운 기회를 만들어 주신 (주)엘비젼 이강인 사장님과 스포타임 김연남 본부장님께 감사드립니다. 이 책을 처음부터 마무리할 때까지 물심양면으로 도와준 스포타임 박준영, 장문영 선생님께 진심으로 감사드리며, 각자 맡은 바 소명에 최선을 다하는 동료 트레이너 선생님들께 경의를 표합니다. 글을 쓰다가 길을 잃으면 바른길로 안내해 주신 성공책쓰기 아카데미 조영석 소장님께 감사드립니다. 출판사 투고를 하면서 과연 내 글을 어느 출판사에서 관심을 가져줄까 고민하던 차에 가장 먼저 연락을 주시고 좋은 책으로 만들어 주신 (주)범문에듀케이션 아침사과 이재선 이사님과 윤희영 차장님께 진심으로 감사드립니다. 객지에서 삶의 방향을 잃고 방황할 때 교재와 기도로 위로와 사랑을 주시고 하나님 곁으로 가신 한영자 권사님께 감사드리며, 그분의 자녀들과 선우, 선주에게 하나님의 축복을 전합니다. 장남으로서 늘 부족한 아들을 위해 하루도 쉬지 않고 기도를 하시는 어머니, 한 권의 자서전을 쓰고 싶었지만 꿈을 이루지 못하고 먼저 하나님 곁으로 가신 아버지, 형으로서 늘 미안한 마음을 갖게 되는 동생에게 사랑한다는 말을 전하고 싶습니다. 늘 함께하는 가족과 지인들에게 지면을 통해서 감사를 대신합니다.

끝으로 이 책을 쓰면서 가장 많은 자극과 반성을 한 사람은 바로 저 자신입니다. 행함보다 말로만 살아 왔는데 글이 반성의 계기가 되었고 다시 시작하는 힘이 되었습니다. 여러분은 저와 같은 전철을 밟지 마시고 실행을 통해서 건강하고 변화된 삶을 살아가길 진심으로 바랍니다. 남은 생애 건강하고 행복하길 기원합니다.

“알고 있는 것이 아무리 많다 할지라도
그것을 실천하지 않으면 모르는 것만 못하다.”

— 공자

천마산의 푸르름을 바라보며

건강 마중물 **최원섭**

5060 기적 홈트

병원과 약의 도움 없이도 백년 가는 몸과 마음을 만드는 궁극의 방법

초판 1쇄 2021년 8월 23일
저자 최원섭
펴낸이 유성권
편집장 이재선
기획 윤희영
마케팅 임태완, 김호철, 최성규, 김진형, 정명한, 김모란, 한태수, 박만근, 박소영, 김지현, 김현정, 김채환
판형 180mm × 220mm

펴낸 곳 범문에듀케이션
서울시 양천구 목동서로 211 범문빌딩, 우 07995
전화 02) 2654-5131 / **팩스** 02) 2652-1500
웹사이트 www.medicalplus.co.kr

출판 등록 2011년 1월 3일 제 2011-000001호
ISBN 979-11-5943-272-9 (13510)

아침사과는 (주)범문에듀케이션의 건강 실용서 브랜드입니다.